脳を最適化する

The Sharpbrains Guide to Brain Fitness

How to Optimize Brain Health and Performance at Any Age

ブレインフィットネス完全ガイド

アルバロ・フェルナンデス and
エルコノン・ゴールドバーグ with
パスカル・マイケロン
山田雅久 訳

Alvaro Fernandez and
Elkhonon Goldberg, Ph.D. with
Pascale Michelon, Ph.D.

CCCメディアハウス

あなたのユニークな脳とユニークな心に

まえがき

迫り来る締め切りのプレッシャーに抗いながらこの原稿を書くことは、私の脳に対する挑戦的な課題と言ってもよいだろう。しかし、それはひとつのチャンスでもある。このようにメンタルを刺激し、新規性にも富む行為が、よりよい認知力につながるだけでなく、脳の明晰さを保つ上での効果が何年にもわたって続くことを示す研究成果がたくさんあるからだ。

ほとんどの人と同じように、私も、加齢とともに脳に変化が起こることを若い頃から理解していた。一方で、肉体的にも感情的にも認知的にもよりよく年をとれるよう助けてくれる特効薬、あるいはテクノロジーが生まれることを望んできた。

現在、新しい情報や通信技術、ネットワーキングやインタフェース技術が、生涯にわたる健康や幸福をどう実現していったらよいかという方法だけでなく、脳が健康で好ましい状態にあるとはどういうことであるかという理解も変えようとしている。

アメリカ国立科学財団（ＮＳＦ）のプログラム責任者として活動してきた私は、健康を増進させるという意味において大きく貢献したこのプログラムを通じ、多種多様な発見と、健康に寄与する科学研究の進歩を目撃してきた。

そして、ここに来て、オンラインやモバイル環境におけるセンサーの急速な進化がもたらしたスマートヘルス分野の前進が、さらなる新世界の扉を開けようとしている。それは、急を要する激しい症状に対処するための治療にとどまらず、長期的な健康をもたらす体系だった診療と健康管理を可能とするものだ。スマートヘルスという概念におけるもっとも際立つ特徴は、病気を治療するということを超え、精神的にも身体的にも健全な生活を維持する努力を強調するところにある。つまり、それは、家庭やコミュニティが個人の健康や幸福の主な担い手になることを意味する。また、長期にわたる健康的な習慣の構築を目指し、その習慣を維持する上で中心的な役割を果たすのはその本人であると考えることにある。

著者のアルバロ・フェルナンデスと私は、アリゾナ州立大学が開催した２００９年の科学シンポジウムで初めて出会った。私は、長期にわたって認知力を維持する方法としてコンピューターゲームを使うことの有望性について講演するために、そこにいた。その出会いの場でアルバロは、認知トレーニングの科学性とマーケット性について、洞察に富んだ全体像を示してくれた。意見交換をした後、お互いの興味は、さまざまな議論へと導かれていった。

それ以来、シャープブレインズ社が主催する「バーチャルサミット」へ参加することは、私の大きな喜びになっている。生涯にわたって脳の健康と最適化を実現するにはどうすればよいかというテーマを支える科学やテクノロジー、マーケットの最先端にいる人たちとかかわる貴重な機会を与えてくれるからだ。

　アルバロと私の交流には、科学技術政策局と国立科学財団が主催した、２０１２年９月のワークショップも含まれている。脳神経学者、認知科学者、ゲームデザイナーが一堂に会したこのワークショップは、各分野が垣根を越えて協力することの必要性を、どこよりも理解していた。同じことが、このガイドブックを私たちにもたらした先駆的な組織、シャープブレインズ社にも言える。

　この本には、脳神経学者や認知科学者たちが人間の脳をよりよく理解するために研究してきたこと、科学技術者が考案してきたプラットフォームやソリューション、さらに、医師や一般の人々が模索してきた脳を改善するための行動やライフスタイル上の実践的な方法がまとめられている。また、ブレインフィットネスを知るために欠かせない脳のメカニズムやその複雑さ、異なる研究方法をどうとらえるかといった教育的テーマから、エクササイズや栄養素、認知トレーニング・プログラムといった実践的テーマまで、多様性を反映したものになっている。

　本書は、すばらしいスタート地点を提供してくれる。いまだ〝揺籃期〟にあるブレインフィットネスというテーマに〝結論〟はないが、知っておかなくてはならない、そして備えなければならない重要な変化が進行していることを知ることができるだろう。読むことで、変化の波に乗るための有意義なスタートを切れるだろうし、個人的な意味、また、社会的な意味でスマートヘルスに向かう能動的な一歩を踏み出すことになるだろう。

このガイドブックは広範囲の読者を対象に書かれている。しかし、専門家にとっても新たな発見や仮説を知ることのできる、思慮深く、よくまとまった要約としての価値があり、彼らが読んでも楽しめる内容になっている。一般向けであり専門家向けでもあるという融合的な価値は、簡潔かつ明白な構成や文章力とともに、各分野における最高峰の研究者やリーダーへのインタビューが含まれていることで実現している。

簡単に言えば、だれにとっても読むに値する本だということだ。楽しんでもらえることを期待する。

ミーシャ・パヴェル
オレゴン健康科学大学生体医工学部教授、
アメリカ国立科学財団スマートヘルス・アンド・
ウェルビーイングプログラム責任者

２００７年の冬、私は「生涯にわたる脳の健康」と題する新しい会議を企画していた。そして、窓を開けたときの空気の新鮮さに接したときと同じように、人々の間でブレインフィットネスという新しい〝空気〟への関心が高まっているのを感じていた。

私が全米エイジング協会を率いた30年の間に、協会は、健康的に年齢を重ねるための要素として、生涯学び続け、精神的な刺激を受け続けることの重要性に注目してきた。生涯にわたって続く「神経可塑性（体験を通して起こる脳神経の再結合）」について、また、私たちのライフスタイルや行動や思考が時間の経過とともに脳の発達にどのように影響するかについて、科学者たちはより多くの事実を手にし始めていた。

その頃から新聞や雑誌、テレビ、書籍などが、ブレインフィットネスや「脳トレーニング」を熱狂的に取り上げるようになった。多くのメディアが特集を組んだが、説明が矛盾していたり中途半端だったりする製品の主張が、そこに加わっていった。そのため、増え続ける選択肢の中からどの道を進めばよいのか、ブレインフィットネス関連商品を利用しようとする人たちを混乱に陥れていた。

1回でも多くクロスワードパズルをやれば、脳はよくなるのだろうか？　あるいは、ある種のサプリメントを摂取すればいいのだろうか？　なぜ、ボディエクササイズとメンタルエクササイズの両方をやることが、それほど重要なのか？　それらは、お互いを補い合うのだろうか？　ストレスをコントロールすることが認知的な健康のために重要なのはなぜか？　新しい「脳トレゲーム」の価値はいかほどか？　数多くあるゲームを評価・比較するにはどうすればいいいか？

前述の会議のため、私はブレインフィットネスについて語ってくれる最高の講演者と情報を集めようと試みた。多くの仲間に相談したところ、「シャープブレインズ」という名称を繰り返し聞くことになった。その共同創設者（かつ本書の共著者）であるエルコノン・ゴールドバーグ博士とアルバロ・フェルナンデスが、成長するブレインフィットネス分野において人々が求めている質の高い情報を発信していると、だれもが口にしたのだ。それが、２００８年の会議にフェルナンデスを講演者として招待した理由であり、私が本書の序文を書く名誉に浴する理由にもなっている。

神経科学者のゴールドバーグ博士と、教育者であり経営者であるフェルナンデスは、脳にかかわるさまざまな疑問に答えるため、多くの科学者や専門家とともに努力を重ねてきた。ふたりが設立したシャープブレインズは、神経科学における健康管理と教育手法をリサーチする会社だ。彼らのクライアントには、業界をリードする医療関連企業や保険会社、大学などが名を連ねている。ブレインフィットネス分野の先駆者である彼らが、多くの情報や科学者からの助言を凝縮して、実用的で示唆に富むこのガイドブックを著してくれたのは、とても喜ばしいことだ。

この画期的な本を読むことで、私がそうであったように、あなたがブレインフィットネスについて理解し、刺激され、そこに希望を抱くことを確信している。

グロリア・キャバノー

全米エイジング協会前理事長、

全国介護者連合共同創立者

脳を最適化する　目次

まえがき……2
「ブレインフィットネス」を始めよう……15

Chapter 1 脳とはなにか。スタート地点はそこにある……26

脳はなにをしているのか？……27
ニューロンはなにをしているのか？……32
脳はどんな構造をしているのか？……34
生まれてから死ぬまでの間に、脳はどのように変化していくのか？……37
生涯にわたって続く「神経可塑性」……39
Interview1 ロバート・シルウェスター博士　認知力と脳の発達……47
Interview2 ジェームズ・ズール博士　「学習」とはなにか？……54
Interview3 マイケル・ポスナー博士　「注意力」とはなにか？……61

Chapter 2 脳を鍛えるには、患者ではなくコーチになれ……69

未来は（ほとんど）ここまで来ている……70
脳のメンテナンスを外部委託するな……72

科学的プロセスの価値……78
Interview1 ロバート・M・ビルダー博士　どうすれば脳は変わるか？……88
Interview2 アルバロ・パスカル＝レオーネ博士　自己観察で脳の健康を理解する……93
Interview3 ウィリアム・ライヒマン博士　心臓の健康と脳の健康……99
Interview4 マイケル・メルゼニッチ博士　神経可塑性の今後……104

Chapter 3 健全な脳は、健全な身体に宿る……116

身体エクササイズは、脳にどう影響するか？……117
運動を続けることが認知力を高める……120
運動を続けることは予防にもつながる……123
どんな種類のエクササイズを、どの程度やるか？……124
Interview1 アーサー・クレイマ博士　なぜ身体エクササイズが必要なのか？……128
Interview2 ヤコブ・スターン博士　身体エクササイズと認知エクササイズ……135

Chapter 4 私たちは、ほぼ食べたものでできている……140

思考するための食物……140
栄養素が脳に及ぼす影響……142
オメガ3脂肪酸と抗酸化物質……144
サプリメントは良い？　悪い？　効果はない？……146

飲み物は脳にどう影響するか？――コーヒーとアルコール……148
問題を起こすふたつの要因――糖尿病と喫煙……150
肥満と認知力……152
Interview1　ラリー・マクリーリー博士　脳を健康にするためのアプローチ……155

Chapter5　使うか、失うか――メンタルから脳を鍛える……161
メンタルチャレンジが脳構造に与える影響……161
認知的予備力、脳神経的予備力に投資せよ……165
生涯にわたる認知エクササイズの効果……167
教育と仕事が脳を守る……170
認知的予備力を築くレジャー活動……171
Interview1　ヤコブ・スターン博士　認知的予備力とアルツハイマー病……179
Interview2　エリザベス・ゼリンスキー博士　健康的な年の取り方と認知力の強化……184

Chapter6　これから出会う人が、あなたの脳を変える……191
社会参加がもたらす効能……191
社会的つながりが、なぜ脳機能を強化するのか？……194
脳に良い社会的つながりとは？……195
社会とのかかわりを拡大するには？……197

ソーシャルメディアはどうか？……201
Interview1 オスカー・イバラ博士 社会的交流が認知力を強化する……204

Chapter7 ストレス・コントロールと、脳の回復力《レジリエンス》……209
良いストレス、悪いストレス……210
脳はストレスにこう反応している……211
ストレスと抑うつ……214
生活のなかでストレスを解決する方法……215
瞑想——ストレスを管理し、回復力を築く技術……220
Interview1 アンドリュー・ニューバーグ博士 瞑想の価値……226
Interview2 ロバート・エモンズ博士 感謝の気持ちが幸福と健康をもたらす……233
Interview3 ブレット・スティンバーガー博士 ピークパフォーマンスを実現する方法……238

Chapter8 クロス・トレーニングで脳を最適化する……247
脳トレーニングとはなにか？……248
クロス・トレーニングの例……253
良質な認知トレーニングプログラムを求めて……267
Interview1 ジュディス・ベック博士 脳トレーニングとダイエットの関係……280
Interview2 マーティン・ブッシュキュール博士 知能は鍛えられるか？……287

Interview3　ジェリ・エドワーズ博士　ドライビング技術を向上させる……293
Interview4　トーケル・クリングバーグ博士　子どものワーキングメモリを改善する……300

Chapter9　自分の脳を導く「コーチ」になる……304

優先順位を決める……305
脳の状態を自己観察する――考え、知識、行動と能力……317
計画する……319
ブレインフィットネスに関する55の重要事項……322
あとがき……330
解　説――神経画像処理技術がもたらしたもの……336
訳者あとがき……342
用語集
参考文献／協力者一覧

本文中の〔　〕は訳者による注釈です

脳を最適化する

THE SHARPBRAINS GUIDE TO BRAIN FITNESS
How to Optimize Brain Health and Performance at Any Age
(New and Expanded Second Edition)

by Alvaro Fernandez and Elkhonon Goldberg, PhD with Pascale Michelon, PhD

【おことわり】
本書は、専門医の医療的アドバイスに取って代わることを意図したものではありません。そうした情報はいっさい含んでおらず、教育的な情報を提供する目的でのみ構成されています。つまり本書には、医療的診断や治療に利用できる情報はなにも含まれていない、ということです。シャープブレインズ社は、どんな製品も会社も推奨しません。また、本書で紹介するすべての製品、製造業者、販売者、サービス提供者への言及に対する法的責任も負いません。

「ブレインフィットネス」を始めよう

Introduction

数年前まで、「ブレイン」という言葉のあとに「フィットネス」や「トレーニング」といった言葉が続くことはまれだった。同じように「認知力」に「改善」という言葉が続くこともほとんどなかった。それが今では、「ブレインフィットネス」「脳トレーニング」「認知力改善」に関するニュースを見ずに終わる週はない。この変化は、科学界や医学界、そして一般の人たちが、脳機能を最適化することに強い関心を示し始めたことを反映している。

複雑なだけでなく絶えず変化を続ける現代社会は、私たちの脳にさまざまな要求を突きつける。このかつてなかった状況が、生涯にわたって続くのだ。アメリカ人を例にとると、前世紀と比べて寿命が25年も伸びているので、脳を最適化したいという関心は、時代の必然であるともいえる。

2007年がひとつの転換点になった。身体や精神を鍛えることが認知力の継続的な改善につながることを示す大発見があったからだ。この発見が、脳神経学の外にいる進取の精神を持つ人たちの意識のなかに「ブレインフィットネス」への願望を芽生えさせた。「脳は鍛えることができる」という魅惑的な発見を伝えるべく、多くのメディアがこぞって特集を組んだ。PBS〈アメリカの公共放送〉が「ザ・ブレインフィットネス・プログラム」というスペシャル番組を放映し、一般読者を対象にした脳科学の本がニューヨークタイムズのベストセラーリストに入った。また、そうした人々の関心に目を付けた企業が、任天堂の「ブレイン・エイジ」〈「脳を鍛える大人のDSトレーニング」のアメリカ版〉に続けとばかりに、脳トレーニング市場に次々と商品を投入していった。

その後、脳をトレーニングすることへの興味は安定的に発展していった。ブレインフィットネスの実態はまだきちんと伝わっていないものの、今ではより多くの人々の心をとらえるようになっている。

事の本質を理解する

ブレインフィットネスに人々の注目が集まると、科学的なレポート、メディアによる報道、商業的な主張が急増し、「ブレインフィットネス」は多くのノイズと混乱に包まれた。さまざまな研究が報告されたが、世に出た内容と、その裏にある研究結果に矛盾があることも多かった。さまざまな科学的発見や意見が脈絡のないニュースとなり、懐疑的にならざるを得ないメッセージとなって拡散していった。企業は、自社の脳トレーニング製品についいて現実離れした主張を繰り返していたが、研究による裏づけが少ないものや、科学的背景がないものも多かった。なにを信じ、だれの話を聞いたらよいかを知ることこそが、本質的な問題といえた。

２０１０年。この年、ふたつの研究が数週間のうちに発表された。そして、ブレインフィットネスの話題に接するときは、深い洞察力と注意深い観察が必要であることを教えることになった。

英ＢＢＣがスポンサーになった最初の研究は、「脳トレーニングは効かない」といった類いの見出しとともに、何百というメディアを通じて世界中に伝わっていった。しかしながら、このＢＢＣ研究の実態はずさんなものだった。効果が検証されていないブレインゲームをひとつのウェブサイトに多数集め、６週間にトータルで3〜4時間しかゲームをやっていない人を対象に調査したものだったからだ。それをもとに、脳トレーニングは認知機能に意味のある改善をもたらさないと結論づけていた。

もちろん、ＢＢＣ研究はさまざまな分野の研究者によって批判されたが（最終分析データから60歳以上の人のデータをすべて削除していたという驚くべき事実を含め）、ニュースになったときには、科学界からのそういった批判は都合よく削られていた。脳トレーニングは効かない。話はそれで終わりだった。

そのわずかあとに、アメリカ国立衛生研究所（ＮＩＨ）が資金提供した研究がもうひとつの耳目を集めるニュースになった。認知力が低下するリスク要因と予防要因、さらにアルツハイマー病になるリスク要因と予防要因を調査するために、広範囲にわたる既存の文献をメタ分析にかけたものだ。２０１3年3月に草稿ができたときには、25の一般評論と２５０の臨床研究をきわめて厳密に分析したものになっていた。正式発表に先立って報道機関が主要な内容を報告したが、その見出しはＢＢＣ研究と似ていて、やはり「アルツハイマー病を防ぐものはなにもない」というものだった。

しかし、ＮＩＨのメタ分析を細目に至るまで読んでいくと、それ以上の事実を示すものになっていた。生活上のいくつかの要因が、認知力が低下するリスクと、アルツハイマー病になるリスクを、増やしたり減らしたりする事実を伝えていたのだ。そして驚くべきことに、認知力低下を防ぐ要因のひとつに、認知トレーニングプログラム（いわゆる「ブレインゲーム」）が含まれていた。それは、ＢＢＣ研究の結果とは矛盾しているし、「アルツハイマー病を防ぐものはなにもない」という見出しが告げるものよりも、事情が複雑であることを教えていた。

認知トレーニングを肯定的にとらえたこの部分を、ほとんどのメディアと専門家が見過ごしていた。そのため一般の人はなおさら、認知トレーニングには認知力低下を防ぐ防御的効果があるとしたＮＩＨの分析結果に気づいていない。脳の健康や脳機能を改善するためにこれからなにをやるかは、個人にとって重要な意思決定になる。それなのに私たちの

〝脳〟は、表面的で信頼性に欠ける情報に頼ることの危険性を警告的に教えてくれたＢＢＣ研究のなかにとり残されたままなのだ。

病気を予防するのか、健康と能力を最適化するのか、あるいはその両方か？

この混乱を招いた第一の原因は、つまるところ、ブレインフィットネスとはなにか、どんな要件がそろえばそれを「ブレインフィットネス」と呼ぶことができるかについての理解が欠けているからではないか、と私たちは考えている。

身体フィットネスは、身体が健やかでよく機能している状態を指し、さほど不自由することなく活動できるよう身体が最適化（フィットネス）されている状態を示している。同様にブレインフィットネスも、日々直面する、そして今後の数年、数十年で体験することになる変化のなかにあっても健やかに成長していくことができる、認知的、感情的、実行機能的に最適化された脳機能を持っていることだと考えられる。

このように定義すると、ブレインフィットネスは生きていくことそのものであり、かつ生涯にわたる重要事項であることがわかる。高齢になるまで身体的な健康について顧みない人は賢明とは言えない。同じことが脳についてもいえるのだ。別の言い方をすれば、ブレインフィットネスは60歳、70歳という年齢に達して慌てて始めるものではない、ということだ。

それにはふたつの理由がある。まず、何歳であっても、成長したり成功したりするための能力に脳の機能性が影響することが上げられる。そのため、どんな年齢であっても、脳を最適化する作業は興味をそそる目標になる。たとえば、２０１０年にシャープブレインズが行なった調査によって、ストレスに満ちた状況をコントロールする能力、障害となる情報をブロックして集中する能力、今の自分の感情を認識し管理する能力が、個人的にも職業的にも21世紀において成長していく上でもっとも重要な能力であると人々が考えていることがわかっている。

２番目に、疑いをはさむ余地がないほどの数の研究結果によって、人生のどの段階にいても、私たちが毎日なにをしているかが晩年のブレインフィットネスに影響することがあきらかになっていることが挙げられる。自分の脳を今日どう扱うかが、今から先の脳の健康と能力に影響するのだ。ブレインフィットネスの優先順位は年齢によって変化する。そのため、なにを優先するか考えることそれ自体がブレインフィットネスのためのチャレンジ、そして機会になる。子どもたちにとっては注意力不足や不安感をどう扱うかといった問題が優先されるだろうし、青少年にとってはストレス管理や感情調整をうまくやることが優先されるだろう。人生の後期にいるとしたら、優先順位の1位に記憶力が来ることが多い。

新たな科学的発見のなかから、広い視野をもってブレインフィットネスに最適だと考えられる方法を選択し、そこに投資していく必要がある。その投資は認知症の予防に限定されるものではなく、人生のときどきの脳の健康と機能性の状態に合わせることが大切である。私たちの脳への理解は今、加速しながら進んでいる。２０１３年初頭、オバマ大統領は人間の脳の機能性や脳内ニューロンの接続性について10年単位で研究していく計画を発表している。この計画は、脳の健康や機能性の保全という意味で著しい進歩をもたらすだろう。しかしだからといって、この計画から得られる10年後の結果を待って脳のケアを始めるのでは遅すぎる。それでは、クルマでしか行けない場所に今すぐ出かけなければならないのに、次世代カーが出るまで10年待つのと同じような話になってしまう。

本書が目指すもの

適度な身体エクササイズ、好ましい食習慣、「（脳を）使うか、さもなければ失うか」という警句など、ブレインフィットネスに良いとされる行動や習慣を耳にしたことがあるだろう。しかし、それだけでは、ブレインフィットネスの表面を引っ掻いているにすぎない。私たち自身が、生涯にわたるニューロン新生（新しいニューロンの生成）、生涯にわたる神経可塑性（体験を通して起こる脳神経の再結合）、認知的予備力（メンタルを刺激することでアルツハイマー病などの発症を遅らせること）などへ深く関与できる事実が矮小化されているからだ。

ブレインフィットネスとは、クロスワードパズルを何回か余計にやることでも、朝食でシリアルと一緒にブルーベリーをたくさん食べることでも、少し長い距離を歩くことでもない。脳の可塑性のポイントは、ひとつの体験、ひとつの思い、ひとつの感情によって脳が変わってしまう可能性にある。それは、どう行ない、どう思い、どう感じるかによって脳を変化させることができる可能性も意味している。

ブレインフィットネスや脳の最適化とは、クロスワードパズルとかブルーベリー以上のものだ。新しい考え方を培い、脳に秘められた信じられないほどの可能性について正しく理解し、そこから最大限の利益を引き出すツールキットになるものなのだ。

脳はだれにとってもかけがえがない財産だ。だから、相応の投資が必要であることに間違いはない。しかし実際は、多くの人が、身体のほうの健康や経済的な財産のためにほとんどの時間やエネルギーや注意力を注ぎ込んでいる。それらの作業をうまく行なうためにも、その努力から生まれた果実を楽しむためにも必要な財産――脳と認知力――に思いを馳せる人は少ない。

リタイア後の資金のために数十年間投資しても、そのリタイア後の人生を楽しむためになによりも大切な脳の健康と認知力に投資せずにいたら、すべての努力が水泡に帰してしまうこともある。

ブレインフィットネス分野における科学や技術や市場の進展を追いかけることはとても大変で、〝脳〟も混乱する。幸運なことに、私たちはあなたの代わりにその仕事をすることができた。この本には、１００人以上の科学者や専門家に話を聞き、数千人の消費者を調査し、数百の科学出版物や、脳に関する３つの世界的な会議の内容を再考した結果が含まれている。足かけ７年を要した調査が生み出したものだ。

あなた自身があなたの脳をどのように最適化していくかにあたり、この本から情報と洞察を得てもらえたら、これに代わる喜びはない。そして、あなたのまわりにいる人たちにここで得た知識と試した結果を伝えてもらえたらと思う。

本書では、とりわけ、脳機能の基礎知識を理解してもらうこと、脳がどう働いているかをわかりやすく説明することに奮闘した。脳にもっとも大きな影響を与えているのはふだんの生活であり、それらの要因について説明するのにその基礎知識が必要になるからだ。また、マインドフルネス瞑想からコンピュータ化された認知トレーニングプログラムまで、多様な方法論の長所と短所を吟味してもらうためでもある。

この本が、どうすれば脳を健康にし、脳機能を強化できるかを知りたい人たちのためのガイドブックであることを強調しておきたい。私たちの目的は〝処方箋〟を出すことではなく、あなた自身に、自らのブレインフィットネスを担当する〝コーチ〟になってもらうことにある。認知力を改善し、認知力の低下を遅らせるため、あなたに心からの努力をしてもらうことにある。言葉を変えて言えば、ブレインフィットネスをすぐにでもスタートしてもらい、それを生涯にわたって続けていく意欲に結びつくよう、認知力の上昇曲線を最大化する助けをしたいのだ。本書が、そのための価値ある資料になることを願っている。

本書は9つの章で構成されている。

第1章は、あなたを脳のなかへと連れて行き、神経可塑性とはなにか、なぜそれがブレインフィットネスの核心になるかをあきらかにしている。

第2章では、科学的発見をよりよく理解し、応用するための心構えをお伝えする。そこから先は、ブレインフィットネスの柱——脳を健康にし、認知力を改善する生活上の基本要素——について述べていく。それぞれの柱は、まるで、ブレインフィットネスというパズルを構成するひとつひとつのピースのように見えるだろう。それらのピースは互いに補いあっていて、最新の研究成果にもとづいている。互いが代わりになるというより、互いによって効果が増していくものだ。

第3章では、身体エクササイズが脳に及ぼす影響についての研究成果、どのような身体エクササイズが良いかについてのガイドライン、また、身体エクササイズが神経可塑性へ及ぼす影響について紹介する。

第4章では、脳の健康に対してバランスがとれた栄養素が果たしている役割と、健康にかかわる要素（糖尿病、喫煙、肥満）が認知力に与える影響について探っていく。

第5章では、認知的予備力を強化する活動に焦点をあて、生涯にわたって認知力に影響を及ぼす要素（教育、仕事、毎日の活動）について説明する。

第6章は、社会的なつながりが脳機能に与える影響を探る。

第7章は、ストレス管理と見逃されがちな感情的な回復力に焦点をあてていく。

第8章は、第3~7章までで述べた生活のなかで実践できる柱を超えたところにある、脳をクロス・トレーニングするやり方に焦点をあてていく。とくに、応用することが容易な技術や一般的に入手できるツールについて述べている。

第9章は、この本で得た知識をどう適用し実行していくか、自分自身の〝ブレインフィットネス・コーチ〟になることで自分をどう導いたらよいかを要約して結びとしている。それぞれの章の後半には、2006年から2012年までに行なわれた著名な科学者へのインタビューが含まれている。脳神経学の世界を牽引する科学者たちが、その章で扱った内容についてより深い洞察を与えてくれるだろう。彼らは自分が今抱えている疑問や疑念にも言及している。

これらのインタビューは、本文やほかのインタビューと、補いあい、立証しあい、発展させあい、深めあうが、時に、挑みあうものになっている。インタビューの主な内容は本文に沿っているので、本の流れに沿って読んでもよいし、後回しにしてもよいだろう。

最後に強調したいことだが、私たちはいかなる医療の介入を命ずるものでも支持するものでもない。あらゆる企業や機関との間に利害関係を持たない最新の情報と分析を提供することで、あなたのユニークな脳とユニークな心をあなた自らが鍛錬し、あなたの脳が健康になり、あなたの認知機能が、今、そして未来において最適化されていくことを切望するものである。

Chapter 1

脳とはなにか。スタート地点はそこにある

クラリネット奏者になりたければ、楽曲を練習する前に、どう吹けばクラリネットが音を奏でるかを知るところから始めなければならない。レースドライバーになりたければ、最初にガソリンの入れ方、加速の仕方、速度計の読み方など、車を走らせる上での基本構造に通じている必要がある。

脳も同じだ。

健康的な脳を手に入れ、その能力を最適化するためには、脳がどんな働き方をしていて、ヒトが生まれてから死ぬまでにどう変化するか、その基礎的な理解から始めなければならない。

脳はなにをしているのか？

内部でなにが起こっているかを考えなくても、私たちは脳をスムーズに働かせている。脳内で起こるほとんどの出来事が、自覚的な意識、自覚的なコントロールなしで行なわれているため、歩く、食べ物を噛む、読んだ本について議論するといった日々の行為は、ごく自然でシンプルなことのように思える。そのため、それらのひとつひとつが、実は、脳という複雑な器官が織りなす洗練された創造物であることを忘れてしまうのはかんたんなことだ。

脳の可能性、さらに、その限界についての正しい認識を持つことは、生きていく上で大きな違いを生み出す。ありふれたいくつかのシチュエーションを通じて、大切な（そして、見過ごされることが多い）脳機能について見ていこう。

ワーキングメモリ

投資アドバイザーと話しているとしよう。その投資アドバイザーが数字やパーセンテージを次々と提示してくる。あなたは、Xファンド（5％のリターン、前払いで5・75％の手数料、売却時には手数料がかからない）がYファンド（4％のリターン、前払い手数料なし、売却時の手数料は年々下がっていく）より有利かどうか品定めしている。何度も暗算を繰り返し、ふたつのファンドの全体像をつかもうとしていたが、突然、頭の中のスクリーンが真っ白になる。そして、すっかり混乱してしまう。そのとき脳内で使っていた機能はなんで、どうして、役に立たなくなったのか？

実は、これは「ワーキングメモリ」の使いすぎの完璧な例だ。ワーキングメモリは、情報を一時的に記憶し、必要に応じて取りだして使うタイプの記憶機能である。脳内にある一時的な作業場だと考えるとわかりやすいだろう。

しかし、ワーキングメモリに置くことができる記憶の項目数や収容能力には限りがあり、いっぱいいっぱいになりやすい。とくに、不安感を抱いているときには、それが顕著になる。この例で言えば、提示される数字やパーセンテージを把握するのに苦労していることを、投資アドバイザーや傍らにいるパートナーに見破られるのではないかという不安だ。

焦点を定めた注意力

いつも仕事に追われている。仕事を終わらせるために必要な時間がなく、３つの仕事を並行してやっている。間違いが起きやすく、仕事をやり直すはめになることも多い。

なぜ、こんなにもミスが多いのだろう？

脳は、ひとつの認知課題に焦点を当てて作業するか、いくつかの認知課題間を行き来しながら作業するかの決定を私たちにゆだねている。ヒトの注意力には限りがあるので、あまりに多くの課題間を行き来しようとするとエラーが起こりやすくなるのだ。

感情的な自己抑制

新規プロジェクトについてクライアントと意見を交わしているが、ふたつの理由から不利な状況に陥っている。ひとつ目は、この取引があなたのキャリアを左右するほど重要なものなので、主導権を握ったまま話を決められるか不安であること。ふたつ目は、クライアントが許しがたいほど尊大な態度を取っていることだ。

話がうまくまとまるだろうかというプレッシャーと、怒りを抑制しながら事を運ばなければならない必要性が、思考力を鈍らせている。正常な思考が妨げられるのは、感情と認知力が強く連動しているからだ。なにをやるにしても、それを成功に導くには感情（ストレスや怒りなど）をコントロールすることがとても重要だ。

これら3つの例には共通点がある。

結局、よく発達した健康的な脳が、人生のどんな局面においても大切な役割を果たすということだ。ヒトの脳は、学び続け、適応し続けることで、複雑かつ変化していく環境のなかにあっても私たちが生きていけるように進化してきた。その、適応やサバイバルには、脳内で相互に依存しあう機能や能力がかかわっている。

ある人が、世界をどう理解し、どう行動するかを決めているのが「認知力」だ。

「認知技術」は、もっともかんたんなものからもっとも複雑なものまでを含むすべての認知課題を実行するのに必要な、脳をベースとした処理能力を指す。認知力も認知技術も、ふだん私たちがどのように学び、思い出し、問題を解決し、注意しているかというメカニズムの背後にあるものだ。そして、どんな認知課題も、それをうまくやり遂げるために必要な認知技術や認知機能の一式に分解することができる。

感情は、生理的・身体的体験と心理的・認知的体験を併せ持っている。感情は動機に深くかかわっていて、時として行動に先立ち（たとえば、怒りを感じて→相手に抗議する）、時として行動に続く（たとえば、だれかを助けて→幸福感を感じる）。感覚は感情の一端を担っていて、その感情に気づかせたり、感情を特徴づけたりする。

認知力と感情は、脳が正常に機能する上で欠かせないものだ。

章の後半のインタビューに登場するロバート・シルウェスター博士は、「感情は、ある出来事やものが、私たちにどれほど重要かを教えてくれるシステムであり、注意力は、その人にとって重要なものに焦点を当てさせ、重要でないものから焦点を逸らせる能力だ。認知作用は、そこにあるものがなんで、どうしたらよいかを教えてくれる。認知技術は目的を実現するための技術である」とうまく要約してくれている。

表1は、日々のさまざまな体験と、そこにかかわる脳内の認知機能と認知技術について説明している。決定的な認知機能のひとつである注意力とは何か、そして注意力をどう鍛えるかについては、この分野におけるパイオニアであるマイケル・ポスナー博士へのインタビュー（→61ページ）を読むといいだろう。

日常の行為	脳機能	かかわっている認知技術
雪の冷たさを感じる／チョコレートの香りを嗅ぐ／絵を観る／ネコをなでる／料理を味わう	知覚	知覚情報の認識と解釈
障害となる情報を遮断し、読書に没頭する（焦点化注意力）／テレビ番組を観ながら電話に応答する（分割注意力）	注意力	特別な対象、行動、思考へ集中し続ける能力。競合的な要求を同時に管理する能力
聞いたばかりの電話番号を思い出す（短期記憶）／４年前の夏になにをやっていたか思い出す（長期記憶）	記憶力	短期記憶（限定された期間内での記憶保持）、長期記憶（期間を限定しない記憶保持）
身体が自動的に動く（歩くなど）／身体を自発的に動かす（文章を書くなど）	運動能力	筋肉など身体を動かす能力、対象物を操作する能力
にぎやかなパーティで相手の話を聞きとりながら会話を続ける／レポート作成のために文章を書く／新しい言語を学ぶ	言語・聴覚処理能力	音を識別して理解する技術、言葉を発する技術
好きな店のロゴを見つける、あるいは好きだった人の顔を思い出す／周囲を走る車と距離をとりながら車を運転する	（高次） 視覚空間処理能力	入ってくる視覚情報を処理し、イメージや起こっていることを視覚化する能力、対象物間の空間的な関連性を処理する能力
今まで子どもに言い聞かせるときに使っていた方法がベストではなかったことに気づき、最近読んだ別の方法を試してみようと決心する（柔軟性） 仕事仲間が昇進したとき、その喜びを感じたり、その思いを想像できたりする（心の理論） 旅行にかかる費用を考えながら、次の休暇にどこへ行くか決める（ワーキングメモリ） 大きな怒りを感じながらパートナーとの会話に臨むべきではないと考え、部屋に入る前に数回深呼吸する（感情の自己制御） 今の仕事を続けるか、新しい街での新しい仕事に申し込むか比較検討する（意思決定） 心に決めた食事ルールに反するからと、チョコレートバーを食べるのを我慢する（抑制）	実行機能	計画して目標を達成するなど、目標指向行動を可能にする能力 ●柔軟性：異なる心の状態、修正した計画、適応すべき方向へとすばやく切り替えていく許容性 ●心の理論：その人の計画とか好悪を含め、他者の心のなかに入っていく洞察力 ●予測：パターン認識にもとづいて推測する能力 ●問題解決力：問題の所在がどこにあるかを正しく見極め、いくつかの解決方法を考え出し、そのなかから的確な方法を選ぶ ●意思決定：問題解決につながると考えられる方法、不十分な情報、感情をもとに決断を下す能力（自分たちのために、あるいはほかの人のために） ●ワーキングメモリ：いくつかの情報を心のなかに保ち、その情報をリアルタイムで修正していく能力 ●感情の自己制御：自分自身の感情を認識し、コントロールしていく能力 ●順序制御：複雑な行動を管理しやすい単位に分解し、適切な順序に優先順位を決めていく能力 ●抑制：障害となるものや内部的な衝動に耐える能力

［表１］脳の主な機能

ニューロンはなにをしているのか？

脳内で相互作用する神経細胞が、私たちの認知機能を作り出している。

平均的な脳は、およそ１０００億という途方もない数の神経細胞（「ニューロン」として知られる。図1参照）を含んでいる。グリア細胞と呼ばれる別種の細胞はさらに数が多く、ニューロンが正常に働けるようにサポートしている。

ニューロンには生体電気的な情報を扱う特殊な力があり、この情報を「シナプス」と呼ばれる連結部分を通じてほかのニューロンへと伝えていく。シナプスには隙間があるが、神経伝達物質（ドーパミンなど）という化学物質に情報を乗せて、この隙間を越えていく。このようにして、ニューロン同士でコミュニケーションできるようになっているのだ。ひとつひとつのニューロンは、最大１００００のシナプスを通じてほかの細胞とつながることが可能なので、脳全体では数百兆のつながりを築くことになる。

すべての脳機能は、ニューロン間の情報交換だけでなく、ネットワークとしてともに活動している連結ニューロンの一群が働くことによって実行されている。

たとえば、本のページをめくろうとするときには指が動く。それは、前頭葉から「ページをめくれ」という命令が出て、その命令に従うニューロン・ネットワークが発火することで可能となる。同じように、先週の月曜にやっていたことを思い出そうとするときは、前頭葉と側頭葉のニューロン・ネットワークが発火し、ふたつのネットワーク間で、なに

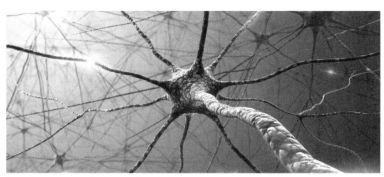

［図1］ニューロンをイラスト化したもの。脳にはおよそ1000億のニューロンがある。ニューロンはシナプスを通じて情報を交換している。 ktsdesign/Shutterstock

をやっていたかについての情報が交換される。

これらのニューロン・ネットワークは、「一緒に発火した細胞がつながっていく」という「ヘブ則（ヘッブの法則）」のもとに作り出されている。簡単に言えば、同時に活性化することが頻繁に起こるニューロン同士のつながりは強化され、それが続くと最後には連結したネットワークになるということだ。

ニューロンが持つこの性質は、ブレインフィットネスに重要な意味をもたらす。

ネットワークが活性化すればするほど（ともに発火すればするほど）結合が強まるということは、行動やトレーニングによってある脳機能を支えるニューロン・ネットワークに繰り返し刺激を与えれば、その脳機能を最適化できることを語っているからだ。反対に、ネットワークの活性が少なくなると、ニューロン間のつながりも弱まり、最後には消滅する。

これが、ブレインフィットネスの世界でよく語られる「使うか、（使わずに）失うか」という言葉の意味だ。刺激を受けない脳機能は弱くなるが、それは、その脳機能を支えるニューロン・ネットワークの結合が徐々に弱まり、最後には消失してしまうからだ。

限りある脳内ニューロンを使用頻度によって効果的に割り当て、ネットワーク化するこのメカニズムは、脳そのものや脳機能の発達が、遺伝によって完全に決められているわけではないことを物語っている。遺伝子が、あなたの脳の構造や機能を左右する最終決定権を握っているわけではないのだ。

脳はどんな構造をしているのか？

ここまでの話をまとめると、私たちの思考や感情、行動のパターンは、その人ごとに違う注意力やワーキングメモリなどの認知機能や感情機能の集まり方によって決まるということだ。これらの脳機能は、同時に発火した頻度によって強度が決まる、相互に結びついたニューロンのネットワークによって支えられている。

ここからは、どの神経的なネットワークあるいは神経的なネットワークの領域が、どんな脳機能を支えているかを見ていこう。

ヒトの脳は、脳幹、小脳、辺縁系、新皮質など、いくつかに分かれた部分から成り立っている。

構造的に見ていくと、脳幹は脳の底辺部（図2の白色の部分で、ほとんどが隠れている）

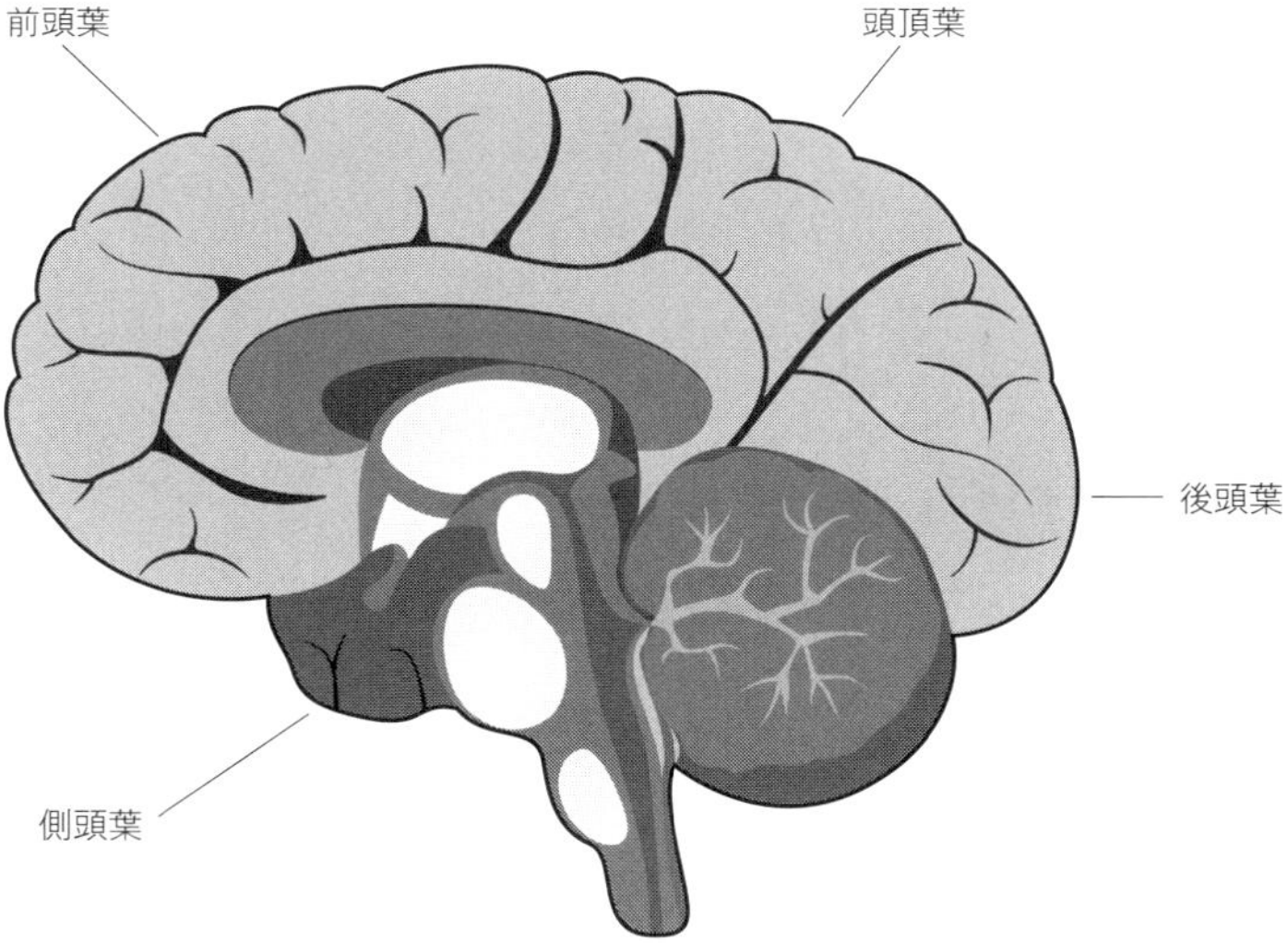

［図２］大脳皮質はふたつの半球からできていて、それぞれが４つの葉（前頭葉、側頭葉、頭頂葉、後頭葉）に分かれている。

脳機能	主に関係する脳構造
知覚	視覚：後頭葉と側頭葉 聴覚、嗅覚、味覚：側頭葉 触覚：頭頂葉
注意	頭頂葉と前頭葉
記憶	新皮質全体と海馬
運動	前頭葉
言語処理、聴覚処理	側頭葉、頭頂葉、前頭葉
高次視空間処理	視覚処理：ほとんどが後頭葉（一部、側頭葉と頭頂葉の補助を受けている） 空間処理：頭頂葉
実行機能	前頭葉

［表2］大脳皮質の主な働きとそれを支える構造

にある。小脳は、その後ろにある残りの部分（図2の模様がある卵形の部分）だ。上に行くと内側で辺縁系、外側で灰白質（図2の大きくてしわが寄った部分）にぶつかる。ほとんどすべての脳の構造はペアになっていて、ひとつは左半球、ひとつは右半球にある。脳をコントロールするためにふたつの半球は、常時、一緒になって機能している。

脳幹の仕事は、体の各部から送られてきた情報を脳内のほかの部分へ中継することや、心血管機能、呼吸機能、痛覚機能など、生きていくために必要な基本機能をコントロールすることだ。

小脳は運動制御において主要な役割を果たしている。辺縁系は、感情を処理したり、記憶を調整したり、ホルモンを産生したり、性的な昂りやサーカディアンリズムをコントロールするいくつかの組織（扁桃体、海馬、視床下部を含む）から成り立っている。

とくに海馬は記憶において、扁桃体は感情において中心的な役割を担っている。

大脳新皮質は、左右ふたつの半球の外側を覆う層であり、知覚処理力、注意力、意思決定力などの高度な認知機能をコントロールしている。各々の半球の中にある大脳新皮質と辺縁系の大部分は、４つの異なる葉（前頭葉、側頭葉、頭頂葉、後頭葉）に分けることができる。

生まれてから死ぬまでの間に、脳はどのように変化していくのか？

大人へと成長し、その後、年をとっていく間、つまりは生まれてから死ぬまで、脳は変化を繰り返す。そのため、さまざまな脳機能の働きも、良い方へ変化したり、悪い方へ変化したりする。新生児の未熟な脳が完全に成長し、脳全体の、あるいは脳内の局所的なつながりを確立するまでには時間がかかる。私たちの脳は、子ども時代と思春期を通じて劇的に発達するが、その後の発達は緩やかな速度へと落ち着いていく。

ひとりの大人として人生を乗り切っていくには、発達した前頭葉が必要だ。そして、発達した前頭葉を備えた脳は、20代初期、場合によってはその数年後までには完成する。いくつもの研究によってわかったことだが、脳が完全に形作られる成人期以降も、語彙にかかわる言語能力、パターン認識力、感情の自己制御力など、体験の蓄積によって洗練されていく機能は、年をとるに伴って良くなる傾向にある。

たとえば、カナダのウォータールー大学のイゴール・グロスマン教授らは、３つの年齢層（25～40歳、41～59歳、60歳以上）の人たちに、集団間あるいは個人間で発生した衝突についての物語を読んでもらい、それらの衝突がなぜ生じたかを推理してもらった。その結果、若年層や中年層と比べると、60歳以上の高齢者層は、多様な視点から高度な推理を行なうことができ、和解案を提示するだけでなく、自らの知識の限界も理解していることがわかった。

一方、処理速度やワーキングメモリは、20代後半から30代前半にかけて悪くなる傾向が見られ始め、この時期から目新しくて複雑な情報を処理する能力が低くなっていくこともわかった。処理速度やワーキングメモリの低下は、ふつう40代初期に自覚するようになり、その後、穏やかに低下していくのを感じるものだと考えられてきた。しかし実際には、それよりはるかに早く低下が始まっていたのだ。

アルチャナー・シン＝マノックスらは、45歳から70歳までの７０００人の男女を対象に、記憶力、読解力、語彙にかかわる能力を10年間のうちに3回調査している。その結果、年齢が高くなるほど、記憶力と読解力の低下速度が増すことがわかった。２０１２年に発表された研究だ。

年をとることによる脳機能の低下は、これまで経験したことがない状況下で問題を解決すること、ワーキングメモリ、注意力の焦点を絞ること、抑制力、柔軟性など、すばやく学んだり、新しい環境へ適応したりする能力を支える機能に起こりやすい。

もちろん、年をとったら、学んだり適応したりすることができなくなると言っているのではない。

認知力の低下をいつどのように体験するかは人によって著しく異なるし、低下していく速度もまちまちだ。人生で積んできた体験に頼ることができる高齢者は、ある領域においては若い人よりも早く学ぶことができる。しかし、急激に変化する領域においては学ぶまでに時間がかかるようになるというだけの話だ。

生涯にわたって続く「神経可塑性」

ここまでの内容は、過去数十年のうちにやっとわかってきたことだ。そして、ヒトの脳を理解する上での、この奥深い変化が意味するものを私たちの社会はまだ完全には吸収してはいない。画期的なのは、科学が生涯にわたって変化し発達していく脳の可能性に光を当てたことにある。

何歳になっても変わる脳——良くも悪くも、どのように変化するのか？

伝統的な科学では、ヒトの脳はある年齢に達すると固まってしまい、その後は、年と共に退化していく制限されたシステムだと考えられてきた。この考えによって、脳は硬直した、子ども時代にほとんど確立してしまうマシンだと見なされてきた。

この伝統的な考え方とは異なり、ヒトの脳が実はとてつもなくダイナミックなもので、死ぬまで作り直されていくシステムであるという真価に私たちは気づき始めている。さらに、日々体験することのすべてが、あるレベルで脳を変化させていると考えられるようになっている。

この新しい視点の核心にあるのが〝神経可塑性〟という概念だ。それは、学習や体験による刺激によって脳が生涯にわたって変化していくだけでなく、ニューロン間の結合を組み換えていくことを指す言葉だ。神経可塑性には、ニューロンを新たに作り出す「ニューロン新生」とニューロン間に新しい結合を作る「シナプス新生」が含まれている。

若い人の脳での神経可塑性は、神経のすばやい修復とともに速い学習を可能にする。年をとると神経可塑性の効率は悪くなるが、それでもなくなることはない。

ジェームズ・ズール博士は、「私たち科学者は、何歳になってもすべての脳が変化しうることを知っている。ニューロンは、繰り返し使われるときはいつも新しいつながりを増やしていくので、学びに限界はない」と述べている（この話は章末のインタビューで詳しく読むことができる→54ページ）。

生涯にわたる神経可塑性という概念は、脳の健康とブレインフィットネスに対する考え方を根本から変えてしまう。私たちの生活上のスタイルや行動が、脳の物理的変化に大きな影響を及ぼすことを意味するからだ。

もっと言えば、神経可塑性は、認知力の低下や、認知症がもたらす悪影響に対抗する力を与えてくれる。知識を蓄えて体験を積むこと、つまり学ぶことがその支えとなる。

学ぶことは、いわゆる脳神経的予備力（認知的予備力としても知られる。第5章で詳説）を増加させる。また、ニューロン間のつながりを増やし、神経細胞の代謝を良くする。さらに、ニューロンの働きを維持・修復する神経成長因子の産生を促すことで、加齢による認知力低下と認知症になるリスクを減らしてくれる。神経可塑性はさらに、学習障害の改善、外傷性脳損傷や脳卒中からの回復といった分野におけるキーファクターになる可能性がある。脳トレーニングを通じて能動的に脳を改善していくための強力なツールにもなりうる。

ある技術を訓練することで脳内の同じ領域を繰り返し刺激していると、現在あるニューロンのつながりを強化するだけでなく、新たなつながりを作っていく。訓練を積めば積むほど、脳の働きは効率的になり、少ない努力で同じ仕事ができるようになるのだ。

神経画像処理技術が教える神経可塑性の例

ニューロン新生やシナプス新生が広範囲で起こっていることがわかるようになった背景には、高度な神経画像処理技術の開発がある。

構造的な脳の〝かたち〟を撮影する技術だけでなく、脳のどの領域の活動が、どんな認知活動にかかわっているかを知ることができる神経画像処理技術も開発されている。望遠鏡が天文学に革命をもたらしたように、神経画像処理技術が脳神経学に革命をもたらそうとしているのだ。

少し詳しく説明しよう。

脳の撮影技術には2種類ある。脳の構造を撮影する技術と、脳の機能を撮影する技術だ。構造的撮影は、脳そのものと脳の各所の形状や容量を知ることができるもので、コンピュータ断層撮影（CAT）と、（核）磁気共鳴映像法（MRI）がある。

機能的撮影には、機能的磁気共鳴映像法（fMRI）、陽電子放出断層撮影法（PET）、単光子放出コンピュータ断層撮影法（SPECT）があり、脳内での活性パターンを見せてくれる。機能的撮影を使うと、研究者や医療従事者は、ある人が特定の認知課題を行なっているときに脳のどの領域が反応しているかとか、休息しているときの局所パターンを分析することができる。

脳内の異なる領域がどうつながっているかについてのパターンも調べることができる。構造的なつながりは、特殊なMRIである拡散テンソル撮影（DTI）または拡散クルトシス撮影（DKI）によって、機能的なつながりは、fMRIによって知ることができる。

神経可塑性研究では、そのほとんどが、特殊技能に秀でた専門職に就いている人の脳を対象に収集される。なぜか？　今まで述べてきたことから想像できる通り、学習による脳の顕著な変化は、特殊な技能や特殊な分野の専門家になるプロセスのなかで起こりやすいからだ。

たとえば、ロンドンのタクシードライバーは、ロンドンのバスドライバーより巨大な海馬を持っているという興味深い研究が2006年に報告されている。タクシードライバーは、目的地までの最短ルートを探すのに必要な「空間記憶」などの複雑な記憶を脳内に形成し、その記憶へ常時アクセスしている。この作業を行なう上で重要な役割を果たしているのが海馬だ。

ロンドンの街なかの隅々まで運転しなければならないタクシードライバーと比べ、バスドライバーはいくつかの限られたルートを廻るだけでよい。バスドライバーと比べ、いつも刺激を受けているタクシードライバーの海馬は、時間の経過とともに容量を増していくのだと考えられている。

神経可塑性はバイリンガルの人の脳にも見られる。

母国語以外の言語を学ぶと、脳の左側の下頭頂小葉と呼ばれる領域が、母国語しか話さない人と比べて容量が増していくことが観察されるのだ。

可塑的変化はミュージシャンの脳にも見られる。楽器を演奏しない人の脳と比べると、ミュージシャンの脳では、楽器を演奏するときに使う運動野、前上頭頂小葉や下側頭回の容量が増加していく。

脳の容量を増やすのに長い年月が必要かというとそうでもない。実は、数年で十分だ。

タクシードライバーを対象にした前述の2006年の研究の継続調査が、2011年に報告されている。タクシードライバーになるトレーニングを受けた訓練生の脳の構造と記憶力を、対照群である非訓練生と比較したものだ。

訓練生はロンドンにあるおよそ2万5000の通りとその地取り、2万のランドマークを4年の間に記憶しなければならない。訓練終了時に全員が受ける試験があるのだが、この研究時に、合格したのはわずか半数だった。

訓練開始時の調査では、訓練生と非訓練生の脳の構造や記憶力に差はなかった。ところが、3~4年後に調べると、正規のタクシードライバーのレベルに達していた訓練生たちの海馬後部の容量が増していることがわかった。海馬後部の容量変化は、試験に落ちた訓練生や、訓練を受けなかった人たちの脳には見られなかった。

別の研究では、脳における変化が数か月でも起こりうることが確認されている。これも2006年の研究だが、ドイツで医学生の脳を試験の3か月前に撮影し、試験直後にもう一度撮影し、このとき試験を受けなかった医学生の脳と比較した。その結果、試験勉強をした医学生の脳の頭頂葉皮質と海馬後部に変化が見られた。想像できるように、この領域は、記憶と学習にかかわっている。

奇跡を当てにするな

脳の容量が増すという変化が、ロンドンの通りを覚える、医学試験に備えて勉強するといった努力の結果であることを忘れないでほしい。

もちろん、飲むだけで注意力が増したり、名前を絶対に忘れなくなったり、どんな暗算もできるようになったりする特効薬があればすばらしいかもしれない。しかし、莫大な投資にもかかわらず、そういった、いわゆるスマートドラッグの効果は現時点では十分なものではない。アメリカ国立衛生研究所による大規模なメタ分析では、薬剤（スタチン、降圧剤、コリンエステラーゼ阻害剤、エストロゲンなど）を長期間服用しても、認知機能がよくなったり、維持できたりする効果を得ていない。

薬剤のうちには、アルツハイマー病、パーキンソン病、ＡＤＤ（注意欠陥障害）などの神経疾患を患う人たちが飲むと症状が緩和するものがある。しかし、こういった薬剤が、健常者の脳に信頼できるほどの効果をもたらし、さらに、安全でもあるとする明確な科学的実験結果はない。また、たとえ、副作用なしで脳の働きを2倍にするスマートドラッグが発見されたとしても、薬だけで頭が良くなると考えるのは早計だ。それでよいなら、筋肉増強のためにプロテインを飲むアスリートも、肉体を鍛える必要がないという話になる。もちろん、鍛えなければ筋肉が増強することはないのだ。

豊富な研究成果が語っているのは、もともと柔軟性を持ち、学習や体験によって〝かたち〟を変えていく脳の潜在的な可能性だ。そこで、質問が生じる。どんな活動や行為が、構造的にも、機能的にも、あなたの脳を良くしていくか、だ。

次の章が答えを得るための一助となるだろう。

まとめ

▼私たちは、「知能」という用語の幅を広げる必要がある。IQや記憶力が脳機能のすべてではないからだ。脳機能は、長期記憶などのさまざまな記憶力のほかに、言語力、感情的な調整力、注意力、プランニング力など、別個の機能を扱う神経的ネットワークから構成されている。私たちの人生や創造性は、ひとつの「知能」ではなく、独立したさまざまな脳機能の集まりによって左右されている。

▼ヒトの脳の可塑性は、学習や体験による刺激に応え、生涯にわたって変化・再編成していく脳の能力によって起こる。教育、生活スタイル、私たち自らが下す決断は、祖先から伝わってきた遺伝的形質と同じように、脳を変えていく重要な要素になる。

Interview 1

ロバート・シルウェスター博士

認知力と脳の発達

「教育者に教える教育者」。脳科学研究が教育や学習にもたらす影響についての講演者であり、このテーマで数多くの賞を受賞。シャープブレインズ科学審議会の一員であり、オレゴン大学教育学部名誉教授。著書に『The Adolescent Brain: Reaching for Autonomy（思春期の脳）』『A Child's Brain: The Need for Nurture（子どもの脳）』など。

▼ヒトの脳の著しい発達は生後起こる。ヒトは不完全な脳を持って生まれ、その後の20年間をかけて容量を増やし、能力を開発していく。
▼ヒトの脳はプラスチックのような柔軟性を持つ。体験するすべてのことは、脳の構造を多かれ少なかれ変化させている。

教育と認知力

――学習、教育、脳の発達、認知力という言葉の定義から話を始めましょう。

ほとんどの生命体は、誕生後の生存に必要な情報と処理システムのすべてを備えて誕生します。

ヒトは注目に値する例外で、母親の産道にいるときの脳のサイズと比べ、大人になったときのサイズが著しく大きくなる。私たちは成熟していないおよそ５００グラムの脳を持って生まれ、追加的な容量と機能を、誕生後20年間の成長していくプロセスの中で獲得していくのです。

しつけ、指導、教育、マスメディアは、ヒトが生存し成長していく上で必要な情報と技術を身につけるために作り出された文化システムと言えます。気づかずにいることが多いのですが、そういった文化システムを通して、私たちはいつも学習しています。学習することは、私たちの主要活動のひとつなのです。

時代時代の文化に組み込まれていくように、教育は保守的なものです。科学や技術は急速に発展しますが、教育はそうではありません。現代の学校が、ときとして50年前の学校と同じように見えるのは驚くに値しないことです。親も自分が子どもだったときの学校での体験を覚えているので、先生が自分の子どもに〝何を体験させているか〟を疑り深く見ています。脳神経学や認知心理学が知り得た知識を学校が導入しようとしないのも同じです。先生たちの体験が邪魔をするからでしょう。

子どもの脳は生きていくプロセスにおいてどんな挑戦的課題が求められるかを理解し、それを覚えることに焦点を当てて発達します。しかし、それらの挑戦的課題は、ふつう、その子に代わってその子を保護している大人が解決しています。それから先の思春期の脳は、直面する挑戦的課題に対して、適切に、自発的に対応するための司令塔である前頭葉の発達に焦点が移っていきます。

記憶に残るような体験はすべて、多かれ少なかれ私たちの脳を変化させています。

脳内の処理ネットワークは人生を通して常に変化していきますが、このプロセスは神経可塑性と呼ばれています。たとえば、私の脳は「タイプライターを使って文章を書く」ことから、「コンピュータを使って文章を書く」ことへの変化を受け入れました。それにともなって脳の〝かたち〟が変わっているので、もう一度タイプライターを使って書くのはむずかしいでしょう。

感情は、「あること」がどれだけ大切であるかを私たちに教えるシステムです。その大切な「あること」に焦点を当て、大切ではないことから焦点を逸らすように導いてくれるのが注意力です。認知力は「あること」をどう扱ったらよいかを教えます。そして認知技術は、その「あること」を実行するための技術と言えます。

脳の発達における遺伝子と環境の役割

――遺伝子と環境それぞれが脳の発達に果たす役割を教えてください。

遺伝子的要因と環境的要因は、ともに脳の成熟に寄与しています。遺伝子はおそらく早い時期に強い役割を果たし、環境は、後年、強い役割を果たします。妊娠時の母体のなか（これは環境的要因です）にある発達途上の脳は、母親が薬を使うとその影響を受けます。ハンチントン病など大人になってからのいくつかの病気は、ふつう、その人が持っている遺伝子がきっかけで起こります。

――環境的要因というと、私たちはそれを与えられたもの、あまりコントロールできないものと考えます。それでは、私たち自身が下す決定はどうでしょう？　たとえば、投資銀行家になるか、ジャーナリストになるかといった選択は、脳の発達に影響するものでしょうか？

選ぶ職業には、脳の成熟や発達に良い影響を与える要素と悪い影響を与える要素が組み合わさっています。

私の父親は、成人してからずっと同じ場所で働く職業を選びました。91歳という高齢まで働いたのですが、リタイアした3か月後に人生の幕を下ろすことになったのです。そんな父親を見て育った私は、同じ会社にいても10年くらいを区切りに仕事を変えたいと思ったものです。場合によっては転職も厭わずにそうしたいと思っていました。

マネジメント的な観点から考えると、スタッフを新しい仕事に挑戦させることで、組織の新陳代謝を図るのは良いことです。別のポジションへとスタッフを異動させる時期は、今のポジションでやっていることに、マネージャーもスタッフも満足している時がよいでしょう。

――2007年に『The Adolescent Brain（思春期の脳）』という本を出版されていますが、思春期の子どもを持つ親や、思春期の子どもを担任する教師へのアドバイスはありますか？

生物学上の出来事は、いつも、ある範囲内で起こります。

たとえば、秋になると落葉しますが、全部の葉が一斉に落ちるわけではありません。子どもの脳、思春期の脳の発達も同じで、全員が同時に、また、同率で発達するわけではないのです。風や気温によって落葉する時期が変わるように、親の離婚といった予期せぬ出来事が思春期に起こると、環境的な挑戦的課題にひとりで対応していく時期が早まります。

重要なのは、思春期の子どももひとりひとりの興味や能力を注意深く観察し、成熟に向かって無理なく歩いて行けるような課題を与えることです。思春期にそぐわない高度な課題だとストレスを抱えた青年にします。年相応の課題を与えないと魅力に乏しい青年になりやすい。

正しい課題を与えるための魔術的な処方箋はありません。

私たちは、普通の能力を超える芸術家や運動選手の技術を称賛し、一方で文化的に容認できない行動に法的な制裁を課しています。ほとんどの人の行動は、個人的に、さらに幅広い範囲の中から選択されて実行されます。それがどれだけ幅広いかは、極左や極右の論客が唱える政治論や、宗教的な信念、宗教的な修行の中に容易に見出すことができます。

思春期の子どもは、自分自身の興味や能力を少しずつ探し出し、なにが自分という人間に可能で、それが文化的に妥当かどうか加味しながら自立した大人になっていきます。可能性があり、さらに妥当な範囲内にある無数の組み合わせのなかからもっとも快適だと感じる人生を受け入れるのです。

思春期の子どもがリスクを冒したがるのは間違いありません。もし、突拍子もないリスクを回避したいのであれば、ここまではOK、これ以上はダメという範囲を示す必要があります。たとえば、速度制限などの規制を用いて方向を示すことはできますが、それでも、思春期の子どもは制限の向こう側へと惹かれていきます。制限を少し超えるだけかもしれませんが、悪い事態は起こりうるのです。

道を大きく踏み外すことなく子どもを前へと進ませるには、親や教育者は、その子の興味と能力がどこにあるか観察し、興味や能力にかかわる体験に積極的に関与させ、前進していけるように手助けする必要があるのです。

脳機能を拡張する

――脳神経学の研究でもっとも刺激的な分野を教えてください。また、教育者が教え方を洗練させる上で参考になるウェブサイトや本はありますか？

今、認知脳神経学の分野がダイナミックに動いていて、刺激的な発見が毎日のように報告されています。新事実はマスメディアでもよく報告されていますよ。私は、認知脳神経学によってもたらされる教育学上の進展についてのコラムを「Brain Connection」というインターネットジャーナルに毎月掲載していました。もちろん、www.Sharpbrains.com もいいですね。

――ご自身の、あるいは他の方の仕事でもよいのですが、最近の発見や考え方で、脳の健康を維持したり拡大したりするために知ってもらいたいことはなんですか？

私自身の脳に、最近、興味深い変化があったことです。それはミステリー小説を読んだことが発端になっています。

良質なミステリーには巧妙な筋書きがあり、複雑な背景を携えた人物が登場します。それらの要素すべてを記憶し、エンディングを予測するには前頭葉を使いながらストーリーを追っていかなければならない。筋書きはもつれ、反転し、人物像は変化し、そこには場所もからんでくるといった具合に、ミステリーを読んでいるときは、脳がフル回転しています。

そこで、私の心や記憶にミステリーがどんな影響を与えるか、シリーズものを読んでみることにしたのです。シリーズをひと続きの物語として読むと、登場人物の人柄、主人公が問題を解決していくスタイルをさらに深く理解することができます。

一気に読み通せる良質なシリーズを探したところ、幸運なことに、スティーグ・ラーソンの『ミレニアム』シリーズが英語で刊行されたばかりでした。そこで、病気で伏せったときに3週間かけてそれを読み通しました。

知的な刺激を受ける体験だったので、私の思考力を活性化する別のシリーズを探しました。次に選んだのは、ヘニング・マンケルの「クルト・ヴァランダー警部」シリーズです。『ミレニアム』シリーズと同じでスウェーデンが舞台になっています。ふたつの卓越したシリーズを読むことで、私は、スウェーデンとその地に生きる人たちについて多くを知ることになりました。

ほかにもあります。ジェイムズ・リー・バーク作で、ニューオーリンズの警察官が主人公の「デイヴ・ロビショー」シリーズは、記述的なスタイルで書かれた傑作です。私の両親はミネソタで育ったので、ジョン・サンドフォードの「バージル・フラワーズ」シリーズは個人的に興味をそそられるものでした。今はちょうど、カリン・フォッスムの「セーヘル警部」シリーズを読み始めたところです。職業的な読書や執筆に耽っていた以前の生活と比べると、ミステリーを読む趣味を始めたことが私の精神力や記憶力を拡張していることは明白です。

ミステリーを読んだことがない人にアドバイスするとしたら、営利目的の作品に飛びつくのではなく、ネットでの評判を頼りに、複雑な登場人物とストーリーを創り出している著者を探すことです。そして、シリーズを丸ごと読むようにします。

まずは、シリーズの最初の2冊を買い、思考力を刺激するか確かめましょう。ほとんどのシリーズは古本屋で安く買えるし、図書館で借りれば無料です。そのミステリーに出てくる場所の地図を手に入れたり、グーグルで地名を検索したりすれば、ミステリーの舞台裏にも通じていくことでしょう。私がそうであったように、ミステリーをシリーズで読むことは、だれにとってもリラックスしながら知的な刺激を受けられる極上の体験だと思いますよ。私が紹介したシリーズの中から選んで読み始めるといいかもしれませんね。

Interview 2

「学習」とはなにか?

ジェームズ・ズール博士

ケース・ウェスタン・リザーブ大学生物学・生化学教授。同大学の教育におけるイノベーションセンター(UCITE)の責任者でもある。学ぶこと、教えること、人と出会うことをこよなく愛し、神経生物学と教育学を結びつけるための研究を続ける。著書『The Art of Changing the Brain: Enriching the Practice of Teaching by Exploring the Biology of Leaning(脳を変える技術)』は、神経生物学研究が教育理論に与えた新たな視点と、それが教育理論をどのように洗練させてきたかについてあきらかにしている。この本の中で、デビッド・コルブがその著『Experiential Learning: Experience as the Source of Learning and Development』で提唱した「経験学習」の学習サイクルフレームワーク理論に生物学からの光を当てている。コルブはヒトの学習について概説したが、ズール博士は、類人猿がヒトと同じ学習サイクルを用い、ヒトと同じ脳領域を活性化しながら学習していることを概説している。

▼何歳になっても脳は変化する。そのため、学生時代だけでなく、年をとっても学習し続けることが大切だ。
▼〝どう学んだらよいか〟を学ぶため、子どもたちは〝学ぶための筋肉〟を柔軟にする必要がある。
▼学校は、どうしたらすべての子どもがもっと学べるようになるかに焦点を当てるべきだ。

4つの段階を持つ学習サイクル

——学ぶとはどういうことですか？ 類人猿は本当に人間と同じように学んでいるのでしょうか？

学習は身体的な行為です。学んでいるとき、私たちは、脳内にある神経ネットワークを組み換えたり、成長させたり、刈り込んだりしています。類人猿もヒトと同じように学んでいるのかという質問に対する答えはイエスです。ヒトの脳と同じ場所や似た場所を活性化させながら、類人猿が私たちと同じ学習サイクルを働かせていることが確認されています。

――学習はどのように起こりますか？

学習サイクルには4つの段階があります。

第1ステージ：具体的な経験をする
第2ステージ：その経験を検証して自分がすでに持っている情報とのつながりを見出だす
第3ステージ：仮説を立てる
第4ステージ：その仮説を能動的にテストする

第4ステージに踏み出すことで私たちは新たな経験をします。そこから、次の学習サイクルが始まり、これを繰り返すことで私たちは成長していきます。脳内での働きからいえば、（感覚野を活性化させて）情報を得て、（後連合野のなかで）その情報に意味を与え、（前連合野のなかで）その意味から新しいアイデアを生み出し、（運動野を使いながら）そのアイデアを実行しています。

以上のことから、私は、学習には、収集、分析、創造、実行の4つの柱があるのではないかと考えました。これが、本来的な意味での〝学習〟だと思います。

しかし、この方法で学ぶには、努力すること、今いる快適なゾーンから出ることが求められます。学習のカギとなるのは、自分を突き動かす動機、さらに、学んでいるのは、だれでもない私だという当事者意識です。経験学習サイクルを長続きさせるには、自分を律しコントロールしているという感覚、進歩しているという感覚が大切です。アントニオ・ダマシオは、著書『デカルトの誤り』

（ちくま学芸文庫）のなかで、学んでいく上での感情の大切さを語っています。

学習能力をどう高めるか？

――学習者として、どうしたらやる気を起こせますか？　どうしたら、よりよい学習者になれますか？

大切な質問ですね。なぜなら、それが、人間が持つユニークな能力だからです。私たちはどんな哺乳類よりも相対的に巨大な前頭葉を持っていて、それが感情を自分で調整するときの要となっています。私たちは、自分自身をやる気にさせるものを知っています。そのため、やる気をもとに前進することができます。別の言葉でいえば、よりよい学習者になるための技術とは、新しい情報や課題と、自分がすでに知っている情報や関心との間に関連性を見つけ出す技術なのです。

学生のときに鍛えなければならない〝心の筋肉〟がひとつだけあるとしたら、今お話しした、どう学んだらよいかを理解する〝学習筋肉〟を鍛えなさい、と言うでしょう。どの生徒もストレスを感じている、まる暗記や決まり切った分野を学習することよりも価値あることだと思いますよ。

――現在の学習環境の中で、学習筋肉といった新しい考え方が導入されると思いますか？

そうは思いません。生徒が受動的に情報を吸収することが教育であるとほとんどの教育者が今も信じ込んでいるからです。たとえ、能動的に生徒が参加する教育法を採用したいと考える教育者がいたとしても、今までのやり方や優先順位を採用するでしょう。たとえば、ひとりひとりの子どもが学びを深めていくにはどうしたらよいかという点に焦点を当てるより、こっちの子どもは知性的、あっちの子どもはそれほど知性的ではないといった分類に心血を注ぐといった感じになるでしょう。

学ぶこと、変化することは容易ではありません。両者とも努力を必要とするし、本質的に心地よい世界から出ていくことを意味します。そこでは、新しい課題に挑戦する、そして失敗することが必要になる。つまり、経験学習サイクルの第4段階に当たる能動的なテストフェーズが重要な意味を持っているということです。

自分が立てた仮説は、ときに正しく、ときに正しくない。それが当たり前なのです。ところが、失敗することへの怖れ、かっこ悪さへの怖れがみんな強すぎます。私はこれがどれほど巨大な障害であるかを嫌というほど見てきました。とくに、噂から身を守ろうとする人ほど、経験学習サイクルを試そうとはしません。

――生徒がよりよい学習者になるためにどう助けていますか？

ひとりひとりが異なる脳を持っていますが、シンプル化すると、内向的な生徒と外向的な生徒のふたつのタイプに分かれます。学ぶに当たってそれぞれが異なる障害を持っていて、それぞれに適した方法を使えば、改善できます。

①内向的な生徒

内向的な傾向を持つ生徒は、熟考し、抽象的な仮説を立てる段階に向いています。しかし、仮説を能動的に試す段階には向きません。だから、その状況を打破する必要がある、ということです。そのため、自分のアイデアを安心して話せたり質問できたりする小グループを作り、リスクに踏み出しやすくなるように手助けします。

②外向的な生徒

外向的な傾向を持つ生徒は、仮説を能動的にテストする段階に向いています。そのため、熟考し、抽象的な仮説を立てる時間を増やすようアドバイスします。ある経験や、現実に起こっている政治事情を書き出し、それがどんな結果をもたらすか予測すると助けになります。

——生徒の学びを助けるため、先生や親にアドバイスできるほかの方法はありますか？

立てた仮説を検証するため、常に、能動的にテストさせることに尽きます。そうすることで、生徒を学習に深くかかわらせ、既知の情報と新しい情報の間にある関連性を観察させることができます。「この情報は何を考えさせた？　心に引っかかった部分はあった？」と尋ねるのも効果的です。

安心して生徒が学べる環境を確保するには、生徒が出した答えをすべて受け止める必要があります。そして、その答えにもとづいて学習を進めるとよいでしょう。注意深く育てなければならない草花のように生徒を見るとよいですね。その草花の性質にあった場所で育て、害をなす雑草は減らすようにするのです。

——ひとつ例を挙げてください。

本の中にも書いたことですが、マルティン・ルターとマーティン・ルーサー・キング・ジュニアとの区別ができなくて、ルターと宗教改革について理解できない中学生がいます。そんなとき、教える側はイライラしますが、こういった言い方を開発することができます。「名前だけでなく、マーティン・ルーサー・キング・ジュニアとマルティン・ルターはとても似たことをやったんだよ。マーティン・ルーサー・キングの両親は、なぜ、その名前をつけたと思う？　なぜ、サム・キングにしなかったんだろう」と。

学習と大人の脳

――よい学習者になりたい大人へのアドバイスはありますか？

何歳になっても学習は重要な意味を持っています。学び、新しい環境に適応できる脳を持っているからです。学校にいるときだけでなく、学ぶことは人生の本質であるとも言えるでしょうね。

脳は何歳になっても変わりうることがわかっています。ニューロンは、同じ場所が繰り返し使われると新しいつながりを増やしていくので、実際、学習に限界はないと言えます。なので、いくつになっても、自分を学習へと動機づけていく能力を開発すべきだと思いますよ。

すでに学んでいることとこれから学びたいことの間に、意味のある接点というかけ橋を探すのもひとつの方法です。そうすることで、神経細胞間のネットワークを耕すことができます。自分の脳を庭と考え、良き園芸家になっていくのです。

Interview3

マイケル・ポスナー博士

「注意力」とはなにか？

認知神経心理学分野の卓越した科学者。オレゴン大学の神経科学名誉教授で、脳内における注意力のメカニズムについて詳しい。国際心理科学連合から心理学を大きく進歩させた功績を認められ、２００８年８月、ドガン賞の初の受賞者になった。

▼ただひとつの〝注意力〟があるのではなく、注意力は、警戒、定位、実行注意力の３つに分かれる。
▼４歳から7歳までの子どもを対象に、５日間、実行注意力をトレーニングしたところ、それがトレーニングによって改善することがわかった。

――あなたが「ジェームズ・アーサー・レクチャー」で配信した「ヒトにおける自己調整の進化と発達」という講演はすばらしかったです。そのお話を要約していただけますか？

ほかの霊長類と比べて私たち人間は、考えや感情、行動を、より大きな視点から調整しているという話をしました。たとえば、私たちは、先にある大きな報酬のために目先の報酬をパスすることができます。未来のために計画し、障害に立ち向かい、目標に集中していられるのです。

こういった人間の特質は、私たちが「自己調整」と呼ぶものに拠っていると思われます。今日の脳神経撮像技術や遺伝子学の進歩が刺激的なのは、「自己調整」という抽象的な概念が、脳内のネットワークが具体的にどう結びついて行なわれているかわかるようになっているからです。

――「自己調整」とは何かを教えてください。

子どもはあるとき、障害に直面するなかで、自分の感情を調整しながらゴールを目指す能力を使うようになります。この能力が「自己調整」と呼ばれるものです。

――あなたの研究領域には注意力もあります。注意力には、脳内のどこが主にかかわっていますか？

私は、幼児や子どもの注意力システムがどのように発達していくかに興味を持っていました。脳神経撮像技術を使って私たちのチームが発見したことですが、注意力はただひとつではなく、警戒、定位、実行注意力の3つに分かれるのです。それぞれが異なる脳内ネットワークに支えられています。

①警戒は、警戒状態を維持させる注意力です。

②定位は、求めている情報に感覚を集中させる注意力です。たとえば、あなたは今、私の声に集中することで、それを聞いています。

③実行注意力は、感情反応や感覚情報などから構成される多様な脳内ネットワークを調整する注意力です。実行注意力そのもののネットワークは、前頭葉と脳回に分散しています。ほとんどの認

知技術で重要な役割を果たしていて、あきらかに学校の成績の良し悪しと関係があります。親にアンケートを取ったり、子どもに認知テストをしたりすると、3～4歳以降から実行注意力が発達していくことがわかります。親は、子どもが感情を調整し、社会的要求を意識しながら行動するとき、その能力を持っていることを知るのです。

――実行注意力は実行機能に似た名前ですね。

実行機能は目標を達成するための高度な認知機能です。実行注意力は、目標そのものや、目標を達成するための計画から注意を逸らさないでいるための能力です。

実行機能と実行注意力は緊密に関係しています。意思決定（どのように目標を達成するかを決めること）するときも、ワーキングメモリ（情報を一時的に保つこと）を使うときも実行注意力が重要な役割を果たしているからです。

たとえば、さっき、あなたは私の「ヒトにおける自己調整の進化と発達」がすばらしかったとコメントしてくれました。そこで、あなたと話しながら、私のワーキングメモリの許容量が許す範囲内で、「ヒトにおける自己調整の進化と発達」の小見出しや章について考えていました。

――3つの注意力は異なる神経ネットワークに支えられているとおっしゃいましたね？

脳内のあちこちに分散しているものの、連携して働いている領域の組み合わせが、脳神経撮像技術の発達によってわかるようになりました。

異なる脳神経撮像技術は、異なる事実を教えてくれます。たとえばｆＭＲＩを使うと、灰白質において活性化している領域がどこかわかります。最近開発された拡散テンソルを使えば、白質において活性化しているネットワークがわかります。これらの技術によってニューロン間の関連性が可視化され、ある行動を取ったときに浮かび上がる脳内ネットワークの地図を見ることができるのです。

――どれだけのネットワークが確認されていますか？

たくさんありますよ。ある行為をするとき脳内でどんなことが起こっているかをインタラクティブ体験できるブレイン・マップをテキサス大学が作っています。

脳神経撮像技術は、興味深い事実をいろいろとあきらかにしています。たとえば、フォン・エコノモと呼ばれるニューロンは、前帯状皮質や前島皮質にかかわる領域にしかないものです。フォン・エコノモは、ヒトには当たり前のものですが、ほかの霊長類には少ししかなく、霊長類以外の種にはほとんどと言っていいほど見当たりません。

フォン・エコノモには長い軸索があって、前帯状皮質や前島皮質につながっていきます。そして、フォン・エコノモを持っていることが、私たちヒトが実行注意力を使うことができる理由のひとつだと考えられています。

拡散テンソルは、さまざまな機能が分散している脳システムを横断的にネットワークする白質が、ある行動を取ったときにどうつながっていくかを教えてくれます。それも、生きている人の脳においてです。

こういった神経ネットワークが、人間だけに見られる「能動的制御」を可能にしていると思われます。

――「能動的制御」とは何でしょう？

大人にも子どもにも見られる、注意力、焦点シフト力、抑制制御力をあわせ持った高次の気質です。計画を達成するのに必要な機能で、計画に集中し、計画から意識が逸れたら焦点をシフトして戻し、最後までやり抜くために自分をコントロールする力です。

実行注意力を測るときにはストループ課題〔異なる2つの情報を同時に提示するテスト〕を使います。そして、子ども時代の数年間はストループ課題によって測られる実行注意力の点数と能動的制御に関連性があることが確認されています。一方、脳神経撮像技術は、能動的制御が、自己制御を受け持つ領域と密接な関係があることを示しています。これらのことが暗示しているのは、よいしつけとは能動的制御を養うことではないかということです。

――注意力トレーニングに関する最近の研究を教えてください。

健常者の大人や、脳神経にかかわる病気を持つ患者の注意力を強化するトレーニングプログラムがいくつかあります。ビデオゲームを使ったトレーニングは、健常者の大人の視覚的注意力を向上させます。脳にある種の損傷を負った患者の実行注意力を向上させることもできます。ＡＤＨＤ（注意欠陥・多動性障害）の子どもの注意力は、ワーキングメモリ・トレーニングによって改善します。

私たちが開発したコンピュータトレーニング法もあります。実行注意力が著しく発達する時期である4〜7歳の子どもを対象に、それを使って5日間の治療介入を行ったことがあります。その結果、実行注意力が鍛えられるものであることがわかりました。さらに、トレーニングをしていない子どもと比べ、知性そのものが顕著に向上していることがわかったのです。この発見は、注意力トレーニングが、注意力だけでなく、認知処理能力全般の向上に一役買うことを示しています。

私たちの研究室の協力者であるイエン・タン博士は、大学生の実行注意力を向上させるためにマインドフルネス瞑想を導入しました。そして、実行注意力の顕著な向上を確認しています。こういったトレーニング法がもっと評価され、就学前の子どもの注意力を向上させたり、注意力散漫の大人や子どもが利用したりする世界が来たらいいですね。

——教育や脳の健康に関する最新研究は、今後、教育界に何をもたらすと思いますか？

実行注意力と能動的制御が学校において決定的な意味を持つことはあきらかです。いつの日か、就学前のすべての子どもがこういったトレーニングを行なう日が来るかどうかはわかりません。しかし、入学時に学ぶ準備ができているという意味ではそうなってほしいですね。もちろん、どのように、いつ、注意力トレーニングを始めるか、どのくらい続けたらよいかを決めるには、追加的な研究が必要です。

健康面から言えば、ある種の障害とか病気が、実行注意力を支える脳内ネットワークに影響を与えている可能性があります。たとえば、注意欠陥です。そして、未来的には、注意欠陥の改善を助けるワーキングメモリ・トレーニング法ができることが予測されます。

私たちが発見したことで、ぜひともつけ加えたいのは、注意力の向上には上限がないということです。大人も子どもも同じです。健常者であってもトレーニングすればするほど注意力はよくなっていくのです。

――脳を決めるのは遺伝子か環境かという永遠の話題についてはどう思いますか。

遺伝子と人それぞれが置かれた環境は相互作用します。そして、相互作用の重要性を裏づける研究が次々と報告されています。エピジェネティクス（後成的遺伝学）がその理解を助けようとしていますが、ここでは、私の研究室で行なわれた、遺伝子としつけについての興味深い研究を紹介しましょう。

良いしつけとは何かを評価する科学的な測定法がいくつかあります。それらを使うと、先ほど話した能動的制御を築くことが良いしつけに欠かせないことがわかります。そして、しつけの質によって、ある種の遺伝子が減少し、さらに排除されることすらあることがわかっています。別の言葉で言えば、子どもの成長のある部分は、親がどうしつけるか、あるいはしつけないか、ある行為を最小限度にとどめるようしつけるか、あるいはしつけないかによって決まるということです。

――ここまで、コンピュータトレーニングやマインドフルネス瞑想といった一般的な方法、また、しつけといった私的な方法まで話をしてきましたが、一般的な方法と私的な方法はどう相互作用しますか？　なにをいつだれのために行なうのがもっとも効果的でしょうか？

良い質問ですが、今の段階ではわかっていません。アメリカ国立科学財団がシアトルに設立した研究機関が、その問題に取り組んでいます。テーマとしては、バイリンガル教育が認知力に与える影響について研究しています。

――脳の健康を保ったり向上させたりする上で、すべての年代で知っておいてもらいたい最近の発見や考えはありますか？

最近、私たちは、1か月間（日に30分、1週間に5日、計11時間）のマインドフルネス瞑想が、注意力や自己調整力を改善するメカニズムを発見しました（Tang et al 2010; 2012）。マインドフルネス瞑想が、前帯状回に出入りする電気信号を伝えている白質に変化を起こすのです。

前帯状回は、先ほどから述べている、行動を自主的に制御するシステムにおいて大切な領域です。瞑想を2週間行なったあとに調べると、この前帯状回内で、情報を伝達する神経線維が増えていることが確認できたのです。

神経線維の増加に伴ってポジティブな気分でいることが多くなり、ネガティブな気分でいることが少なくなったとする報告も見られます。4週間の瞑想をしたあとの白質の改善には、神経線維を覆う膜であるミエリン鞘の質の向上がかかわっています。ミエリン鞘には、神経線維を伝わっていく電気信号が漏れないように絶縁する役割があり、これによって自己調整にかかわるネットワークの効率性が向上するのです。

Chapter 2

脳を鍛えるには、患者ではなくコーチになれ

ブレインフィットネスが一般的な願望や文化になったのは、ごく最近のことだ。ブレインフィットネスという概念を理論的に支える研究も、断片的ではあるものの、急速に進展している。次々と報告される科学的発見への注目度も高い。しかし、そういった発見が、正しい知識や実際に利用できる洞察に至らないことも多い。

脳の健康や認知力の改善に役立つ発見を最大限に利用する方法はあるのだろうか？　気をつけたいのは、そういった発見のなかから話題性があるものを選別し、加工し、それが最新の科学的洞察であるかのように見せるメディアの幻惑にふりまわされないことだ。

この章の目的は、脳神経学の発展にともなって増えている科学的成果をどう扱い、日々の生活にどう役立てればよいかを伝えることにある。

未来は（ほとんど）ここまで来ている

進化していく脳神経学研究やブレインフィットネスのツールに接したとき、それらを神秘化したり、幻惑されたりすることがないようにしたい。そのために理解しておかなければならないポイントがいくつかある。

ブレインフィットネスへの注目は、査定方法に対する興味とともに高まってきた。改善しようとする認知力が実際に改善されたかどうか知るには、時間の経過にともなう脳機能の変化を計測できることと、目指す認知力の高さを数値化する必要があるからだ。より正確で、より広く通用する査定方法が定まれば、認知トレーニングによる効果を測定する客観的な基準になっていくだろう。その査定方法は、認知症の初期症状を見つけるための診断テストにも利用されると思われる。

体重計の目盛りはだれにとっても平等だ。そして、体重計に乗れば、今やっている身体フィットネスや食事プログラムが有効であるかどうかを知ることができる。身体のほうのフィットネス市場はこの体重測定という査定方法があることで拡大していった。同じように、信頼できる査定方法があれば、脳のほうのフィットネス市場も拡大していくことになる。

ブレインフィットネスというコンセプトと技術の普及は、保険制度のなかでの脳の扱い方も変えていくと思われる。心理学者や医師は、患者の認知力を査定した結果を説明しながら、治療する上で患者が利用できる多様なブレインフィットネス法を選択肢として紹介するようになるだろう。動脈硬化気味の患者に血管を痛めるリスク要因を説明し、今後どうしたらよいかアドバイスするように、脳を健康にする助言を交えながら患者をカウンセリングする時代が来るということだ。

会社の経営者や保険会社は、従業員や被保険者が脳の健康や脳機能に注意を払うことにインセンティブを与えようと考え始めている。身体的な健康を増進させることを目的とした質問に被保険者が自発的に答えればインセンティブを与えるというプランが、すでに、多くの保険商品に見られる。脳をケアする生活上の要素も、同じように、喚起を促す要素になっていくと思われる。

ブレインフィットネスへの興味は、仕事をリタイアした人たちのコミュニティから街角のジムにまで広がりつつある。脳を健康に保つ意欲があり、ネットから情報を得ることができる大人たちの間では、ブレインフィットネスへの注目度が急速に高まっている。

これまで、身体エクササイズとメンタルエクササイズのふたつは、異なる環境で行なわれてきた。身体エクササイズはジムやフィットネスクラブだし、メンタルエクササイズは学校や会社や家庭だ。これからの時代、たぶん、両者の境界は薄れていくと思われる。ブレインゲームやブレインフィットネスについて語るポッドキャストがエクササイズバイクに組み込まれることが一般化していき、足でペダルをこぎながらワーキングメモリを鍛える時代が来るのだ。

ブレインフィットネスに関する多くの取り組みが第一歩を踏み出しているし、流れがはっきり見えてきているので、今後のこの分野の興盛は間違いないだろう。ただ、どんな分野における科学的発見であっても、文化的、商業的な意味で受け入れられ、社会的な変化に至るまでには時間がかかる。この点に関しては、ブレインフィットネスも例外ではない。

今日の身体フィットネスのようにブレインフィットネスが認知され、社会に受け入れられ、インフラが整うまでには、少なくともあと10年はかかるだろう。

つまり、それまでの間、あなたの脳をケアしてくれる専門トレーナーはいないということになる。あなたの脳の健康と機能性を最適化するトレーナーに、あなた自身がなるべきだと私たちが考える理由がそこにある。

脳のメンテナンスを外部委託するな

この本のなかで紹介している質の高い研究成果は、脳について学んでいくためのガイドとなり、どんなブレインフィットネスをやるかを決める出発点になるだろう。しかし、そういった研究成果に接するだけでは十分ではない。自分の人生にそれらを適用するには、その研究が実際なにを語っているかを理解する必要がある。また、自分にあったブレインフィットネスを決めるときには、科学的発見に接するときの基本的なフレームワークを使うと間違いが少なくなる。以下にポイントを示したい。

優先順位を決める

脳の健康についてメディアがとり上げるときには「X年後に、あなたに起こるかもしれない認知力低下とアルツハイマー病を避けるにはどうしたらよいか」というアングルから語られることが多い。

一方、どれだけ高齢であっても、あるいは、アルツハイマー病という幽霊が地平線の向こうから現れるまで残り数年という状況であっても、認知力は高められるという重要な話が顧みられることは少ない。

実際のところ、人々が脳を最適化したい理由は同じではない。2010年、シャープブレインズ社のニュースレター購読者（ブレインフィットネスというコンセプトのアーリーアダプターたち）にオンラインで行なった調査がそれを物語っている。細目化した質問に1910人が応じてくれたのだが、「個人としてもプロフェッショナルとしても、21世紀で成長していくために重要な脳機能はどれだと思うか？」という質問に対する答えのランキングは以下の通りであった。

①ストレスに満ちた状況をコントロールできる能力
②気を散らす情報を回避できる集中力
③自分の感情の動きを認識し、コントロールできること

④新しい情報をすばやく処理できること
⑤個人的に意味があるゴールを明確にし、それを追えること
⑥自分の思考プロセスを監視してコントロールできること
⑦新しくて不確かな状況に対処する能力
⑧組織立てて事前に計画したり、問題解決できたりすること
⑨マルチタスク能力
⑩顔や名前を思い出せること

回答者の優先順位は、言葉を変えれば、現在のキャリアや個人生活の改善に焦点を当てたものになっている。一般的に信じられている優先順位の1位はアルツハイマー病への恐怖だが、それを意味する「顔や名前を思い出せること」は、10番目になってやっと出てくる結果だった。

脳の健康とブレインフィットネスのゴールは、個人間で、また、同じ人でも年齢によって大きく異なる。科学的知見を調べ、そこで得た情報をブレインフィットネスに応用していく上で決定的に重要なのは、あなた自身がなにを求め、なにを必要としているかにある。現在のあなたが優先したいものがなにかを決めるところからブレインフィットネスを始める必要があるのだ。

それは私にとって意味のある発見だろうか？

質が高く、意味がある研究を追うには、批評眼をもって〝新しい発見〟に接する習慣をつけることが大切だ。

重要なポイントは、興味をもった科学的研究がどれくらいの人数を対象にした実験であるかだ。たとえば「アルツハイマー病と戦うための新薬発見！」という見出しを読んだとしよう。その発見が、実は、見出しが語るほど効果がないものであっても、人々は期待し、近い将来、その新薬をドラッグストアで買いたいと願うだろう。

通常は皮膚ガン治療に使われる薬剤がマウスのアルツハイマー病の進行を反転させた、と大々的に報じられたことがあった。２０１２年2月のことだ。薬剤を投じて72時間以内にマウスの記憶力が劇的によくなり、脳内におけるアミロイドタンパク（アルツハイマー病を特徴づけるもの）の蓄積が50％以上も消えたのだ。それはドラマチックといってもよい結果だ。しかし、マウスは人間ではないし、マウスのアルツハイマー病は人間のアルツハイマー病とは違う。過去、マウスを使った実験で確認された理論や方法の多くが失敗してきたように、マウスには効いても、人間には効果を示さないことも多い。

脳にかかわる劇的なストーリーは、一歩引いたところから眺めることが大切で、あくまで人間を対象にした質の高い研究に重きを置かなければならない。

認知バイアスを意識する

どんな課題についても言えることだが、意思決定するときには、さまざまな認知バイアスがかかることに留意する必要がある。1章の内容を思い出してもらいたいが、私たちの脳は、自分が置かれた環境について学び、適応できるように進化してきた。客観的な正確さを判断できるように進化してきたわけではないのだ。その結果、認知バイアスと呼ばれる判断ミスに固執する傾向が、私たちの認知処理システムに残された。3つの一般的なバイアスを紹介しよう。

単純接触効果

単に馴染みがあるというだけで、それを好む傾向である。たとえば、脳を健康にするにはクロスワードパズルやブルーベリーがもっとも重要だと長年聞かされてきたことで、事実以上に信用してしまうような場合だ。慣れ親しんだ常識として脳がそれを処理しているからだが、一方で、クロスワードパズルやブルーベリーにはそこまで大きく脳に影響を与える働きはない、という客観的な事実がある。

確証バイアス

先入観、信念、仮説を追認できる情報を好むバイアスである。たとえば、暴力的な行為の原因はビデオゲームにあると信じていると、ビデオゲームは脳に悪いとするニュースだけに注目し、記憶にとどめるようになる。本（あなたが手にしているこの本もそうだ）を読んでいる人が、今信じている事実以外を理解しようとせず、信念やふだんの行動を強化してくれる情報だけを本のなかから探し出し、残りを無視する場合も、このバイアスがかかっている。

直近バイアス

新しい情報に高い価値を見いだし、より鮮明に思い出すバイアスである。たとえば、先週読んだニュースより質が悪くても、昨日読んだニュースを信用するような傾向だ。私たちは脳に関する膨大な量のニュースに毎日接しているので、このバイアスがかかった情報が集まると、真実からかけ離れていく可能性がある。

馴染みがある情報、これまで信じてきた情報と一致する情報、新しい情報ばかりを好む人は、新しい情報を理解し扱うのがむずかしくなる。これらのバイアスは、聞いたり読んだりしている側の人と同じように、情報を発信している側の人（ジャーナリストや専門家）にもかかるため、真実はさらにぼやけたものになる。とくに、急速に変化している分野ではそれが著しい。

どんな人にもバイアスがかかる傾向があることを認め、自分のなかにあるバイアスが自分の意思決定にどう影響しているかを理解すること。これがバイアスに対抗するための第一歩となる。この本のような資料、あるいは、9章で紹介するブレインフィットネスを構成する全体的なフレームワークは、バイアスがかかっているかもしれない最初のプランとその結果を再考するときに役立つだろう。

どんな分野においても、とくに脳の健康といった複雑な分野においても、適切な科学的プロセスを用いることは、よりよい決断を下すための強力なツールとなる。そのプロセスを以下に示したい。

科学的プロセスの価値

「ローズマリーの香りがなぜ認知力を強化するのか」とか「ローズマリーが脳に与える効果：ハーブに含まれる化合物と脳の機能性の関係が実証された」といった見出しが一斉にメディアに躍ったことがある。それは、2012年2月に「セラピュティック・アドヴァンスィズ・イン・サイコファーマコロジー（精神薬理学の治療的進歩）」という医学雑誌に載った記事がきっかけになっている。

ローズマリーの匂いを嗅いだ被験者の血中にローズマリーオイルに含まれる化合物（1，8シネオール）が確認できたとする研究で、この1，8シネオールの血中濃度が高ければ高いほど、認知力テストにおける処理速度と正確性が向上したという。

この結果を受けて「脳の働きをよくする」と主張するローズマリーのサプリメントが売り出されたとしても驚きはしないだろう。しかし、これらの見出しをよく読むと、数多くの疑問が浮かび上がる。何人を対象にした研究なのか？　効果はどれだけあったのか？　過去のどんな研究と比較しているのか？　ほかの人が試みても同じ効果を得られるのか？

この話は一例にすぎないが、重要なポイントを突いている。昔の科学は研究室のなかに閉じ込められていて、新発見が世間に広まるまでに数年を要した。今は状況が様変わりしている。科学者も企業もレポーターも、スポンサーから資金を受けているか、なんらかの発見をすることで利益を得ている。そのため、教育的な情報を公表するより、メディア上に刺激的な見出しが躍るような発見をしなければ、というプレッシャーが重くのしかかっている。一方で、脳を最適化するという概念は一般的なものになりつつあり、だれもがその情報を求めている。ここに、溝が生まれているのだ。

発見という生の情報はどう扱ったらよいのか？　意味があるだけでなく信じるに足る情報はどう選んだらよいのか？　新たな発見と古い知識はどう融合させたらよいのか？　また、それ以外の選択肢はどう扱ったらよいのだろうか？

観察研究と無作為化比較対照研究

批評眼をもって新発見にアプローチするときに欠かせないのは、派手な見出しの裏にある研究がどのように行なわれたかを知ることだ。もっとも大切なのは、それが、観察研究によるものか、無作為化比較対照研究によるものかだ。

観察研究は、特定の要素と研究対象となる行動や疾患の間にある関連性（あるいは相関関係）だけを観察するものだ。たとえば、肥満と認知力低下の間に関連性があるかどうかを観察していく。

観察研究でも、肥満という要素と、計画力や推理力、問題解決力などの能力低下という要素の間にある関連性をあきらかにする可能性がある。しかし、両者の因果関係を教えるものではない。観察された関連性の真の原因が、ほかの、たとえば社会経済的要因から来ている場合もある。

また、観察研究では関連性のベクトルを明確にすることができない。肥満が原因で認知力の低下を招いているのか、認知力の低下があったために、肥満を招きやすくなっているのかが定かではない。そのため、見出しに「関連性がある」と書かれたニュースの場合、いつもこの点で悩まされることになる。無難なのは、観察研究をもとにしたニュースは興味深い読み物という認識にとどめ、自分がこれからどんなブレインフィットネスをやるかを決定するときには無視することだ。

無作為化比較対照研究は、被験者を、介入を受ける実験群と、介入を受けない対照／プラセボ群にランダムに割り当てて実験するものだ。実験群を対照／プラセボ群と比較することで、治療や介入をほどこしたことによる効果を明確に査定できるようになる。無作為化比較対照研究であれば、医療行為と、その医療行為によって好転した認知力の間で観察される直接的な影響を測ることが可能になるのだ。たとえば、ある瞑想法を8週間行なった被験者の群を、同じ期間、教育ビデオを観てすごした対照群と比較できるようになる。トレーニング後、実験群の被験者が対照群の被験者よりもすぐれた認知力を示すとしたら、(ほかの要因ではなく)そのトレーニングによって認知力が向上したと推測することが可能になる。

無作為化比較対照研究は、ある治療や介入が期待する効果をもたらすかどうかについて、もっとも説得力のある結果を提供してくれるものだ。もちろん、細かなニュアンスは数多くある。たとえば、研究の結果として報告された論文の質や、トレーニングの効果はどの程度続くか、どのような副次的要素があればもっとも利益を受けるか、開示された研究なのか潜在的に利害関係を含む研究なのか、といった点だ。しかし、少なくとも、質が高い無作為化比較対照研究は、科学とは何か、科学をどう扱うべきかを理解する上でのスタートラインを提供してくれる。

以上を考慮に入れたとしても、なお「発見」という言葉には注意深く接する必要があるが、「科学的発見」を解釈する場合は、ここで説明した内容に頼ってほしい。

ヘッドラインに隠れているもの

「英国脳機能テスト」は英BBCがスポンサーになって行なわれたもので、「脳トレーニングは役立たない」とする記事が世界中に何百本も出回る原因を作った調査だ。

効果が実証されていないオンラインのブレインゲームをたくさん集め、60歳未満の人を被験者にした研究だ（60歳以上の人のデータも集められたが、分析の最終段階では対象外になっていた）。６週間にわたってトータルで３〜４時間トレーニングしたところ（10分間を週３回×６週間）、認知機能に意味のある改善が見られなかったと断じたため、「脳トレーニングは役立たない」という見出しが世界中のメディアを通じて広がっていくことになった。「英国脳機能テスト」はウェブサイトを通して行なわれ、結果的に１万１４３０人が被験者になっている。２種類の脳トレーニングの実験群に分けられ、ひとつの群は、簡単な算数、なくなったピースを探すもの、図形を目標に合致させるもの、回転している数字を順番に並べるもの、あとは記憶力テストで構成されていた。もうひとつの群は、推理力課題（ある物体の重さを推測するもの、「追加されたアイテム」を選択するもの、ある行為による影響を考えるもの、計画課題）を行なう内容だった。対照群は、事実にもとづいた話についての質問に答え、ネット上にある資料を参照しながら、それらを年代順に並べるものだった。

認知力を査定する神経心理学テストを使ってトレーニングの前後で調べたところ、たくさんのテストのなかで、ふたつの実験群が対照群より良い結果を示したのは文法推論だけだった。そのほかのテストでは、ふたつの実験群の間で、また、実験群と対照群の間に差は生じなかった。つまり、実験群はトレーニングした一部の認知力を改善させはしたが、その改善効果はトレーニングしなかった認知課題に学習転移しなかったことになる。

多くの科学者によって「英国脳機能テスト」の研究方法と解釈が批判されたが、それらの批判がニュースになることはなかった。このテストには、いくつもの手続き上の問題があった。まず、被験者それぞれの家庭でトレーニングが行なわれたことだ。そのため、被験者がトレーニング中になにか別のこと（テレビを見ながらやるなど）をしないようコントロールすることができなかった。通常、こういったスタイルは〝ノイズ〟が入ったデータをもたらす。

2番目に問題視されたのは、脱落率の高さだ。被験者として5万2617人が登録されたが、そのうちの20％ほどしかトレーニングを終了していないのだ。しかも、なぜ脱落したかの説明もなされていない。このふたつの事項が、結果に対する一般性に疑問を投げかけていた。トレーニングの途中で効果に満足したため、脱落していったこともありえるからだ。

さらに、トレーニングは6週間にわたって3～4時間行なう安直なものだった。トレーニングによってある認知領域に測定できるほどの効果が現れるまでの時間は、ほかの研究によってあきらかになっている。10～15時間が必要なのだ。さらに驚くべきことに、最終分析から高齢者のデータが除外され、若い被験者のデータしか残っていなかったことも挙げられる。

このようにBBC研究には、結果から一般的な結論を導くことができない致命的な欠陥があった。いわば走らないクルマを作って、クルマは一般的に走らないものだと結論づけているようなものだった。

BBC研究の内容からは「脳トレーニングは役立たない」と言い切れないことは明白だ。BBC研究は、脳に関する質の高い学びを得たいときにはメディアが流すニュースに頼らないほうがよいという、別の意味での学びを与えてくれる。単純に、話がおもしろくてセンセーショナルであればいいだけで、メディアの主要な目的は正しい知識を伝えるところにはないということだ。

次に、アメリカ国立衛生研究所（NIH）からの委任で行なわれた、認知力低下とアルツハイマー病を回避するためのメタ分析研究について見ていこう。BBC研究の騒動のあとに報告されたものだ。この研究では、高齢者がアルツハイマー病になるリスクと認知力が低下するリスクを減らす要因を、25に及ぶさまざまな研究の再調査と250もの研究をもとに分析している。

このメタ分析に採用した研究の選考基準は厳格なだけでなく、質も高く（ほとんどが無作為化比較対照研究だった）、一定期間が経過したあとに計測できた効果（計測できなかった場合も含めて）だけを採用している。分析手法がきわめて保守的にデザインされているのだ。そのため、もしここで肯定的な結果を得たとしたら、それはほぼ真実であるといえる。少なくとも、BBC研究のように大切な要素をカットした研究よりは真実に近い。

国立衛生研究所の分析は画期的なものだ。1種類だけではなく、たくさんの要素や介入（地中海食、オメガ3脂肪酸、糖尿病、スタチン、認知トレーニング等）を同じ方法論を用いて同時に比較する、広範囲にわたる体系的なメタ分析を行なっているからだ。

この研究について報道したメディアのヘッドラインは、ひとつの結論を伝えていた。それは、アルツハイマー病を避けるものはなにもない、という結論だった。この研究にもとづけばそれが真実だった。しかし、それが真実のすべてではなかった。このメタ分析がアルツハイマー病と認知力低下にかかわる7つの要因を語っていたからだ。

そのうちの4つはリスクを高めるものだった。それは、糖尿病であること、APOEe4遺伝子を持っていること、喫煙していること、抑うつに悩んでいることだった。

そのほかの3つの要因は、リスクを減らすものだった。それは、地中海食を実践すること、身体的に活発であること、認知的に活発であることだった。また、驚くほどのスポットライトを浴びた「脳トレーニングは役に立たない」とするBBC研究と違い、認知トレーニングが認知力低下を防ぐ要因になる事実を、質が高い研究結果にもとづいて伝えていた。

メディアによって導かれた「脳の健康を維持するためにできることはなにもない」というメッセージ。今も多くの人がそのメッセージに洗脳されている。

それは大きな誤りだ。「脳が健康であること」イコール「アルツハイマー病や認知力低下がない」ことではないからだ。そして、アルツハイマー病になったり認知力が低下したりするリスクを高くしたり低くしたりするいくつかの要因がわかっているからだ。しかも、それらの要因は私たち自身がコントロールしうるものだ。国立衛生研究所によるメタ分析の存在を知る人は少なく、このメタ分析が、脳に対する介入（7つの要因）がどんな影響を及ぼすかを理解する上での入り口になることも知られていない。

要約すれば、メディア（インターネットは言うまでもない）が発信する〝科学的発見〟を受けとるときは、批評眼を持つことが大切だということだ。

私たちは人生における多くのことを外部委託する。しかし、脳の健康はそうしないほうがよいもののひとつだ。それは、科学的な研究成果をふだんの生活のなかで役立てたり、どんなブレインフィットネスを実践していくか決めたりするときは、〝あなた自身の脳と心〟を最大限に働かせることが求められるということでもある。

まとめ

▼脳の健康と神経可塑性における発見が次々と報告されているが、メディアはその断片しか扱わない。さらに、ニュースで流れている内容がもっとも意味のあるものとは限らない。メディアが伝える研究成果を理解することは、やりがいのある認知課題としてとらえたほうがよいだろう。

▼新聞やテレビといったメディアの話を鵜呑みにするのではなく、独立的なソースにあたってその情報を確かめ補うこと、また、自分で情報を判断することが大切

だ。優先順位は人それぞれ違う。ある人はアルツハイマー病の予防に焦点を当てているだろうし、ある人は、脳機能を最適化することで現在や未来の人生の質を高めたいと考えている。科学的な成果をふだんの生活に役立てるには、私たちが持つもっともすばらしいツール――脳――を最大限に使うことが求められる。

Interview 1

ロバート・M・ビルダー博士

どうすれば脳は変わるか？

カリフォルニア大学ロサンゼルス校（UCLA）デヴィッド・ゲフィン医科大学の精神医学と生物行動科学の教授。アメリカ専門心理学委員会のメンバー。UCLA内にある「神経科学と人間行動学のためのセメル研究所」の医学心理・神経心理学部長であり、同じくUCLA内にある「創造力のための生態学テネンバウムセンター」も率いている。主だった精神疾患を、神経解剖学や神経心理学のアングルから20年間にわたって研究してきた。

▼個人的に脳をマネジメントすることが人類に次なる進化をもたらす。
▼行動を変えて脳を変えることが、健やかに生活するための脳機能の維持につながる。
▼瞑想は、脳の活性と構造をともに変化させる技術になりえる。注意力が届く範囲を拡大させ、その焦点化も促すので、注意力をコントロールする能力を総合的に育む。

なぜ、そしてどのように、脳を変化させるか

――脳を個人的にマネジメントする考え方が一般化しつつあります。あなたはどう見ていますか？

個人的に脳をマネジメントすることが、次なる進化の波を人類にもたらすと思います。過去の偉大な科学的進化について考えてみましょう。まず、宇宙のなかでの地球の位置を定めたコペルニクスがいます。ダーウィンは、動物種のなかでのヒトの位置を定めました。フロイトは、脳のなかに心を位置づけたといっていいでしょう。私たちは今、脳が自らをどう変えていけるかを学んでいます。脳の可塑性について私たちが知り得たことを使って、本人が脳をマネジメントすることが次の流れになるでしょう。

私たちはすでに、自分の脳に対して多くのことを行なっています。たとえば、薬剤や心理療法です。次は、科学的知識にもとづいてもっと体系的に脳を修正していけるようになるでしょう。

――私たちはなぜ脳を変えたがるようになったのでしょう?

脳を変えることは、行動を変えることを意味します。多くの病気が予防できるということを私たちは知っていますが、病気予防には意識的な行動が欠かせません。そのため、行動を変えることが病気予防の要になります。心血管系の病気、がん、糖尿病などはすべて、ふだんの行動から影響を受けます。とくに、ストレスにどう対処するかです。発がんリスクについて言えば、日焼け止めを塗るかどうか、タバコを吸うかどうかが影響します。現在の行動が長期にわたるとどんな結果をもたらすかを理解し、行動を変化させる必要があるのです。

――行動はどう変えたらよいのでしょう?

行動変容のための科学があります。この分野における第一人者であるプロチャスカは、行動変容には段階があると提唱しています。それは、前熟考期（変化について考え始める前段階）からスタートし、熟考期（変化しなければと深く考える段階）に移行し、実行期（変わるために実際になにかを試みる段階）、そして維持期（起こした変化を最低6か月間保つ段階）に移り、確立期（変化によって生まれた新しい行動が身につく段階）へと至ります。

――行動を変えるのは、なぜむずかしいのでしょう？

脳を導いている原則は反復です。脳の習慣システムは繰り返すことで変化します。その習慣システムをプログラムしなおすには努力を必要とします。なぜなら、遺伝的に継承したものや、すでに確立している反射的な習慣といったオートマチックな働きを禁じる強い意思が要求されるからです。

自己観察すること

――変化するときは、まず、なにを変えればよいかを知る必要があります。そのためには、自分というものをなんらかの方法で観察し、自分のなかにある強さと弱さを評価し、その知識をもとに行動することになりますね。自己観察はどうやったらよいのでしょう？

自己観察は能動的に行なえます。自分自身の行動を日記などのかたちで能動的に記録することで、自己観察が可能になります。受動的な自己観察も可能です。この場合、自分の行動と、その行動に対する反応を計測する器具を使います。

バイオフィードバック装置では、脳波や筋肉活動電位、心拍数の変動性、呼吸数などを計測して記録する生体センサーを用います。このセンサーを使うことで、知り得なかった自分の生態を〝見る〟ことができるようになります。行動を変えたときに装置に表れる変化（呼吸をととのえることで心拍数が減少し、ストレスも減るといったようなこと）を見ながら、装置への入力パターンが変わるように行動を変化させていくのです。

新しいニューロフィードバック装置のなかには、ほかの様相での観察を助けてくれるものがあります。たとえば気分です。いつ幸せで、いつ悲しいか、それはどんな場所（家あるいは職場）にいるときか、あるいは、ほかのどんな要素が気分に影響しているかを知ることができるのです。

このような観察装置を使うやり方は、インプット中心に行動を変化させる方法です。一方、アウトプット（行動）中心の方法は、ある行動をとり、それが新しい習慣として定着するまで同じ行動を繰り返すものだといえます。

脳を変える技術としての瞑想

――科学にもとづいた脳トレーニング技術のなかで、脳を変えるのに効果的だと思われるものを教えてください。

最近は、マインドフルネス瞑想と脳の関連性に興味を抱いています。それはソマティックコントロールという仏教の修行法として知られているものです。修行者のなかには、指やつま先の体温を8℃ほど上昇させたり、代謝率を64％まで落としたり、脳のなかを流れる血液量を減らしたりする人がいます。

2004年に、リチャード・デビッドソンやアントワーヌ・ルッツといった研究者が、修練を1万時間以上積んだ瞑想者はガンマ波の活性が高いこと、瞑想すればするほどガンマ波が活性化することをあきらかにしています。ガンマ波とは、ある焦点に注意を集中させる働きにかかわっている脳波です。

――瞑想による脳の活性変化は、脳の構造にも変化をもたらしますか？

もたらします。2012年のルーダースらの研究によって、瞑想者たちが記憶のコントロールセンターである海馬の容量を増加させていることがあきらかになりました。大脳皮質の別の領域でも容量増加は見られます。脳内の各領域の構造的なつながりや、大脳皮質のひだも増えています。

興味深いことに、ホルゼルらの2011年の研究によれば、変化はとても速く起こります。8週間の瞑想を行なえば、大脳皮質の灰白質密度を高める可能性がだれにでも出てきます。

――異なる瞑想法は、異なる影響を脳に及ぼしますか？

焦点を一点に絞る瞑想法は、ひとつの対象に集中する瞑想法です。私たちがネガティブな選択肢にどれほど心を奪われているか気づかせ、そこへの執着を止めるきっかけを作ります。このタイプの瞑想は、ネガティブな選択肢に反応する扁桃体の働きを抑制し、心痛から解放してくれる可能性があります。

別のタイプの瞑想法として、オープンモニタリング・メディテーション（マインドフルネスの一部）があり、異なる効果を脳にもたらします。ネガティブな出来事をきっかけにして起動する脳内のネガティブループ反応を弱めるのです。この瞑想法の利点は、ネガティブな事項に引っ張られず、（ネガティブな事項に）続いて起こる別の刺激のほうに意識を向け、そこに集中できる能力が身につくところにあります。

Interview 2

アルバロ・パスカル＝レオーネ博士

自己観察で脳の健康を理解する

医学博士、哲学博士。ハーバード大学医学部神経学教授。ベレンソン＝アレン・センターの責任者でもある。高次認知機能における生理学、とくに、ある技術を習得することによる脳の可塑性と脳損傷からの回復について調査してきた。450以上の科学論文と数冊の本の著者であり、いくつかの特許を得ている。

▼脳を修正する能力が健全に機能していること――神経が可塑的であることが、健康的な脳の特質のひとつである。

▼脳内のどんな組織のどんな活動であれ、同じ行為が何度も繰り返されると脳は修正される。

▼脳が健康かどうかを自分で観察する技術は、まだ一般化されていない。なにが脳をより可塑的にするか、健全な可塑性をどう維持したらよいかを知るところから脳の健康について考え始めることはできる。

健康的な脳とは、どんな状態を指すか？

――基礎科学の叡智を脳の健康に役立てることが、神経科学を志す研究者にとってのひとつのゴールです。最初に、脳が健康であるというのはどういうことかを定義していただけますか？

健康的な脳は、いくつかのことを可能にします。最初に、脳が健康であれば生涯にわたって知力を維持できる可能性が高くなります。２番目に、神経心理学上あるいは精神医学上の病気になることを回避できます。これはとても大切なことで、世界中の５人にひとりは、死ぬまでに一度は神経疾患（自閉症や学習障害といった発達障害、外傷性脳損傷、統合失調症、抑うつ、脳卒中、脳腫瘍、多発性硬化症、アルツハイマー病）になるからです。

３番目に、健康的な脳を保つことは、身体全体を健康にします。実際、私たちの脳は外の世界と相互作用しているだけでなく、なにかおかしなところがないか内部世界を監視しています。健全な身体を保つことは健全な脳を保つために大切ですが、同じように、健全な脳を保つことが健全な身体を保つために大切だということです。

――診断の領域で最近起こっている変化を説明してもらえるでしょうか？

これまでは、病気が発現して症状が出るまで待っているのがふつうでした。症状が出てはじめて、病気に介入します。私たちは、脳機能の変化を診断する技術には長けていますが、症状が出てから治療介入しても、病状を緩和することはほとんどできません。

今試みられているのは、発症前の病気診断です。病気の進行を軌道修正し、最終的にはいくつかの症状を回避することを目的にしています。真の予防的介入とは、病気が進展してからではなく、健康的であっても、病気の可能性を示す脳の活動パターンが認められる段階で治療していくことにあります。

――健康的な脳の主な特質とは？

脳には1000億のニューロンがあります。それぞれのニューロンには、ほかのニューロンとつながるおよそ1万のシナプスがあります。私たちは全部で100京（10の18乗）のシナプスを持っていて、ニューロン間で、毎秒100京の情報を処理することが可能なのです。このことからわかるように、健康的な脳は、複雑でダイナミック、そして効率的なシステムです。健康的な脳の主な特質のひとつは、修正され続けること、つまり可塑的であり続けることにあります。

世界はとても速く変化しています。それは遺伝子にとっても速すぎる変化なので、変化に対応するため、その都度、遺伝子を書き換えていては間に合いません。そこで自然は、世界や環境の変化についていけるように脳を修正する能力、「神経可塑性」を生み出しました。つまり、健康的な脳とは、適切な可塑性を持った脳だといえます。それは、多すぎず少なすぎない、最適化された可塑性です。神経可塑性はシナプスの性質と総数を変えます。この変化は、どんなタイプの脳活動によっても起こり得ます。

脳の可塑性についての説明

――脳内で神経可塑性はどんな働きをしていますか？　また、変化はどのくらい速く起こりますか？

神経可塑性の速度は変化します。脳の容量を急激に増加させるもののなかには、わずか1週間でそれが起こることがあります（たとえば、ピアノでむずかしい指の動きを覚えるときなど）。この増加は、その学習に関係するニューロン間をつなぐワイヤー（軸索）のなかを膨大な量の情報が通過することで生じます。

しかし、容量増加は練習中だけ観察でき、練習を中断すると増加した容量が縮小に転ずるのが観察されます。もし、練習が何度も繰り返されると、新しいつながりが確固たるものになっていきます。別の言葉でいえば、脳は増えていく交通量に対応でき、交通量が多い期間が続くと、道路自体が拡張されるということです。

――神経可塑性は、遺伝的あるいは環境的な要素から影響を受けますか？

生まれたときに持っている可塑性は、人によって違います。たとえば、統合失調症の人たちは、可塑性が低いまま成長する遺伝子を持っている人が多い。そして、早期に認知的な問題へと進展します。自閉症はその逆です。また、人生におけるある種の出来事も可塑性の速度を変化させます。

なかには認知障害へと押しやるリスクもあり、具体的には、脳卒中、ある種の食事法、運動不足、慢性的なストレス（とくに社会的なストレス）、糖尿病などが挙げられます。これらすべてが神経可塑性をスローダウンさせる可能性がありますが、その多くは自分で修正できます。つまり、私たちは、心がけ次第で自分の神経可塑性の質に介入できるということです。

私たちは、神経科学の進歩がもたらす恩恵を享受しながら生きる時代に居あわせています。それは、脳にまつわる神話がまとう仮面を剥いでいく時代でもあります。脳はいつも変化していますが、好ましい変化と好ましくない変化があります。私たちには起こったその変化を判断する方法があるので、変化を最適な状態へと軌道修正することも可能です。

――可塑性を促進する活動にはどんな特徴がありますか？

慢性的な痛みは、過剰な可塑性の結果です。それは、可塑性を抑制しようとしている状況です。つまり、可塑性を単純に促せばよいというわけではない。有益な形で可塑性を促すには、新しい技術を習得させるなど、脳になにかチャレンジを課すことが大切です。

もし、あなたがちょっとしたチェスのプレイヤーなら、チェスを熱心にやることは脳のチャレンジにはなりません。私のように、たくさんの本を読み、知的活動に従事している人であれば、ダンスの練習のようなことがよいのです。反対に、身体活動が多い人であれば、読書とか、母国語とは違う言語を学ぶことです。自分が今までやったことのない技術を選ぶ必要があります。また、学び続けることも大切です。

脳を観察するために——脳とはなにか

——思考と感情は神経可塑性に影響します。そのとき、脳内でどんなことが起こっているか説明していただけますか？

外部世界と相互作用すると（ピアノを演奏するときなど）、脳が変化する可能性があるという考えが知られてきました。しかし実際は、脳内組織のどの部分を使ったどんな活動であっても、同じ行動が繰り返されると脳は修正されていきます。繰り返し活性化すれば神経ネットワークが変化していくという可塑性のメカニズムを使って、ニューロン間のつながりを調整したり変更したりできるのです。

思考、感情、体験、知覚、行動のすべてに、脳を修正する力があります。もちろん一度にすべてが変わるのではなく、時間の経過とともに変わっていきます。自分の感情や体験を観察することが大切なのは、それらが私たちの脳を変えてしまうパワーを秘めているからです。

——健康的な人の場合、脳も健康かどうかを自己観察するにはどうしたらよいですか？

自己観察するための技術は、まだ普及していません。しかし、なにが脳をより可塑的にするかとか、健康的な可塑性を維持するものがなにか、ということを理解することはできます。

たとえば、質がよい睡眠はとても大切です。カロリーの摂りすぎはよくなくて、バランスのとれた食事と適切な体重を維持することは心がけたい。定期的な運動は絶対といっていいほど大切なものです。過剰な運動は必要ではなく、一日15分から30分のエアロビクスを続けるといった定期的な運動が求められます。駐車場からオフィスまで歩くのではなく、走るために外に出るのです。

社会的なつながりも重要で、社会的ストレスは脳に悪影響を及ぼします。ボランティアで、だれかを援助するような活動に参加することも好ましい。オンラインでも、対面して行なうものでも、どちらでも有効ですよ。

化学物質も脳に劇的な影響を及ぼすので、医者に処方される薬剤にも注意が必要です。

Interview 3

心臓の健康と脳の健康

ウィリアム・ライヒマン博士

ベイクレスト社は、加齢と脳機能の関係に焦点を当てた研究をリードしている研究機関。2008年4月に、ブレインフィットネス分野の総合研究所を作るための費用1000万ドルを、カナダ・オンタリオ州政府から受けている。この研究所の目的は「オンタリオ州に住む高齢者を含め、世界中の高齢者の脳を健康にする商品を幅広く開発し、商品化すること」。

ウィリアム・ライヒマン博士はベイクレスト社の代表取締役社長兼ＣＥＯである。老人の心の健康と認知症分野における国際的に著名な研究者であり、トロント大学医学部の精神医学部教授でもある。

——先日のコンシューマー・エレクトロニクス・ショー〔ＣＥＳ＝全米家電協会が主催する見本市〕でもお話しされていましたが、成長しつつあるブレインフィットネス分野をどう見ていますか？

将来が完全に約束されながらも、ごく初期段階にある分野といえます。多くのチャンスと熱狂に包まれています。しかし、確かな研究成果がないのに、宣伝文句だけで売っている商品もたくさん見られる状態です。

ボディフィットネスのマーケットを考えてみてください。研究成果をベースに作られたトレッドミル（ルームランナー）がある一方で、フィットネスブームが起こって数十年経った今でも、効果が検証されているとは思えない粗雑なマシンがテレビで盛んに宣伝されています。同じように、ブレインフィットネス分野の商品の主張をどこまで信用していいか、消費者も迷っている状態だと思います。

ＣＥＳで別の講演者が指摘していましたが、ブレインフィットネス分野が約束された未来を手にするには、注意深い研究、注意深い主張が必要です。健康食品の分野も、今なにを信じていいかわからなくなっています。同じ轍を踏まないためにも、この分野へ参入するなら注意深くあることが大切です。

そういう意味で、注意深く精査され、質の高い情報を発信しているシャープブレインズ社のウェブサイトを評価したいですね。

――光栄です。10年後を見通すと、テクノロジーをベースにしたブレインフィットネスが社会に提供するものはどんなものになっているでしょう？

脳の健康についての研究は今世紀に大きく進展するでしょう。20世紀の心臓血管の分野がそうであったように、テクノロジーが重要な役割を果たすでしょうね。

脳神経学研究やテクノロジーの急速な進歩によって、研究に裏づけられていて、しかも信頼性の高い認知機能測定基準が、10年以内に確立すると思います。その基準が、病院だけでなく自宅にいるときなど、さまざまな環境で使われるようになるでしょう。どの認知力リハビリがどの症状に有効か、という知識の蓄積にも利用されると思います。

つまり、質が高く、どこでも通用する査定基準ができるのです。それは、ブレインフィットネスという複雑なパズルを完成させるもっとも大切なピースのひとつです。その人の認知力を正しく査定でき、医療の介入による認知力への効果を特定できれば、専門家だけでなく消費者にもきわめて有益なものになるでしょう。使いやすくて低価格だとさらにいい。

われわれベイクレスト社は、この分野でリーダーシップを取っています。血圧を測るときだれもが使うカフのようなツールの開発が、認知力低下の予防と治療に大きな影響を及ぼすと信じています。

――脳の健康にかかわる人たちの専門的能力の開発とトレーニングも必要ですね。この分野でベイクレスト社はなにをしていますか？

今、テレヘルス（遠隔医療システム）を使って盛んに知識を交換しています。たとえば、カナダや中東の病院と連携して、行動神経科学協議という一連のバーチャル協議を定期的に行っています。その協議は、現時点でベストだと考えられる技術を共有するためのものです。アメリカの病院とも連携するようになるでしょう。

――ブレインフィットネスセンターと、最近発表された「女性の脳のための健康イニシアチブ」について教えてください。

ご存じのとおり、オンタリオ州政府とほかの援助者がロットマン研究所内にできた私たちのセンターに合計2000万ドルを投資してくれました。そのお金を使ってブレインフィットネステクノロジーを開発し商品化しようとしています。ベイクレスト社はもともと商品開発よりもリサーチに重きを置いてきたので、この試みは私たちにとって新しくて刺激的な一歩になっています。

ここまでの私たちの研究の強みは、認知力査定と認知リハビリテーションにあります。ですから、認知力が健康なまま老いることや高齢労働者の能力維持にビジネスの焦点を拡大していったり、高い認知レベルをキープするためのプラットフォーム開発に向かったりすることは自然な成り行きだと思っています。

「女性の脳のための健康イニシアチブ」は、ベイクレスト社にかかわっているベビーブーマー世代の女性たちが先頭に立ってやっています。パワフルな女性たちで、とくに、アルツハイマー病を予防するための研究に興味を持っています。女性は平均寿命が長いために認知力低下の影響を受けやすく、パートナーを介護することになる可能性も高い。女性の脳の発達や機能に影響を与える女性ホルモンというテーマもあります。

そういったさまざまなテーマに取り組むため、彼女たちは、女性の脳の健康や加齢の問題についてイニシアチブを取っていく活動を支援したいと考えています。女性の脳の健康というテーマは、今まさに必要となりつつあり、デリケートなテーマでもある。集まった資金は、このテーマを研究する女性の脳神経科学者たちへのサポートにも使われています。

——最後に、ブレインフィットネス市場が約束されている未来を実現する上で、その発展を阻んでいる最大の障害はなんでしょうか？

ブレインフィットネスを行なったことによる変化がわかる、標準化された査定方法がないことでしょうね。ある認知エクササイズやライフスタイルを選択したことによる影響を測る方法はたくさんあります。精神測定、日常生活アセスメント、神経画像処理研究などがそれです。しかし、脳の健康の維持や認知力向上のために、なにをどのように測定していけばいいのかについての標準化されたコンセンサスがありません。

——最近の発見や考え方で、脳の健康を維持したり向上させたりするためにもっと多くの人に知ってもらいたいことはなんでしょう？

「心臓に良いことは脳にも良い」。この事実を示す研究結果が増えていくことに感銘を受けています。活動的であること、人と交わること、それにレクレーションをたくさん楽しむライフスタイルが脳に好ましいことがわかってきている点も印象的ですね。低脂肪で低塩化ナトリウムの食品を選ぶ食習慣の大切さもあきらかになりつつある。

あとは、週何回か定期的に行なう強めのウォーキングを含んだ体系的な身体フィットネスが認知力を向上させる効果にも注目しています。リタイア後にボランティアなどの社会活動に勤しむことが最晩年の認知的・精神的な健康の維持に役立つことを示す研究結果も増えています。

楽器の演奏や母国語と違う言語を学ぶことで、脳にチャレンジを課す有益性も見逃せません。市販のコンピュータをベースにした認知プログラムを使って〝エクササイズ〟し、脳を鍛える努力もよいでしょう。いつの日か、認知力を拡張できるスマートドラッグも開発されると思います。

いろいろありますが、私のいちばんの興味は、だれもが自分の生活に組み込むことができ、楽しみながら毎日続けられるものがなにかということであり、それを提供できればと考えています。

カリフォルニア大学サンフランシスコ校の名誉教授で、神経可塑性研究における先駆者。1980年代後半は人工内耳を発明したチームにいた。1996年、サイエンティフィック・ラーニング社（SCIL）を創業し、2004年には、ポジットサイエンス社の共同設立者兼最高科学責任者となった。米国科学アカデミーと米国医学研究所のメンバーに選出されている。カリフォルニア大学サンフランシスコ校ケック統合神経科学センターの共同ディレクターも務めた。

神経可塑性に基づいたツール

——あなたやほかの研究者による神経可塑性についての研究が、これからの5年間に及ぼす影響についてお聞きしたいと思います。テクノロジーを使わずに神経可塑性を促す方法はたくさんあります。そんななかで、認知力低下を回避するためにテクノロジーを使う価値とはなんでしょうか？

効率性と拡張性が向上すること、パーソナライズが可能になること、効果が確実なものになることでしょうか。テクノロジーが脳トレーニングをサポートするというわけです。

インターネットを使って、最新ツールを低価格で世界のどこへでも流通させることが可能になっています。また、テクノロジーが脳を健康にするトレーニングをパーソナライズ化した点も見逃せませんね。認知力を測る方法ができ、その人が鍛えたほうがよい認知領域がどこにあるかがわかるようになったのです。脳トレーニングの方向性が誤っていないか査定することも可能になりつつあります。

もちろん、毎日の行動やライフスタイルに、認知力の向上や脳の健康維持を可能にする要素を組み込むことは大切です。しかし、脳機能を維持できる本物のチャンスがそこにあるとしたら、だれもがテクノロジーを使ったブレインフィットネスに相当な時間を割くようになると思います。

テクノロジーが寄与したもっとも重要なポイントは、ブレインフィットネスが世界中に届くことを可能にしたスケーラビリティにあるでしょう。今日の調剤システムがどれほど効率的であるかを考えてみてください。医師が薬剤を処方し保険がカバーします。ほとんどの街には薬局があって、患者はそこで薬剤を手に入れることができます。神経可塑性を改善するツールとその効果がいったん標準化されれば、今日の薬剤の配達システムと同じシナリオを描くことができます。しかも、インターネットを使ってプログラムを手に入れるだけなので、薬局を必要としないのです。

障害もあります。もっとも大きな障害は、テクノロジーを使ったツールになにができるか理解されていないところにあります。それらのツールは、消費者だけでなく、精神科医などの専門家にとっても直観で理解できるものではありません。「なぜ、記憶力だけじゃなく、処理速度まで改善しなくちゃならないんだ」というわけです。

二番目の問題は、脳機能が改善するまでに必要とする努力を人々が受け入れるかどうかです。身体を健康にするフィットネスも努力を要します。しかし、多くの人に受け入れられました。ブレインフィットネスも同じように努力に値するものだと高齢者に教えるところまで、まだ、私たちは辿り着いていないのです。

安全運転のためのツール

――安全にドライブするための脳トレーニングは、効果を直感的に理解できる分野です。そして、脳トレーニングツールの牽引役になるかもしれませんね。

安全に運転できるようになるということで、保険業界が大きな可能性と興味を感じていると思います。クルマを運転する上で必要な認知力を改善するトレーニングプログラムは、過失事故の比率を下げる可能性があります。短時間で明白な効果を得られるので、低価格か無料でドライバーにプログラムを提供し、さらに、プログラムを終了したドライバーにインセンティブを与える。この場合の対費用効果に保険業界が気づくまでに時間はかからないでしょう。主要な保険会社はこういったプログラムが持つ可能性を検討し始めています。重要なのは、ティーンが起こす典型的な事故と、高齢者が起こす典型的な事故が質的に異なることです。そのため、こういったハイリスク層ごとに異なったトレーニング方法が必要になります。

安全に運転するための指導というと、今は、交通標識を覚えるようなドライバー教育に焦点が当たっていて、神経学的な視点からドライバーをトレーニングすることはありません。たとえば、視力を調べますね。しかし、注意力をコントロールする能力が顧みられることはありません。運転する人の視野の広さも問題にされません。あと数年も経てばこういったことが劇的に変わっていくでしょう。

自動車保険と同じように介護保険や健康保険を扱う会社も、ブレインフィットネスを採用する利益を感じるようになるでしょう。神経変性疾患（軽度認知障害、アルツハイマー病、パーキンソン病）に関する保険や、一般的な医療保険（脳の健康は身体の健康にも影響するので）で支払うお金を減らすため、ブレインフィットネスを利用するようになるということです。高齢者が多いコミュニティは、認知トレーニングと保険の関係において先駆的な役割を果たす場所になると思います。

ベビーブーマーと高齢者――認知力を維持するには

――ブレインフィットネスに関する記事が主要なメディアから次々と出てきます。しかし、「ブレインフィットネスをどう定義するか」とか、「有効なブレインフィットネスとはなにか」とか、「だれのどんな機能に有効か」といった踏み込んだテーマではなく、あいかわらず「ブレインフィットネスに効果はあるか」といった懐疑的な内容がほとんどです。ブレインフィットネス分野での最近の研究を要約してもらえますか。

私たちは、今までブレインフィットネスのプログラムに見られるパターンを研究してきました。インパクト（ＩＭＰＡＣＴ）のように発表されているものや、未発表のもの、大人の健常者向けのものや、軽度認知障害者向けのもの、初期のアルツハイマー病患者向けのプログラムなどです。すべての事例を検証した結果として言えるのは、次のようなことです。

①年齢に関係なく脳機能は改善されうる。短期間、限られた時間（数週間から2～3か月の間に、10、20、30、40時間）トレーニングを行なっただけでも、時として極めて印象的な改善を得る

ことがある
②高齢者（60～90歳）の認知力には、トレーニング（処理の正確さ、処理速度など）による効果がダイレクトに現れるものがある。３～10時間のトレーニングで、40歳平均、30歳平均、20歳平均と同程度まで回復する場合がある
③その改善は、認知指数やＱＯＬ（生活の質）指数に一般化できる
④改善は持続する（異なるいくつかの比較対照研究による報告。トレーニング終了後３～72か月の間に行なわれたすべてのベンチマークにおいて確認されている）

健康な高齢者であればトレーニング効果は持続しますが、それは、強化トレーニングや再トレーニング、あるいは老後の生活を制限しないようにする技術や能力を改善するトレーニングを否定するものではありません。数があまり多くない比較対照研究の結果からですが、健常者と比べると、軽度認知障害を持つ人たちの能力がトレーニング後に低下しやすいことがわかっています。

とはいえ、軽度認知障害の人たちの多くはトレーニングによって能力を改善することができるのです。トレーニング後、ゆっくりと認知力が低下していくものの、なにもトレーニングしなかった人と比べると認知力を維持できることもあきらかになっています。このような事実から、現在、軽度認知障害で、認知症になるリスクを抱える個人がトレーニングを続けることは、脳の健康を維持する上で決定的に重要なことだと言えます。さらに、完全には証明されていませんが、アルツハイマー病への進展を防ぐことも可能でしょう。

認知力が低下するリスクが高い人にも、健常な人にも言えることですが、一度にすべてを好転さ

せようと考えてはいけません。毎日コツコツ続けるブレインフィットネスがよいのです。
こういった問題に取り組むための研究資金が十分に無いことは大きな問題です。とくに、軽度認知障害やアルツハイマー病の人たちを対象とした資金が不足しています。もちろん私たちも研究資金の寄付を歓迎しますが、ＦＤＡ（アメリカ食品医薬品局）がもっと関与してくれるといいですね。

次世代の査定法

――この分野が成熟するためには客観的な査定方法が必要ですが、どう考えていますか？

不幸なことに、ほとんどの研究者や（研究への）取り組み方針は、従来の査定方法に執着しています。たとえば最近、薬剤開発に認知科学がどう寄与していくかについて話しあう会議に出席しました。ＥＵが率先してサポートしている会議です。そのとき出てきた査定方法や開発中の査定方法は、あいかわらず紙ベースのものでした。これでは、専門家が一堂に会するチャンスを逃してしまいます。開発が進んでいる自動化した査定方法があるので、そういったものを採用すべきですね。

私は、独立式で、しかも埋め込み式の評価方法ができると信じています。たとえば、サイエンティフィック・ラーニング社では、今も継続中である埋め込み式の評価システムと相互参照できる公式テストの達成スコアを使っています。これらのデータをもとにして、神経可塑性をベースにしたトレーニングプログラムを開発しています。このプログラムは生徒ごと、学校ごと、あるいは学区ごとに、目指す学業成績を達成するために使われるようになると思います。

薬剤あるいは心の健康とのかかわり合い

――神経可塑性に関する査定方法やトレーニングツールが薬剤やメンタルヘルス分野に影響していくのは間違いないと思います。変化は最初、どんな分野で、どのようにして起こると思いますか？

統合失調症を改善するスタンダードツールとして、認知トレーニングがここ3〜4年の間に重要な役割を担うようになると信じています。このことは、神経可塑性研究の発展を知らずにいる医療関係者を大いに驚かせるでしょうね。私たちも、カリフォルニア大学サンフランシスコ校、エール大学、コンスタンツ大学の研究仲間とともに、FDAの医療機器指令に適合するプログラムを完成させています。このプログラムは認知障害を効果的に改善するためのもので、患者数を減らすことを目的にしています。すでに「マトリックス（MATRICS）」によって承認されていますが、ノバビジョン社が作った脳溢血や外傷性脳損傷のリハビリ手法をFDAが承認していることが重要な先例になるでしょうね。

［マトリックス（MATRICS＝Measurement and Treatment Research to Improve Cognition in Schizophrenia）とは、統合失調症における認知機能改善のための調査方法と治療のガイドライン。統合失調症の影響を受けている認知機能領域を同定し、それらを査定するテストバッテリーが含まれている］

――国立衛生研究所はNIHツールボックス（国立衛生研究所が作成した認知力、感情、運動や感覚機

能の査定法）とマトリックスを標準化する上で重要な役割を果たしました。統合失調症とそれ以外の認知症にどんな影響がありますか？

ＦＤＡがマトリックスをスタンダードとして採用したのは重要な一歩と言えます。なぜなら、認知症治療に薬剤を使う場合と使わない場合の明白なベンチマークになるからです。ＦＤＡには、神経学と精神医学の医療指標となるベンチマークを作ってほしいですね。私はＮＩＨツールボックスをあまり使っていないので、その可能性について話すことはできません。

認知障害の治療について言えば、自分たちが古びたセラピーにしがみついている事実を心理学者たちに気づいてもらいたいと思っています。認知神経科学のこのところの発見が組み込まれていないからです。神経学者や精神科医の多くは薬剤中心の治療を行なっていて、しかも、効果が出ているのか出ていないのかがうまく評価できず、だれもが時間不足に悩まされています。担当しているたくさんの患者の脳機能とトレーニング（改善）状態を観察できるツールが開発されれば、たぶん、治療方法はいっぺんに変わるでしょう。

家庭内での健康と家庭医療モデルに認知トレーニングを統合する

――遠隔モニタリング（観察）や遠隔医療介入はどんなものになると考えていますか。それはコグメド社が医師のネットワークと連携しながらオンラインでワーキングメモリ・トレーニングを行なっているモデルに似てきますか？

最初はハイブリッドモデルが一般化するでしょうね。医師がまず診断し、熟練したセラピストをアシスタントにして、病院やセラピストのオフィスで治療に取りかかる。そして、ある時点で家での治療に切り替えます。セラピストとセラピストを監督する立場にいる医師は、インターネットを通して患者の状態を遠隔から観察します。このモデルは、もともとサイエンティフィック・ラーニングによって開発されて普及したもので、その後、コグメドに採用されたものです。

そうこうしているうちに、完全なテレメディシン（遠隔医療）が確立するでしょう。神経科医が適切なツールを使って患者の脳機能を観察し、なんらかの症状があったときには病院に来てもらって、あるいはネット経由で診察して、その人に合った予防医療を提供するようになると考えています。

次になにが起こるか？

——ブレインフィットネスにとって、今なにが必要だと考えていますか？

まず、ブレインフィットネスで使うツールがどんなものか理解してもらう公共教育が必要だと考えています。ブレインフィットネスには〝ゲーム〟としてのおもしろさがあります。一方、ある認知力を向上させるために繰り返しが求められ、ゆっくりとしか進歩せず、いつも楽しいとはいえない〝プログラム〟の側面もある。ゲームプログラムの間にバランスを見つけていく必要があるのです。ブレインフィットネスが、楽しむだけに作られたゲーム以上のものであることを知ってもらう必要があるのです。

2番目に、監督や指導、サポートする役割が重要になると思います。ピアノを習いたい、さらに上達したいと考えたときのピアノ教師の重要性を考えてみてください。先生がいないと上達しません。テクノロジーが持つ役割は、あくまで先生が行なうことを補い、指導やサポートする人の仕事を助けてより実り豊かなものにすることだと思います。

――それは、現在の神経科医やセラピストのグループが、未来にはもっと個人的なトレイナーになっていくということですか？　それとも新しい職業が生まれるということでしょうか。

はっきり言ってわかりません。セラピストの人たちが2か月間のトレーニングに無料でアクセスできる試みをサイエンティフィック・ラーニング社で行なったことがあります。ポジットサイエンス社では、多くの人が嫌っているように見えるバーチャルコーチを試みました。その後、これらのプログラムを終了した人たちに別の人たちをコーチしてもらいました。結果がまちまちだったので、ほかの可能性を探しています。

私たちは今後、英語以外のアプリを作るようになると思います。労働者の高齢化に伴って、韓国や日本、中国でこの分野への関心が高まっているからです（今までは、英語をベースにした幼児教育に注目していた）。家にコンピュータがない人のためのプログラムへの需要も高まるでしょう。たとえばポジットサイエンス社では、１００万ドルに相当するプログラム（高齢者ドライバーを助けるプログラム）をマサチューセッツ公立図書館に寄贈しています。この試みは、プログラムにどれだけアクセスがあるかを調べるモデルにもなっています。

私の夢は、認知的な健全さと認知機能を生涯にわたって保つことができるツールを作ることです。神経認知領域の主要な5～6領域を対象にし、一般の人が使え、信頼できるレベルに達したツールです。また、個人個人の認知的ニーズがわかり、進歩度合いを測定できる査定方法も作りたいですね。私だって、自分が認知的に取り組む必要がある10項目がなにか、そしてどこから始めたらいいか知りたいのは同じです。

ミエリン化の度合いといった脳の物理的状態を測定できる査定方法や、自動化された神経心理学的査定方法を使って脳機能を長期にわたって観察できる日が来るといいですね。そうなれば、家庭内でより効果的に脳のケアができるモデルが大きなスケールで実現すると思います。

Chapter 3

健全な脳は、健全な身体に宿る

ここまで、脳機能と神経可塑性についての基礎的な知識（第1章）と、脳神経学にかかわる新発見を正しく理解するために必要な心構え（第2章）について述べてきた。これで、脳の健康やブレインフィットネスの柱となる要素について考える準備ができたということだ。

最初に、身体的なエクササイズからスタートしよう。

健康的な身体と健康的な精神の間に関連性があることは古くから知られてきた。「健全な精神は健全な身体に宿る（MENS SANA IN CORPORE SANO）」と初めて言ったのは紀元1～2世紀を生きたローマの詩人だ。それから2000年近くが経ち、適度な有酸素エクササイズが「健全な身体（corpore sano）」につながるだけでなく「健全な精神（mens sana)」の土台を作ることがあきらかになりつつある。加齢とともに低下しやすくなる脳の実行機能の維持が可能になるという研究結果も出始めた。

身体エクササイズが認知力を向上させること、また、認知力低下を予防する可能性があることに言及する報告が増えているが、巧みに避けられている疑問がそこにある。そういった研究結果を実際のライフスタイルにどう応用していったらよいか、という疑問だ。

身体エクササイズは、脳にどう影響するか？

身体エクササイズは、とくに実行機能などの重要な認知機能をつかさどる前頭葉に影響する。その退化（萎縮）を遅らせたり、退化を止めたりするだけでなく、反転させる可能性さえあると考えられている。前頭葉の退化が始まるのは通常は40歳代からだ。実際、身体エクササイズ（主に有酸素運動）には、ニューロンそのもの（灰白質）とニューロン間のつながり（白質）を増やし、脳の容量を増加させる可能性がある。身体エクササイズが、神経可塑性（ニューロン間に新たなつながりを作ったり、ニューロンを新生したりすること）を促す生化学的変化をもたらすからだ。

ソーク研究所のフレッド・ゲージ博士の研究によれば、身体エクササイズは、高齢者の脳における脳細胞の新生も助けるという。同時に、運動することは、ニューロンの維持、成長にかかわる神経成長因子（ニューロトロフィン）に生まれたばかりのニューロンを浸して保護をする。さらに、脳内に新しい血管を形成することにも寄与する。

身体エクササイズが脳に与える効果についての研究は、その多くを動物実験に頼ってきたが、最近、過去の動物実験の結果を追認する形で、人間を対象としたものが報告されるようになった。

たとえば２０１１年、ダブリン大学のイーダオイン・グリフィンらは、男子学生を対象に、脳から産生される成長因子であるＢＤＮＦの濃度と記憶力についてエクササイズの前後に調べている。

基礎データを取るため、最初、被験者に見知らぬ人の写真を見せて顔と名前を覚えさせ、少し時間を置いた後にもう一度、写真を見せて名前を思い出させた。次に、被験者の半分はサイクリングマシンに乗って疲れるまでスピードを上げていき、残り半分の被験者は30分間静かに過ごした。続いて、両グループとも最初に見せられた人物の名前を思い出すように促され、両グループの一人ひとりのＢＤＮＦの濃度を調べた。

その結果、サイクリングマシンに乗った被験者は、記憶力が基礎データに比べて良くなり、興味深いことに、記憶力の改善はＢＤＮＦの濃度の増加に伴って起こっていたのである。

高齢者（平均年齢60・5歳）を対象にした違うチームによる研究でも、身体エクササイズがＧ－ＣＳＦ（別の神経成長因子）の濃度を上げ、前頭葉の灰白質におけるニューロンの増加や記憶力の向上につながる結果を得ている。

神経画像処理研究も、エクササイズが脳の容量増加につながることを示す。そのような研究のひとつに、59人の被験者を、心臓血管に効果があるエクササイズを行なう群と、無酸素運動（ストレッチ）を行なう対照群にランダムに割り当て、1週間に3時間、6か月間にわたって続けさせたものがある。

トレーニング期間の前後で被験者の脳をスキャンして容量を調べたところ、心臓血管に効果があるエクササイズを行なったグループは、対照群と比べ、6か月後には脳のいくつかの部位において容量が増加していた。その容量増加は主に、実行管理機能と記憶力をつかさどる前頭葉と側頭葉で起こっていた。

２００９年には、アーサー・クレイマのチームが、記憶の形成において中心的な役割を果たす海馬の容量と身体フィットネスの関連性について調べている。

血管と心肺機能に負荷をかける有酸素エクササイズを59歳から81歳までの１６５人にやってもらい、一人ひとりの海馬の大きさを測った。空間記憶力についてもテストした。その結果、運動をよくする人ほど大きな海馬を持っていて、海馬の容量が大きい人ほど空間記憶力に優れていることがわかった。

カーク・エリクソンらはその先へと調査を進め、運動する量や強度によって9年後の脳の容量を予測できると報告している。２０１０年の研究だ。平均年齢78歳の３００人を対象に、最初に身体的な活動（1週間にどれだけ歩いたか）を査定し、同時に、認知機能を調べた。その3〜4年後に、再度、認知機能について調べ、9年後に脳をスキャンした。

長距離を歩く習慣がある人ほど9年後の灰白質の容量が増すだろうと予測したところ、やはり、いつも長距離を歩いている人ほど、脳の容量が増加していた。そして、変化のほとんどは、前頭葉と海馬を含む側頭葉で起こっていた。両者とも記憶力にかかわる部分なので、認知症や軽度認知障害へ進展するリスクを低くする可能性があると考えることができる。

運動を続けることが認知力を高める

ここまで説明してきた研究結果から考えると、生物学的な脳の変化（神経成長因子の濃度や脳の容量の増加）が身体エクササイズによって誘発され、場合によっては、測定できるほどの認知機能向上につながるということが言える。

エクササイズによる認知力の向上効果について調べた11の無作為化比較対照試験を検証した最近の報告がある。55歳以上の健常な人たちを対象にしている。11の研究各々のエクササイズの強度や期間（ほとんどが4か月かそれ以下だった）はさまざまだったが、心肺を鍛えるフィットネスである点で一致している。そして、そのうち8つの研究で、エクササイズによる認知機能の向上が確認されている。

別の無作為化比較対照研究に、50歳以上の170人を対象に、50分間のエクササイズを週3回、24週にわたってやってもらったものがある。認知力への効果は劇的なものではなかったが、エクササイズによる効果そのものはトレーニング終了後の18か月にわたって持続する、息が長いものになることがわかった。

２０１０年のアメリカ国立衛生研究所のメタ分析は、前述の質が高いふたつの研究に基づき、身体エクササイズには認知力を向上させる効果があると結論づけている。一方で、同じメタ分析は、身体エクササイズによる認知力の向上は、認知力そのものを対象としたエクササイズや挑戦的課題ほどの効果はないとしている。しかし、国立衛生研究所のこの見解とは異なり、身体エクササイズには多岐にわたる効果があるとする研究が最近増えてきていて、有酸素エクササイズは、取り組んだほうがよいライフスタイルのひとつになっている。

第2章で、研究に参加している被験者数を確認すること、認知機能への効果が人生後半になってやっと現れるのか、もっと早く現れるのかを確認することが大切だと指摘したことを思い出してほしい。

身体エクササイズについての最近の研究は高齢者に焦点を当てたものがほとんどだが、子ども時代の身体活動と活発な有酸素運動が認知力を上げること、つまり、身体エクササイズが人生を通じて効果的であることを示すものがある。

アーサー・クレイマ（インタビュー→128ページ）が指揮した２０１０年のふたつの研究は、運動をよくしているかしていないかが、９歳と10歳の子どもの認知力と脳へどんな影響を及ぼすか調べたものだ。

ひとつめの研究では、運動をしない子どもと比べ、運動をよくする子どもは必要のない情報を無視し、大切な情報に注意を向ける認知課題でよい結果を示している。また、運動をよくする子どもは、認知コントロール（準備、開始、抑制、反応の切り替えなど）において重要な役割を担う大脳基底核の容量が大きいこともあきらかになっている。

もう一方の研究では、運動をよくする子どものほうが、情報記憶を求められる認知課題でよい成績を残すこと、新しい記憶を形成する上でカギとなる海馬の容量が大きいことがあきらかになった。

これらの研究は、子ども時代の身体エクササイズが、よりよい認知力、また、脳の容量増加（運動能力の差によって増加量は異なってくる）につながることを示している。「運動すれば頭が良くなる」といった身体エクササイズと認知力の間にある因果関係を示すものではないが、大人を対象にした実験結果に照らし合わせて考えてみると、因果関係があると言ってもよい結果になっている。

最後に、身体エクササイズによって調整される認知機能について言及したい。それは、すべてではないが脳機能の多岐にわたる。そして、効果は実行機能（計画力、ワーキングメモリ、抑制力、マルチタスキング処理能力など）に顕著に現れるようだ。これは重要なポイントと言える。実行機能を主に支えているのが前頭葉であり、前頭葉は、加齢による変化をきわめて受けやすい場所だからだ。

運動を続けることは予防にもつながる

身体エクササイズが認知機能を向上させうることをここまで見てきたが、自然に浮かび上がる次の疑問は、身体エクササイズによって将来の認知力低下やアルツハイマー病を避けることができるか、あるいは、少なくとも遅らせることができるかどうかだ。

２０１０年の国立衛生研究所のメタ分析に加え、認知力低下の出現や認知症の発症を先送りする要素を探してきた多数の研究を検証すると、身体エクササイズがその重要な要素であることがあきらかになる。

たとえば、２０１０年にメイヨー・クリニックのヨナス・ジェーダによって行なわれた大規模な調査（１０００人以上が参加）では、中年期や高齢期になってからの適度なエクササイズは、それほど頻繁に行なわなくても軽度認知障害になる確率を減らすことを示している。

２００９年には、健康的な77歳の高齢者１８８０人を対象にした大規模な調査結果が報告されている。８年間にわたる認知機能の変化を1年半ごとに調べたもので、身体的に活動的だとアルツハイマー病になるリスクが減り、活動的であればあるほどリスクが低下する結果になっている。この研究が指す「活動的」とは、活発に体を動かすエクササイズなら週に１・３時間、ほどほどのエクササイズなら週に２・４時間、軽めのエクササイズなら週に4時間を意味している。

身体エクササイズは、脳にかかわるほかの病気も予防する。メンフィスにある聖ジュード子ども調査病院のリチャード・スメインは、人生の早期にエクササイズを始めると、晩年にパーキンソン病になる率を低下させる効果があることを発見している。同じ研究で、2か月間のエクササイズを行なうとパーキンソン病患者（この病気になると、中脳黒質のドーパミンにかかわる神経細胞が急激に減少する）の脳細胞が増加することも発見している。エクササイズは頻繁に行なうほど効果があったが、少ない頻度であっても、やらないよりはましだった。

さまざまな研究結果から、身体エクササイズには、認知力が低下したりアルツハイマー病になったりするリスクを減らす可能性があると結論づけることができる。先の国立衛生研究所のメタ分析は身体エクササイズを過小評価していたが、このメタ分析を担当した当の研究者たちが、身体エクササイズの評価に使用した研究結果の精度が低いと考えていたことを付記しておく。それらが無作為化比較対照研究ではなく観察研究（第2章を参照のこと）ばかりだったことが理由だと考えられる。

どんな種類のエクササイズを、どの程度やるか？

脳の働きを維持し改善させる身体エクササイズの効果について、確信をもっていただけただろうか？　このことを理解すると、次に、1週間のうち、どのくらいの量や頻度で、どんな種類のエクササイズをやったらよいのかという疑問が湧く。

量や頻度で言えば、30~60分のエクササイズを最低週3回行なうと良いだろう。種類で言えば、「有酸素」の「エクササイズ」がキーワードとなる。身体エクササイズには、有酸素（エアロビック）と無酸素（アナエロビック）のふたつがあり、エネルギー源が異なっている。

ジョギングやサイクリングマシンなどの有酸素エクササイズは、ふつう、軽度から中程度の強度で長めに運動する。一方、ウエイトリフティングなどの無酸素エクササイズは、瞬発力を使って短めに運動する。前者のほうがよく研究されていて効果も明白だ。

身体エクササイズは激しく行なう必要はないが、エクササイズである必要がある。単純にウォーキングに行くだけでも、脳にポジティブな効果を与えるだろう。しかし、家やオフィスの周りを歩くだけでは十分な運動になるとは思えない。有酸素エクササイズの要点は、心拍数と呼吸数を上げることにある。近所まで楽しみながら歩くだけでは心拍数と呼吸数の変化は起こりにくく、そこにふたつ目のキーワードである〝エクササイズ〟が出てくるのだ。

身体活動と身体エクササイズは異なるものだ。鉛筆を持ち上げても、フルマラソンを走っても、体を動かせば身体活動はいつでも起きている。一方、水泳などの身体エクササイズは、身体のある部分を負荷がかかるかたちで活動させる。身体活動と身体エクササイズは両方とも効果があるものの、運動能力や筋肉強度を上げるのが身体エクササイズのほうであることはあきらかだ。身体エクササイズが健康維持によいのはこのためであり、脳に良いのもこの種のエクササイズである。

有酸素ではないエクササイズはどうだろうか？　脳になんらかの影響を与えるだろうか？　現在、この疑問についての研究は十分ではなく、有酸素エクササイズほどの結論には至っていない。

週1～2回の筋力トレーニングを12か月続けたところ、ある種の実行機能（選択的注意力と葛藤解決）が向上したとする２００９年の報告がある。調査には、65～75歳の１５５人の女性が参加していて、レッグプレスとフリーウエイトという筋肉トレーニングを60分間行なっている。対照群は、ストレッチ、関節可動域訓練、コアマッスル強化訓練にリラックス技術を加えたトレーニングを行なっている。１年にわたる追跡研究の結果、筋力トレーニングをした群が認知力を維持していることがあきらかになった。

最近、同じ研究チームは、軽度認知障害を持つ70～80歳の女性たちに、週2回、6か月にわたるウエイトトレーニングをやってもらい、バランス調整型のトレーニングをした群と比較している。その結果、ウエイトトレーニング群の実行機能が向上することがあきらかになった。有酸素エクササイズを行なった女性も研究対象になっていたが、認知的な変化は見られなかったという。

筋肉トレーニングが脳に有効だとする研究結果が増えていくのは明るい材料だが、数多くの有酸素エクササイズに関する研究と比べ、研究結果がまだ十分あるわけではないことを心に留めておきたい。

まとめ

▼有酸素エクササイズには、数多くの脳機能、とくに、前頭葉が受け持つ実行機能（計画力、タスク切り替え力、抑制力など）を向上させる可能性がある。

▼それは、身体エクササイズが、脳内に神経可塑性（ニューロン間のつながりを増やす、ニューロンそのものを新生させる）を促す生化学的変化を引き起こすことに由来する。

▼エクササイズは激しくやる必要はないが、単純に歩き回ること以上の強度が求められる。効果的なのは、心拍数や呼吸回数が上がるくらいの強度だ。

Interview 1

アーサー・クレイマ博士

なぜ身体エクササイズが必要なのか？

イリノイ大学の心理学部教授。大学では、キャンパス神経科学プログラムとベックマン数理研究所にかかわっている。生医学イメージングセンターの所長も務めている。

▼日に30〜60分、最低週3回の有酸素エクササイズは、脳に有益な影響をもたらす。
▼脳の健康を維持する理想的な方法は、社会交流を交えながら、身体的な刺激と認知的な刺激を融合させた活動を行なうことだ。

脳を健康にするライフスタイルの選択

――脳の健康に対する誤解と、議論になっているポイントをあきらかにすることから話を始めたいと思います。生活上の習慣で、アルツハイマー病になるのを遅らせたり、脳全体を健康にしたりするものがありますか？

まずは活動的であること。身体エクササイズをやりなさいということです。たくさんの実験結果から、30〜60分ずつの有酸素エクササイズを最低週3回やることが脳に良い影響をもたらすことがわかっています。激しくやる必要はない。ウォーキングするだけでも効果はあります。どんな運動がよいか、継続時間はどのくらいか、効果はどれほどのものか、といった点では議論の余地が大いにあります。はっきりしているのは、座りっぱなしの生活ではだめだということです。認知機能に悪影響を及ぼすことにほぼ間違いがない。一方、心肺を鍛えるエクササイズは脳に良い効果をもたらすと思います。

２番目に、生涯を通じて知的活動をすることが大切です。観察研究ですが、アルツハイマー病の発症リスクが知的刺激によって減ることをあきらかにしたものがたくさんあります。

社会的に交流しながら、身体的刺激と知的刺激を融合させる方法がベストといえます。たとえば、ある本について友人と議論しながらウォーキングするといいと思います。今はほとんどの人が多忙な人生を送っているので、活動を融合させて興味深いものにすれば、だれもが、それをやりたくなるでしょう。

――「歩く読書クラブ」ですか。それはすばらしいコンセプトですね！　ブレインフィットネス市場で見かける混乱の一部は、全員に効いて、すべての問題を一発で解決する特効薬を探していることに原因があると思います。脳の健康を支えるいくつかの柱（身体エクササイズ、認知エクササイズ、ストレス管理、バランスの取れた栄養素など）について議論し、人それぞれが違う優先順位を付けたほうがよいと思われます。ある個人のある認知力にどんな働きかけが有効になるか、詳しく説明してもらえますか？

たとえば遺伝子検査などをもとに、個々人に見合った医療介入を勧める日がそのうち来るでしょうね。今はまだ、その兆しもありませんが……。私たちのゲノムと環境がどう相互作用するかを理解し始めた、ごく初期段階にいる感じです。

認知的な問題すべてを解決する特効薬に頼るのではなく、多くの柱、つまり多様なアプローチ法が必要だとする考えには賛成です。また、忘れてならないのは、禁煙、質の良い睡眠、適切な薬の服用、栄養素に留意すること、社会的なつながりを持つことが認知力に与える好ましい影響です。

身体エクササイズは異なる知覚や認知力に幅広い影響をもたらします。

一方、認知的なトレーニングは、特定の知覚や認知力に有効ですが、そのトレーニングが目指す特定の認知力を超え、ほかの認知力に効果が転移することは少ない。つまり、どんな介入もひとつでは十分ではないのです。異なるライフスタイル上の要素がどう影響し合うかについての調査は、現在のところ、ありません。アメリカ国立老化研究所がスポンサーになって、この疑問についての解明を始めています。

——以前、長期にわたって認知力を維持するソフトウェアは存在しないとおっしゃいましたね。5年にわたる「アクティブ研究」(→用語集)の結果から考えると、認知トレーニング(コンピュータを使ったものでも、使わなかったものでも)には、かなり息の長い効果をもたらす可能性があると言えませんか? 身体エクササイズを10時間かそれ以上やり、5年後の認知力に対する効果を測定し、その結果をアクティブと比較できるような研究は行なわれていないのですか?

アクティブ研究は、記憶力などをトレーニングする認知課題をそれぞれ10時間やると、5年後にもそのトレーニング効果をかなり保持していることをあきらかにしています。トレーニングしなかったほかの認知課題への限定的な転移も見られます。しかし、10時間という相対的にわずかな時間のトレーニングだったこと、トレーニングで行なわれた認知課題の種類から考えると、意味あるかたちでほかの認知領域へ転移したと考えるのは無理があるように思えます。身体エクササイズを行なった後の長期にわたる認知効果を計測するような、アクティブに似た比較対照研究は私が知る限りありません。

――身体エクササイズと認知エクササイズの相関的な有益性を説明するのによい方法はありますか？ 身体エクササイズがニューロン新生を促すことがわかっています。一方、学習することや認知エクササイズをやることには、シナプス間のつながりを強化して新生ニューロンに貢献する可能性があります。ですので、このふたつの「柱」は、どちらか一方でよいというよりも補完し合う関係だと思うのですが……。

おっしゃるとおりです。私が研究を通じて知り得たことから考えると、知的活動と身体エクササイズを一緒にやることを勧めるでしょう。しかし、多くの動物実験では、身体エクササイズはニューロン新生に限らず、さまざまな神経伝達物質、神経成長因子、血管形成（新しい血管を脳内に作ること）の増加といった、たくさんの好ましい影響を脳にもたらします。

高齢者の脳の柔軟性

――高齢者を対象とした認知トレーニング研究についてもう少し教えてください。

市販の戦略コンピュータゲームが高齢者の認知機能に与える効果を評価する研究を、２００８年に発表しました。最初に背景をお話ししましょう。年をとっても結晶性知能（経験知、判断力、理解力など）はとても安定しています。一方、流動性知能（計算力、暗記力、集中力、思考力など）が低下するのはあきらかです。実行機能と呼ばれる流動性知能の一群は、実行管理力や計画力のほかに、あいまいさに対する判断、優先順位の決定、マルチタスキングなどの能力を扱っています。そして、これらの能力は自立した生活を維持するのにとても重要なものです。

この研究では、年をとると低下しやすい実行機能のトレーニングが戦略ゲームによって可能か、また、実行機能を改善するかどうかを調べています。そして、戦略コンピュータゲーム「ライズ・オブ・ネイション〜民族の興亡〜」のゴールドエディションをプレイすると、ゲームに習熟するだけでなく、ゲームには関係のない実行機能も向上することがあきらかになったのです。タスクの切り替え、ワーキングメモリ、視覚的な短期記憶、心的回転（頭の中でものを回転させる）などの機能が顕著に向上しました。限定的でしたが、抑制力や推理力においても効果がありました。

被験者の平均年齢は69歳で、この実験中、およそ23時間ゲームをやりました。また、実験前の2年間、コンピュータゲームをまったくやったことがない人だけを選んでいます。

――最後のお話にあった、実験前の２年間、コンピュータゲームをまったくやったことがない人を選んだという基準は興味深いですね。私たちは、通常、質の高い脳エクササイズには、新規性、多様性、チャレンジ性が求められると考えています。もし、69歳で２年間コンピュータゲームをやっていない人を被験者にするとしたら、確認できた認知力への効果が、ある特別なビデオゲームをや

ったことに由来するのか、単に、新しくて複雑な認知課題に取り組んだことに由来するのかどう判断するのですか？

いい質問ですね。しかし、現時点ではわかっていません。研究が進行中の対照群があって、今の質問への答えを待っているところです。将来的には、異なるコンピュータゲームや認知力を刺激する活動を並べ、どの方法がもっとも効果的か比較するようになるでしょう。たぶん、国立衛生研究所が、こういった調査への出資に興味を示すだろうね。

――あなたの研究は、そのどれもが高齢者の脳も新しい技術を学ぶことができるし、そうすべきだという重要なポイントを強調していますね。

そのとおりです。確かに年を取ると学習速度は遅くなる。しかし、わかりやすい指導や技術トレーニングを受ければよいだけの話です。今の社会は、高齢者が活動的かつ生産的であり続けるのがむずかしい社会であり、才能のひどい損失状態にあると思います。

最近行なっている別の研究に、「加齢に伴う能力低下に対する、体験による緩和：航空管制からの研究結果」と題するものがあります。この研究は、ペースが速く要求事項の多い航空管制官という仕事をするとき、高齢であることが障害になるかどうかというテーマを扱っています。そして「調査した範囲の年齢層では、年齢そのものは障害にはならない」という結果を得ています。かなり研究を重ねましたが、飛行機の離着陸といった、高度で熟練を要する現実世界の認知課題を高齢になっても担うことができる結果を示したのです。

――「健康的に年を取るために」といった概念を超え、コンピュータ化された認知トレーニングが多様な分野に活用される可能性があります。あなたは、ダニエル・ゴーファーが作ったシューティングゲーム「スペースフォートレス」を空軍パイロットのトレーニングに使ったことで知られています。あなたの研究室でも、認知力を拡大する分野でなにかやっていますか？

もちろんやっていますよ。私は70年代末からその分野に関わっていて、「スペースフォートレス」のプロトコルデザインも手伝いました。このプログラムは、パイロットとして飛ぶという現実をゲームの世界に移行させた興味深い例と言えます。パイロットとして計器を確認しながら、うまく飛行するための訓練を行ないます。

私たちの研究室では今、軍事トレーニングの効果を改善する神経可塑性について調査しています。アメリカ陸軍がこの調査に出資できるよう、5年間にわたる研究に着手したところです。MITと私の研究室の共同で、個人として、あるいはチームとして行動する技術、とくに、高度な柔軟性を求められる技術を改善するベストトレーニング法がなんであるかを分析していきます。研究結果は公開するつもりで、それはブレインフィットネス市場が成熟していくことを望んでいるからです。

ブレインフィットネス分野の成熟

――市場の成熟は、大切なポイントですね。ブレインフィットネス分野が成熟し、もっと一般的になるにはなにが必要でしょう？

さらなる研究です。しかし、研究するだけではだめです。利害関係を超えた治験に基づく、独立性を持った認証が必要です。認知トレーニングを使った介入についての研究は、そのほとんどが、企業自体が出資したり指揮したりしています。その両方である場合もあります。ブレインフィットネス市場は、独立性、客観性、明確性を持った優れた基準を必要としています。

Interview 2

ヤコブ・スターン博士

身体エクササイズと認知エクササイズ

ニューヨークにあるコロンビア大学のセルギーブスキー・センターの認知神経科学部長で、同大学医学カレッジ臨床神経心理学部の教授。認知的予備力理論の代表的な研究者のひとりである。

▼年齢に関係なく、身体エクササイズは認知力と脳そのものに影響を与える。
▼身体エクササイズと認知エクササイズは相乗的に作用する。身体エクササイズをやりながら認知力をトレーニングすると、より効果的だ。身体エクササイズ中は、認知的な刺激に対して脳がより受容的になるからだ。

若者と高齢者に同じ介入でいいのか？

――子どものときから知的な刺激を受け、そのまま大人時代を過ごせば、アルツハイマー病の原因となる「アミロイドプラーク」があまり多くならない、とする最近の報告にどんな感想を持ちましたか？

とても興味深かったですね。認知的予備力理論では、いったんアルツハイマーの病理が生じると、教育、職業、レジャーなど、それまでの人生で体験したことによって、病理から受ける影響が異なると考えます。この論文は、人生における特定の出来事が、脳の変化や病理所見そのものに影響を与えるかもしれないという、新しくて、今も研究が続行中のテーマを扱っています。

人生で接する出来事がアルツハイマーという病気の進行にどう影響するかを理解するためには、もっと研究が必要です。しかし、人生のどんな段階にあっても、認知機能への刺激やエクササイズが脳のシャープさの保持に良いのはあきらかです。動物実験では、刺激的な環境と有酸素運動が、海馬におけるニューロンの新生と成長、新生ニューロンの効率の良さにかかわることを示します。ですので、人生で起こる出来事は、私が命名した「脳神経的予備力」に寄与していくと思います。「脳神経的予備力」は、私がもともと考えたものより現在は流動的な概念になっていますがね。

――それらの発見はあなたの仕事にどう関係していきますか？

今行なっているふたつの介入研究のデザインにかかわってきます。そのうちのひとつは、6か月間にわたって、有酸素エクササイズをした人とストレッチをした人を比較する研究です。私たちはこのふたつのエクササイズのどちらが認知力に有効かを調べました。6か月間というトレーニング期間の前後で、被験者の認知力を広範囲にわたってテストし、脳を撮影しています。神経画像処理研究は、脳内のどの部分の変化が、どんな認知力の改善につながるかの理解を助けます。この研究のユニークなところは、以前の研究に参加した人たちを再度実験に参加させたことにあります。最初は30〜45歳のとき、そして、2回目は50〜65歳のときです。

——どんな人にエクササイズが必要であり、どんな効果があるのでしょうか？　なにをやるかの優先順位とか可能な介入は、若い人たちも高齢者たちも同じですか？

まさにそれが知りたいポイントです。動物と若い人たちを対象にした実験の結果は、何歳になっても、エクササイズが認知力と脳に影響を与えることを示しています。私の研究のゴールは、エクササイズが、若い人にも高齢者にも同じ効果をもたらすか、また、同じ認知プロセスが改善されるか、さらに、改善される神経領域が年齢を超えて同じかどうか調べることです。進行中の2番目の研究は、身体エクササイズと認知エクササイズの相関的な影響を調べることです。

身体エクササイズと認知エクササイズはどのように影響し合うか？

——身体エクササイズと認知エクササイズを一緒に行なうことの利点と欠点について、どんなことがわかっていますか？　お互いが排他的に働きますか、それとも相乗的に働きますか？

相乗効果があると思います。エクササイズによって生まれるどんな「脳神経的予備力」の改善も、「認知的予備力」の蓄積につながると理解しています。身体と認知のどちらのエクササイズも、脳そのものに影響します。たとえば、どちらも、シナプスの可塑性を増やす化学物質を調整する働きを持っています。

認知トレーニングの利点は、目的とする特殊な認知機能を高めることです。身体エクササイズをやっているとき、同時に認知力をトレーニングすることが効果的だと考えられるのは、身体を動かすことで、認知的な刺激に対する脳の感受性がよくなると考えられるからです。

それを確認するため、被験者に、認知機能（特に、注意力を分配する能力）を高めるようにデザインされたコンピュータゲームと身体エクササイズを同時にやってもらう研究も進めています。60歳以上で興味がある人であれば、だれでもこの研究に参加できます。しかし、いささか要求が多いことを伝えておく必要があります。１週間ジムに通い、３度、私たちの研究室に来てコンピュータゲームをやってもらうからです。マンハッタンにあるすべてのＹＭＣＡと組んでいるので、都合のいい場所で身体エクササイズを行なうことができます。

――この研究に使うゲームはどのように選びましたか？　「テトリス」や「アングリーバード」でない理由は？

私たちは「スペースフォートレス」を使っています。それは、このゲームが注意力を分配する能力や実行機能を高めると信じているからです。このふたつはきわめて重要な認知機能であり、それらが向上すると、日々の多くの認知活動を改善すると思います。認知力向上につながりそうなもっと知られたゲームもあるので、「スペースフォートレス」との比較も行なっています。

――あなたの研究は、座りっぱなしの生活から、少なくとも週4回は身体エクササイズに励むライフスタイルにしたとき、どんな影響があるかを解明するでしょうね。すでに週4回運動している人が8回に増やすとしたら、結果として生じる利益がどの程度増えるか教えてもらえますか？

運動量を増やすことの効果はわかっていません。エクササイズに関する研究のほとんどは、ふだんエクササイズをしていない人を対象にするからです。そのほうが効果を確認できる可能性が増えると研究者が考えるからです。私の推測ですが、エクササイズ量を増やすことは、どれだけであれ効果があると思います。しかし、確認するのはむずかしいでしょうね。

Chapter 4

私たちは、ほぼ食べたものでできている

身体的な健康は、身体エクササイズと栄養素によって大きく左右される。前章では、身体エクササイズが、脳を健康にするためにも大切な要素であることを確かめてきた。

それでは、栄養素はどうか？　脳がどう働き、どう成長するかに栄養素は影響しているのだろうか？　もし影響するなら、どんな食物や栄養素が脳の健康によいのだろうか？

思考するための食物

ここでなぞなぞをひとつ。もし、青い染料を私たちや動物の血管に注射したら、なにが起きるだろうか？　ご想像のとおり、全身の組織が青くなっていく。しかし例外があって、

脳と脊髄は青くならない。それは、血液のなかを流れるある種の物質――バクテリアなど――が脳に侵入するのを防ぐ血液脳関門があるからだ。半透性の血液脳関門は毛細血管に沿って存在し、毛細血管の周囲にタイトな防御壁を作っている。脳内が一定の環境を保てるように働き、一方で、重要な分子が脳内に拡散するのを許している。

血液脳関門を通過することが許されるふたつの重要な分子が、酸素とグルコースだ。脳は全体重の2％しか重量がない。しかし、要求するエネルギー量がとてつもなく大きい器官であり、心臓が拍出する血液の15％を受け取っている。それは、全身で消費している酸素の20％、同じく、全身で消費しているグルコースの25％を使っていることを意味している。別のアングルから説明すると、動脈血からおよそ50％の酸素と10％のグルコースを抜き取っている。その小さなサイズから考えると信じられないほどの量だ。

糖類のひとつであるグルコースが脳の燃料の源泉になる。脳細胞にはグルコースを貯蔵する力がないので、血液が運んでくるグルコースを頼みとしている。血液中のグルコースは、そのほとんどが炭水化物由来だ。炭水化物はでんぷんと糖でできていて、私たちはそれを、穀物、フルーツ、野菜、乳製品の形で摂り入れている。

複合糖質（自然食品に含まれていることが多い）はゆっくりと分解されながら、脳に供給される。それに比べて、単純糖質（ほとんどの加工食品や甘い食品に含まれている）はすばやく分解され、血液の流れのなかに急激に放出される。

甘い食品が血糖値を急上昇させ、すばやく脳を活性化させる理由はここにある。しかし、その効果は長続きしない。それは、血液中から過剰なグルコースを抜き取ってのちの使用に備えて貯蔵するよう、インスリンホルモンが細胞に向かってシグナルを出すからだ。ところが、ほかの細胞と違ってニューロン（神経細胞）にはグルコースを貯蔵する力がなく、脳内にある燃料（グルコース）が枯渇すると外から補充するしかない。

私たちの脳は機能するためにグルコースを必要とする。そのグルコースを手に入れるための方法はいくつかあるが、加工食品や砂糖が多く含まれた食品より、自然由来の食品のほうが長く安定的に使える燃料の源泉になる。このように、どんな食品からグルコースを摂るかが脳の働きに重要な影響を与えている。また、これから述べていくが、ブレインフィットネスというパズルを完成させるための重要なピースとなる栄養素は、グルコースのほかにもいくつかある。

同時に、「脳は私たちが食べたものでできている」といってしまうと少し誇張が過ぎる。なぜなら血液脳関門が脳内に通す栄養素を選別しているからだ。そのため、食べたものが残らず脳に届くわけではない。さらに、この本を通じて見ていくことになるが、脳に影響を及ぼす要因はほかにも多い。栄養素はパズルの一片に過ぎないのだ。

栄養素が脳に及ぼす影響

食べたものは比較的すぐに認知機能に影響を与えるのだろうか？　答えはイエスと言っ

てよいだろう。摂取した食品が血糖値を上げ、記憶力やそのほかの認知機能を良くすることを示すいくつかの研究があるからだ。たとえば、高齢の健康的な被験者に12時間の断食をさせ、ふたつの群に分け、ひとつの群には50グラムのグルコース、もうひとつの群には50グラムのサッカリン（プラセボ）を摂ってもらった研究がある。プラセボ群と比べ、グルコースを摂取した群は、注意制御を含む認知課題において処理速度が改善する結果を残している。

ふだん好んでいる食習慣は、認知力に長期にわたる影響を与える。

脳を健康にする食事法として、このところ、地中海食が頻繁にニュースになる。地中海食は、一般的に、野菜、フルーツ、シリアル、不飽和脂肪酸（ほとんどがオリーブオイルの形で摂取される）をたくさん、乳製品、肉、飽和脂肪酸は少なく、魚は適度に食べ、適量のアルコールを定期的に摂るものだ。この地中海食が、身体的な健康だけでなく脳の健康にも影響を及ぼす。アルツハイマー病になるリスクを減らし、認知力の低下を遅らせることがいくつかの研究によってわかっているからだ。このことは、最近の国立衛生研究所のメタ分析でも確認されている。

地中海食が軽度認知障害の人たちにも有効かどうかを、コロンビア大学のニコラオス・スカルメアス、ヤコブ・スターンらがテストしている。軽度認知障害は、認知力が健常なまま年を取った人たちと、アルツハイマー病やほかのタイプの認知症になってしまった人たちの間の過渡的段階に位置している。ちなみに、軽度認知障害を患っている人のうち、ある人は認知症になるが、最終的にそうならない人もいる。

健常な認知力を持つ人1393人（この研究中に275人が軽度認知障害になった）、軽度認知障害の人482人（この研究中に106人がアルツハイマー病になった）が参加し、研究はおよそ5年間続いた。その結果、健常な認知力を持つ人が地中海食に忠実に従うと、軽度認知障害になるリスクが低下し、軽度認知障害の人が地中海食に忠実に従った場合も、軽度認知障害からアルツハイマー病へと悪化するリスクが低下することがわかった。

なぜこのようなことが起こるのか？　地中海食は、コレステロール値、血糖値、血管の状態を総合的に改善し、抗酸化物質が多い食材を使うので炎症を減らす。そのため、軽度認知障害や認知症に進展するリスクを低下させるメカニズムがあると考えられている。

健康的な脳を維持するために、地中海近辺に引っ越したほうがよいのだろうか？　その必要はない。世界中どこにいても地中海食を実践することはできるし、地中海食をマンハッタン北部のコミュニティといった、あきらかに地中海から離れた地域で実践した場合でも効果があることが確認されているからである。

オメガ3脂肪酸と抗酸化物質

脳の活動にグルコースが重要であることはすでに述べたが、脳機能を良好な状態に保つのに必要な分子はほかにもある。

脳は脂質でできている器官だ。たとえば、ニューロンの細胞膜の柔軟性は、細胞膜に含まれる脂質によって保たれている。脂肪酸のなかで、とくに脳の健康に関係するのはオメガ３とオメガ６だ。両者は、化学的な構造においても、栄養的な役割においても異なっている。そして、ドコサヘキサエン酸（Docosahexaenoic acid, ＤＨＡ）は、脳内の細胞膜にもっとも含まれているオメガ３脂肪酸である。

私たちの脳は、脂肪酸の供給を食事で摂る脂肪に頼っている。健康的な食事には、概して、オメガ３とオメガ６のふたつの脂肪酸がバランスよく含まれている。そして、オメガ３脂肪酸を十分に摂取していると、認知力が低下するリスクが減ることを最近の研究が示している。不幸なことに、アメリカとヨーロッパに住むほとんどの人の食事はオメガ６過剰であり、オメガ３が不足気味だ。ちなみにオメガ３脂肪酸は、冷水魚（サバ、ニシン、サケ、マグロなど）、キウイ、ナッツ（亜麻の種子、くるみ）などに多く、オメガ６脂肪酸は、種子やナッツのほか、ひまわり、コーン、大豆、ごまなどから抽出された油に多く含まれている。

脳によい栄養素には、抗酸化物質として知られる分子のグループもある。抗酸化物質は、何種類かのビタミンにも含まれている。

脳は、フリーラジカルと呼ばれる帯電した分子が引き起こす酸化ダメージの影響をきわめて受けやすい。フリーラジカルは、脳細胞そのものを傷つけるだけでなく、細胞内のＤＮＡにもダメージを与える。抗酸化物質にはフリーラジカルの消去を助ける働きがあり、フリーラジカルによる脳へのダメージを防ぐことができる。

抗酸化物質には、ほうれんそうやブロッコリー、芋などに含まれるαリポ酸、植物油やナッツ、緑の葉野菜に含まれるビタミンE、柑橘類や野菜に含まれるビタミンCなどがある。ベリー類は強い抗酸化力で知られているが、多種類ある成分のなかのなにが認知力に影響しているかはあきらかになっていない。

脳機能への肯定的な影響を期待できることから、どんな食品が抗酸化力に優れているかが広く知られるようになっている。野菜のうちでも、とくに緑の葉野菜をたくさん、フルーツはそれより少なめに摂ることが認知力の低下率を抑え、認知症になるリスクを低下させることがわかっている。

しかし、2010年の研究によって、サプリメントのかたちで抗酸化物質を摂っても認知力には影響を与えないこともあきらかになっている。

サプリメントは良い？　悪い？　効果はない？

脳に良いといわれるサプリメントを買おうと考える日が、あなたにも来るかもしれない。確かに、すべての重要な栄養素を食事から摂るのはむずかしい。サプリメントは、ある個別の栄養素が不足し、その欠乏が認められるときに価値を持つものだが、脳のカテゴリーでもっとも購入されるのは、記憶力や〝ブレインパワー〟をアップさせると主張する類いのハーブやビタミンのサプリメントだ。
しかし、現在までに、プラセボ効果以上に認知機能を向上させたり、認知力低下を緩和したり、アルツハイマー病の発症を延期させたりするサプリメントは現れていない。国立衛生研究所が２０１０年に報告したメタ分析のなかにイチョウ葉エキスに関するものがある。そして、イチョウ葉エキスにはアルツハイマー病になるリスクを低下させる働きがないことが厳密な研究結果によって示されている。実際、最近の研究結果のほとんどが、入手が容易で、記憶力を向上させることで知られたこのサプリメントの効果を否定する内容になっている。

たとえば、認知力が健常である75歳以上の２５８７人を対象にした無作為化比較対照研究がある。１２０ミリグラムのイチョウ葉エキスを日に2回飲んでもらったものだが、認知症の発生率を低下させる効果を確認することはできなかった。別の研究で、認知的に健常な人と軽度認知障害を持つ人にイチョウ葉エキス１２０ミリグラムを日に2回飲んでもらったものがある。その後の認知症の出現頻度を調べたが、出現率が低下しないことが立証されている。ほかの臨床試験では、３０６９人の被験者に１２０ミリグラムのイチョウ葉エキスを日に2回、平均6年間にわたって飲んでもらっている。ここでも、認知的に健常であっても、軽度認知障害を持っていても、高齢者（72～96歳）の認知力低下を食い止める効果は少ないという結果になった。

同様に、ビタミンB12、E、C、ベータカロテンをサプリメントのかたちで摂ってもアルツハイマー病になるリスクや認知力が低下するリスクを小さくする効果がないことを、相当数の研究結果が示している。葉酸サプリメントだけにアルツハイマー病のリスクを低下させる可能性が見られるが、認知力そのものの低下を軽減する効果は確認されていない。

ハーブのサプリメントに注意したいほかの理由として、別の処方薬や市販薬の効力を無効にする副作用が見られる点もある。たとえば、国立衛生研究所のスティーブン・ピスチテッリらは、サプリメントとして売られているセント・ジョーンズ・ワート（セイヨウオトギリソウ）とＨＩＶ感染の治療に使われるプロテアーゼ抑制剤「インジナビル」の間に著しい薬物相互作用があることをあきらかにしている。セント・ジョーンズ・ワートは、がんの化学療法に使う薬や産児制限薬との間でも好ましくない相互作用を起こす可能性がある。

飲み物は脳にどう影響するか？――コーヒーとアルコール

脳の健康について関心が高まるにつれ、２種類の飲料が繰り返し研究されるようになっている。コーヒーとアルコールである。

カフェインはキサンチンと呼ばれる化学基に属していて、ニューロンの働きを短期間スピードアップさせる働きがある。このニューロンの活性化がアドレナリンホルモンの分泌につながり、私たちの身体にいくつかの影響を及ぼす。心拍数が増え、血圧が上がり、気管が開き、脳のエネルギーになるグルコースが追加的に血中に放出されるのだ。そのため、適度な量（日に数杯）のカフェインを摂取することは注意力をよくすることにつながる。

コーヒーを定期的に飲むことは、持続的で生涯にわたる利益になるのか、害になるのか？ その答えには、良いニュースと悪いニュースが混在している。良いニュースは、長期研究による結果のほとんどが、否定的な内容よりも肯定的な内容を示していることだ。明白な害も起こっていない。悪いニュースは、一般的な脳機能に実際に有効かどうかの研究結果が、短期的効果においても、加齢に伴う認知力低下や認知症になるのを遅らせる長期的効果においても、一定ではないことだ。

脳に作用する別の分子はアルコールである。アルコールの過剰摂取が脳にダメージを与えることはよく知られている。ほどほどの摂取による影響はやや不透明だ。最近の国立衛生研究所のメタ分析は、軽くたしなむ、あるいは、ほどほどの飲酒であれば、おそらく認知力低下のリスクを減らすだろうと報告している。しかし、結果はやはり一貫したものではない。研究方法にも相違が見られる。たとえば、「軽くたしなむ」「ほどほどに飲酒する」の定義が、最低で週1～2杯、最高で週に13～28杯であり、研究によってひどくばらついている。この不一致に関する明解な説明もなされていない。

アルコール摂取によるアルツハイマー病への影響はもう少しはっきりしている。国立衛生研究所の同じメタ分析は、飲まない人と比べて、軽くたしなむ、あるいは、ほどほどに楽しむ程度の飲酒であれば、男女ともアルツハイマー病になるリスクが低くなると結論づけている。ただ、ほとんどの研究が、晩年におけるアルコール摂取を扱っているので、晩年になってからのアルコール摂取が認知症のリスクに影響したのか、大人になって以降の継続的な飲酒が影響したのかはわかっていない。

アルコールが脳に与える長期的な影響という点で納得できる説がひとつある。それは、心臓血管病になる率をアルコールが低くするとするものだ。HDLコレステロールを上昇させ、血栓を形成する要因を減らす作用がアルコールにあるからだ。そのため、ほどほどの飲酒であれば、脳の血管システムを保護するだけでなく、脳卒中を防ぐ効果があり、その結果、よりよい認知力を保ち、認知症になるリスクを減らすことへとつながっていく。

補足になるが、晩年にアルコールをほどほどの量たしなむ人は身体全体が概して健康なので、なぜ、アルコールが認知症への進展リスクを低くするかをうまく説明できない場合がある。

問題を起こすふたつの要因――糖尿病と喫煙

ラリー・マクリーリー（インタビュー↓155ページ）が指摘しているが、認知症の初期兆候のひとつに、脳が効果的にグルコースを使えなくなることがある。一部の研究者が、その事実に気づいている。糖尿病という病気の核心はグルコースをうまく使えなくなることだが、脳内でそれが起こっていることから、アルツハイマー病を3型糖尿病と呼ぶ脳神経学者もいる。

最近行なわれた国立衛生研究所による広範囲にわたるメタ分析が、糖尿病によって、認知力が低下するリスクや、アルツハイマー病になるリスクを高くすることを立証している。糖尿病になることが、認知的な機能不全につながる大きなリスク要因になるのだ。これは、体内の微小血管がダメージを受ける細小血管障害が、血糖値をコントロールできない糖尿病の人たちの特徴だからかもしれない〔そのため、グルコースや酸素がニューロンに運搬されなくなる〕。ほかの可能性として考えられるのが高血糖症だ。高血糖症は脳内の血流を変化させ、同じように認知力を障害する。

糖尿病が認知力に影響を与えるという情報が大切なのは、糖尿病患者になんらかの方法で認知力への影響を相殺しようとするモチベーションを生じさせるからだ。それは、たとえば、よりよいライフスタイルを選択する、あるいは、認知力を向上させたり、認知力の低下や認知症になるリスクを低減させたりする介入を考えさせるきっかけになるだろう。

喫煙はどうだろうか？　今現在、喫煙している人はアルツハイマー病になる高いリスクを抱えているといってよいだろう。そして、タバコを一本も吸わない人と比べると、認知力低下が激しくなることがわかっている。

今この時点からの禁煙が助けになるのは、一度も喫煙したことがない人と比べると認知力は年々低下するが、禁煙せずに喫煙を続ける人に比べれば、アルツハイマー病になるリスクが高くならないからだ。この結果は、たぶんタバコの葉に起因するものであり、ニコチンが脳に及ぼす影響とは話が違ってくる。決定的な研究結果に欠けるものの、ニコチンが認知機能（注意力、処理速度、記憶力）を強化することを示すいくつかの調査があるからだ。

肥満と認知力

体重と認知力との関連性は本質的なところであきらかになっていない。これを探った研究は数が少なく、結論に至っていないからだ。肥満とアルツハイマー病になるリスクとの関連性についても相反する結果が報告されている。あるものはリスクが増加するとし、あるものはリスクが減少するとしているのだ。たぶん、体重が認知力に与える影響は小さいのだろう。この相反する結果を生む別の要因として、被験者が太り過ぎになったときの年齢も問題になるだろう。

体重という指標では、認知症になるリスクを矛盾なく予測することはできないことを示す研究もある。高いＢＭＩ（肥満度指数）が、若い頃は認知症になるリスクを増加させるが、晩年になると減少させるからだ。この結果に関しては、晩年における体重減少は、（リスク要因ではなく）認知症の初期症状ではないかとする指摘がある。

最近行なわれた38に及ぶ研究の再調査も、中年期の肥満と晩年の認知症には関連性がないとする。同じ研究は一方で、肥満と認知力そのものとの間には関連性があるとする。肥満している人は、いわゆる実行機能、つまり、計画力や推理力、問題解決能力などが低い傾向にあるからだ。実行機能の低下は食習慣を乱して体重増加につながりやすい。また、体重が増加すると、生物学的なメカニズム（炎症、脂肪の増加、インスリン抵抗性）を通して次々と脳に悪影響を与えるだろう。しかし、肥満したから認知力が低下するのか、認知力が低下したから肥満するのか、その因果関係はわかっていない。

好ましい行動指針は、どちらか一方を選ぶのではなく、肥満と認知力の両方に注意を払うことである。これは、この本の主要テーマにつながっていく。万能薬を使った解決を期待するより、認知力に影響を及ぼす主な要因に効率よく取り組むほうが、意味があるからだ。

まとめ

▼脳は全体重のうちの2％しか占めていないが、全体の25％のグルコースを消費している。エネルギー要求量がとてつもなく大きい器官であり、認知機能の良し悪しに私たちが食べたものが影響することを示す理由のひとつになっている。

▼栄養素が脳に与える影響は、短期間（エネルギーが急増し、その結果、よく脳が働くようになる）だが、長期間に及ぶ場合もある。たとえば、地中海食（野菜、フ

ルーツ、シリアルをたくさん、魚は適度に食べ、アルコールも適度に飲む、乳製品と肉類は少なくする）に忠実に従っていると、認知力が低下するリスクと認知症になるリスクを減らす。

▼健康的な人が、安全かつ効果的に認知力を向上させるサプリメントは確認されていない。ふだんの食のあり方がなによりも大切だ。

Interview 1

ラリー・マクリーリー博士

脳を健康にするためのアプローチ

デンバー子ども病院の小児神経外科の前代理責任者。2007年に刊行された『The Brain Trust Program』の著者でもある。

▼脳を健康にするには、適切な栄養素、脳を活性化する刺激、身体活動、ストレス緩和を含む全方位からのアプローチが必要である。
▼脳の状態や年齢にかかわりなく、脳機能を向上させる方法は数多くある。

だれもが脳を健康にできる

――脳神経外科医のあなたが、脳の健康に関する公共教育について興味を持ったのはなぜですか?

ふたつの理由があります。私はベビーブーマー世代のひとりで、私自身の脳をできるだけ健康なものにしようとしていました。いろいろ調べたところ、どうすれば、積極的に脳を健康にしていけるかを教える刺激的な研究がたくさんあったのです。こういった情報は普及すべきですし、その普及の助けになりたかったのです。

――そんなあなたがすべての人に理解してほしいと考える、脳に関するもっとも重要なメッセージはなんでしょうか？

もっとも心にとどめてほしいメッセージは、今現在の脳の状態や年齢がどうであれ、脳機能を大きく改善させる方法がたくさんあるということ、また、脳の老化は遅らせることができるということです。最近の情報をもとに考えると、脳の健康は、私たちのコントロール下に置くことができます。それは、人生で直面する多くの事項とは違い、すばらしいことだといえるでしょう。

脳を育てるには？

――年を取っていく脳にとって、もっとも大切なことはなんでしょうか？

競技に備えるアスリートのようにアプローチすることです。プロのアスリートは、ただひとつの方法で身体を鍛えるのではなく、一見、自分の競技に関係のない方法も含めて多方面からアプローチします。健康的な脳も同じやり方を求めています。「身体に有効なやり方は脳にも有効である」ということですね。

なぜかというと、脳も身体もそのように進化してきたからです。そして、適切な栄養素、脳を活性化させる刺激、身体エクササイズ、ストレス緩和など、脳を健康にするための多様な要素で構成された全方位的なアプローチが良いと私は信じています。

――脳に良い栄養素を教えてください。

脳が消費している主要燃料はグルコースです。アルツハイマー病やほかの認知症のごく初期の兆候は、脳がグルコースを効果的に使えなくなることです。この観察から、神経科学者のなかには、アルツハイマー病を3型糖尿病と呼ぶ人がいます。糖尿病になるとグルコースを使う働きが低下しますが、脳でそれが起こっているということです。糖尿病の人は、そうでない人と比べて4倍もアルツハイマー病になりやすい。それは理由があることなのです。

また、脳は脂質でできています。もっとも大切な脂質は神経細胞の細胞膜内にあるもので、それらが細胞膜の柔軟性を保ちます。具体的には長鎖脂肪酸であるオメガ3脂肪酸が挙げられ、それは、脂肪が多い冷水魚に多く含まれています。ほかにはアラキドン酸（長鎖オメガ6脂肪酸）があります。2種類とも繊細な脂肪酸であり、容易に酸化（腐敗することを意味する）します。そのため、酸化の害から脂質を守るために働く物質、つまり、フリーラジカルに対抗する抗酸化物質を食事に加えるべきなのです。

私は、脂肪分が多い魚、野菜とサラダ、ベリーのようにでんぷん質を含まないフルーツ、ナッツなどの抗フリーラジカル化合物を多く含んだ食事を勧めています。

脳を健康にする柱

――脳を刺激する価値はありますか？

神経可塑性やニューロン新生を促したいなら、脳を刺激することは不可欠です。そういった刺激には、学校での勉強、職業上の努力、レジャー、そして脳を活性化するためにデザインされたトレーニング法までを含めることができます。どんな活動をしたらよいかですが、ポイントは、目新しさ（慣れ親しんだ思考パターンから離れる）、チャレンジすること、そしてバラエティの豊かさです。

――身体的な活動も必要ですね。

身体エクササイズを行なうと、通常流れている以上のグルコースと酸素を脳に届けることができます。それ以上のこともします。神経細胞に変化を起こすのです。エクササイズは、より多くのニューロトロフィン（神経栄養因子）の産生につながります。このニューロトロフィンはニューロン新生を促し、神経細胞間の結合を強める化合物です。今あるニューロンの生存を長引かせる作用もあります。エアロビクスプログラムから始めて、そこに、ウエイトトレーニングのような抵抗運動、縄跳びやピンポンのようなスピードと敏捷さが要求されるもの、さらに体操やさまざまなバランス運動を加えるといいと思いますよ。

――ストレスの緩和はどうかかわりますか？

慢性的で絶え間のないストレスはニューロンを殺します。とくに記憶機能に有害です。そのため、健康的な脳にするためのアプローチ法のなかにストレスを減らす方法を加え、質の良い睡眠を十分取ることが大切です。

薬剤の副作用にも注意したほうがいいですね。ビタミンB群やコエンザイムQ10など、脳にとって大切な栄養素の濃度を下げる薬剤があります。そうならない薬剤を医師に選んでもらいましょう。

一般用医薬品（医師の処方箋を必要とせずに購入できる医薬品）には、コリンの働きを邪魔するものがかなりあります。それらは、記憶する上でもっとも大切な神経伝達物質のひとつであるアセチルコリンの働きを損ないます。

専門家への提言

――ほかの医師や専門家に推薦できる、脳に関連した情報や実践法はありますか？

心臓血管科の医師は、心臓を悪くするリスク要因について心臓病患者と話し合い、対処法を伝えます。同じように、私がここまで話してきたような助言を使って脳を健康にするための対処法を患者に伝えたらよいと思います。

――あなたご自身の研究、あるいはほかの方の研究でも結構ですが、脳を健康に保ったり向上させたりするために、もっと多くの人に知ってもらいたい情報はありますか？

もっと広く知られてほしい極めて重要な報告が、「ブリティッシュ・メディカル・ジャーナル（ＢＭＪ）」誌の２０１２年１月５日号に掲載されています。年々、平均寿命が伸びているので、認知機能の老化について理解することは急を要する課題のひとつと言えます。「精神障害の診断と統計マニュアル」第５版（ＤＳＭ－５）は、一括りにされている〝認知症〟を、〝重度の神経認知症〟と〝軽度の神経認知症〟に分けるよう提案していますが、そうすれば、認知力が低下する決定的要因がなんであるか、また、認知力が下降していく軌道を修正できる範囲がどこまでかがわかり、認知症という病気への理解が進むからです。

　認知症は、なってから治療しても症状面での改善が少なく、本質的なところで病気の根本要因を反転させるものがありません。この点は特に重要です。そのため、認知症に向かう前の段階でリスクの芽を見つけ、脳組織に著しい喪失が起こっていない段階での早期治療へ導く診断ツールを開発する努力がなされています。

　これまでの研究では、認知力の激しい低下は60歳前にはないと考えられていました。ＢＭＪ誌の論文は、早ければ45歳であっても激しい認知力減退があるとする説得力ある研究結果を示しています。論文内のほかの研究では、健康的なライフスタイルの重要性と、心臓血管の不調が孕むリスクが示されています。

　ほとんどの研究者は、認知症になること、つまり、認知力が急降下するような結果を招くまでには20〜30年かかると信じていますが、その認知力悪化が始まる入り口は、だれもが考えているより低年齢にあることをＢＭＪ誌の論文は教えているのです。これは、脳を健康にするプログラムは早い段階から、どんなに遅くても60歳以前に始めるべきだということを意味しています。

　生命はひとつですが、脳もひとつしかない。ＢＭＪ誌の論文は、脳を維持し守るためには早い時期にスタートを切ったほうがよいと告げる目覚まし時計の音だと思います。

Chapter 5

使うか、失うか
――メンタルから脳を強化する

「使うか、（使わずに）失うか」というフレーズは様々な状況で耳にするが、近頃、脳そのものと脳が持つ力について語るときにもよく使われるようになっている。とくに、生涯にわたって脳内で繰り返される神経可塑性に当てはめると、このフレーズが意味をなしていることが直観的にわかる。メンタルエクササイズには種類があるが、そのひとつひとつが詳細に議論されることは少ない。私たちは、どの方法を選べばよいのだろうか？

メンタルチャレンジが脳構造に与える影響

第1章で述べたように、「ともに発火した細胞がつながっていく」という原則が脳の発達を支配している。同時かつ頻繁に活性化するニューロン同士が結びつき、ネットワークを形成していく。つまりワイヤーがつながっていく。ニューロン同士がより多く活性化すると、結び付きが強化されるだけでなく、新たな結合が生まれるきっかけを作る。この点が特に重要なのは、ネットワークの活性が高くなると、新しく生まれたニューロンがそのネットワークにつながっていきやすくなることにある。反対に、ネットワークの活性が弱くなるとニューロン間の結合も弱まり、最終的には個々のニューロンは死へと向かう。

別の言い方をすれば、一連のニューロン・ネットワークを使うことは、結合を強めるだけでなく、今まで存在しなかったまったく新しい結合を作り出していくということだ。しかし、これから見ていくように、すべての精神的活動が同じようにニューロン・ネットワークに影響していくわけではない。

精神的な活動と精神的なチャレンジ

目覚めていれば、白日夢に耽っているときも、本を読んでいるときも、新しい言語を学んでいるときも、いつも精神活動が行なわれている。脳は、休息中でさえ活動している。しかし、こういった日常のありふれた活動が、認知力を努力して使う活動と同じように神経可塑的な変化を起こすと決めてかかるのは誤りだ。それは、単純な身体活動と負荷をかける身体エクササイズの違いを無視することに近い。

身体活動は、歯を磨くことからサッカーをプレーすることまでを含んでいて、どんな内容であっても身体を動かせば行なわれている。一方、身体のある特殊な部分や筋肉に意識して負荷をかけるのが身体エクササイズであり、身体活動のサブセット（部分集合）だと見なされている。

身体活動と身体エクササイズを比べてみると、身体機能を上げ、筋肉を強靭にし、健康維持に役立つのは身体エクササイズのほうだ。同様に、脳内に大きな変化を作り出すには、単なる認知活動ではなく、それを超えたものである必要がある。学習、あるいは、新しい技術の習得は神経的な結合を構築したり強靭にしたりする。そして、それらの活動がルーティンになったり容易にこなせるレベルに陥ったりしなければ学びを深めていくことができる。

カリフォルニア大学バークレー校のスーザン・ランドーとマーク・デスポシトが２００６年に行なった研究が、この点をあきらかにしている。ピアノ演奏に必要な指の運びを被験者に教え、同時に、そのときの脳の活性状態を記録したものだ。その結果、鍵盤上での指の運びを被験者が学ぶ間、主に運動野が激しく活動していることが確認された。重要なのは、うまく弾けるようになると運動野の活動が減ることだ。運動野におけるこの活動量の変化はニューロン間の結合度合いの変化を反映していて、演奏が上達していく途上では情報伝達の効率性が向上することを示していた。ところが、演奏が上達するとルーティンが確立し、ニューロンは激しく活動する必要がなくなることがわかった。

新たになにかを学び始めることは生易しくはない。努力すること、快適なゾーンから踏み出すことを意味するからだ。第7章をストレス管理とストレスからの回復に充てた理由のひとつがそこにある。新しい活動にチャレンジするときには、たいてい、失敗することや変化することへの怖れと直面する。そのため、どの程度のチャレンジが適切か決めることが重要になる。ある人にとってはチャレンジレベルであっても、別の人から見れば不可能なレベルであったり、鼻であしらう程度のレベルだったりする。取り組もうとするチャレンジがチャレンジに値するかどうか判断できるのは本人だけだ。

選択する活動がなんであれ、目指すところは、新しい世界に触れること、チャレンジの度合いを上げていくことだ。容易な認知課題あるいはルーティン化した認知課題にならないようにすることが大切だ。

チャレンジには多様性も必要

多くの人は、毎日の習慣にしているクロスワードパズルや数独を解くと、今日も脳に良いことをやったと感じるだろう。「使うか、失うか」であれば「使った」と。しかし、クロスワードは、認知力のなかのごく狭い範囲内でのチャレンジであり、脳への直接的な効果が乏しいことを研究結果が示している。クロスワードをやることで向上すると考えられるのは言語力や推理力だが、クロスワードをやる時間を増やしても、加齢がもたらす言語力や推理力への悪影響を減らすことはできない。そのことを1999年の研究があきらかにしている。クロスワードは刺激的な活動になり得るが、最初の10回ほどを超えると、脳に影響を与えるチャレンジ性や多様性がなくなるのだ。

よく機能する脳領域を拡大し、ニューロン間の結合を活発にするには、脳全体を刺激する多様性があるチャレンジが必要となる。全米エイジング協会による世論調査を精査した専門家たちは、「どれだけチャレンジ性があっても、だれもが達成できるレベルの活動をひとつやっているだけでは、認知的な鋭敏さを維持するのに十分だとはいえない」と勧告している。たとえば、記憶力改善を目標にした場合、記憶力だけでなく、注意力や集中力を刺激することが必要になる。

過剰な専門家になることは、脳の健康を長期にわたって維持するための優れた戦略とはいえない。株や債券のトレーダーであれば、職業上縁がない芸術的な活動にトライするとよいかもしれないし、コンピュータゲームをやったことがない芸術家なら、複雑な戦略を練ることになる多人数参加型のオンラインゲームにトライするとよいかもしれない、ということだ。

認知的予備力、脳神経的予備力に投資せよ

新規性、チャレンジ性、多様性を持つ活動はブレインフィットネスや認知力の改善に重要なものだ。しかし、メンタルを刺激する活動を頻繁に行なうことは、それにとどまらず、認知的（脳神経的）予備力と呼ばれるものを増やし、認知力低下やアルツハイマー病の発

症を（防ぐことはできないものの）うまく先延ばしすることにつながる。

認知的予備力の研究によって、ダメージからの脳の回復力や長期にわたる脳の効率性は獲得することができ、脳神経的なダメージに備えたり、認知症の一連の症状を遅らせたりすることも可能であることがあきらかになっている。

それは、臨床的に顕在化する認知的な症状と脳内の病変が直結していないという、今まで繰り返し確認されてきた観察に由来する。たとえば、ロバート・カッツマンらは、認知的に健常だった人たちの脳を死後直後に調べたところ、脳内にかなり進行したアルツハイマー病の病変を確認している。病変がありながらアルツハイマー病の症状を見せなかったことについて、カッツマンらは、ニューロンの数とニューロン間の結合が多く、グリア細胞も多かったからではないかとする仮説を立てている。

その仮説は、ニューロンが多いことと、その多めにあるニューロンが持つ能力から構成される〝予備力〟が、アルツハイマー病や、そのほかの認知症を原因とする脳細胞の喪失を相殺するというものだ。そして、この〝予備力〟がある個人は、概して、認知的な減退を表面に現すことなく、進行していく病理（アルツハイマー病によるプラークやタングルなど）を受け入れることができるとする。

さらに期待できる話だが、生涯にわたって脳を刺激していると、アルツハイマー病の特徴であるプラーク（斑点）を作り出すタンパク質（βアミロイド）の濃度を低下させうることが最近の研究であきらかになっている。それは２０１２年の研究だが、認知的な活動

（本や新聞を読むこと、手紙やEメールを書くこと、図書館へ行くこと、ゲームをすること）と脳内におけるβアミロイドの蓄積との間に関連性があるとするものだ。被験者（健常な高齢者、アルツハイマー病患者、対照群である若者）が、どれほどの頻度でこれらの活動を行なっていたかが、その人の5つの年齢時（6歳、12歳、18歳、40歳、現在の年齢）で評価されている。

ここでの主な発見は、メンタルな刺激が多ければ多いほど、特に、若年〜中年期に刺激を受けていれば、脳内のβアミロイドの蓄積が少なくなることだ。そして、刺激的な活動にもっとも積極的にかかわってきた高齢の被験者は、害をなすタンパク質（βアミロイド）の蓄積濃度が、若者のそれと同程度であることが確認できたことだ。一方、刺激をもっとも受けてこなかった高齢の被験者の蓄積濃度は、アルツハイマー病患者のそれと同程度になることもわかった。

生涯にわたる認知エクササイズの効果

「パズルをやると認知症が進行するかもしれない」とか「脳エクササイズにはアルツハイマーを悪化させる可能性がある」といった不可解なヘッドラインがメディアに流れたことがある。２０１０年に発表されたある研究内容を伝えるニュースだった。

それは65歳以上の２０００人を超える被験者を12年間追跡したものだ。研究開始に当たって認知症でも軽度認知障害でもない人が選ばれ、同時に、認知力にかかわる活動頻度が調べられた。その6年後に、高い認知機能を維持している人、軽度認知障害に悩んでいる人、アルツハイマー病になった人の3つに区別する医療評価が行なわれた。3つにカテゴリー分けされた被験者の認知力低下率が、その後、平均6年にわたって評価された。この研究には、今までの研究とは異なる大きなテーマがあった。それは、認知活動が活発だった人が認知症と診断されてからの運命を評価していたからだ。

認知活動が活発な人たちには2つの傾向があった。1番目は、認知力に問題がない期間は、認知活動が活発でなかった人たちと比べて認知力の低下が緩やかなことだった。2番目は、認知活動が活発だった人たちがいったん認知症と診断されると、その後の認知力の低下率が大きくなることだった。つまり、認知活動が活発でなかった人と比べて、活発だった人は、認知症になったと診断されたあとは認知力を急速に低下させたのである。その内容を図3に示した。

この結果は、刺激的な活動に深くかかわることが、認知的予備力の構築を助けることを立証している。そして認知活動が活発でなかった人の認知力低下率と比べると、(認知症と診断される前の)認知活動が活発だった人の低下率は小さい。また、もし認知症が起こっていたとしても、認知症による病変をより多く許容でき、認知機能も正常に働き、認知症の発症を先延ばしすることができる。

しかし、脳が病変を許容できるのはあるところまでだ。認知活動が活発だった人が(認

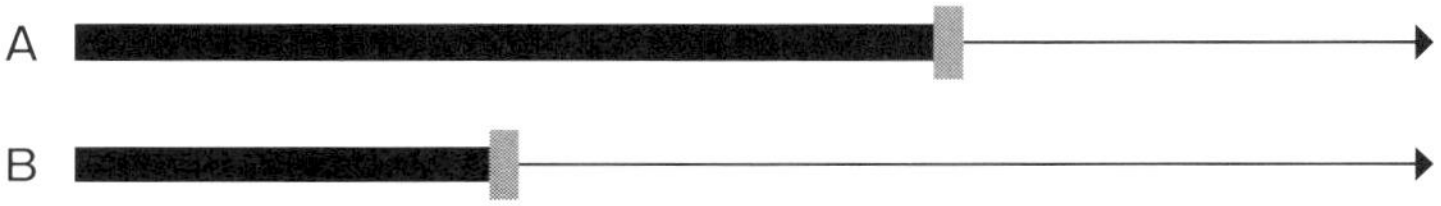

［図３］これは、タイムライン上に研究結果を示した簡略図である。研究が始まる前に認知活動が活発だった被験者（A）を上の線、認知活動があまり活発ではなかった被験者（B）を下の線で示している。太くなっている線は、認知的に障害なく被験者が生活できていた期間である。その右端の部分がアルツハイマー病と診断された時点を示している。細い線は、被験者が認知症になってから生きた期間を示している。

知症の症状を見せるようになって）認知症と診断されると、その後の認知機能の働きが極端に悪くなる。さらに、そう診断された時点では、認知活動が活発でなかった人たちが認知症と診断されたときよりも脳のなかにより多くの病変が生じていることになる。その結果、認知力が急速に低下するのだが、それは、認知症である期間が短いまま死に至ることも意味している。

　つまり、メンタルを刺激する活動は、認知症を加速させるのではなく、発症を先延ばしにしているのだ。この研究を行なった著者は、「認知力が高いまま生きることができる割り増し時間を買い、認知症を抱えて生きる時間を短くする」と表現している。

　実際の研究成果は、メディア上に躍ったヘッドラインから推測できるものとは、ひどく異なっているということだ。

　まとめると、認知エクササイズは、生涯にわたるブレインフィットネスに欠かせない要素であるということだ。新規性、チャレンジ性、多様性を組み込んだメンタルへの刺激が、現時点での脳機能を向上させる。同時に、脳神経的予備力を構築することで、健常な脳機能を長く維持できるようにする。それは、アルツハイマー病などの脳神経学的な病気があったとしても同じことが言えるのだ。

ここまでわかると、認知エクササイズのなかでもなにをやったらいいか、どう生活のなかに組み入れていったらいいかという話になる。

教育と仕事が脳を守る

認知的予備力についての研究結果は、教育を受けていれば受けているほど、加齢に伴う認知力低下に悩む傾向が少なくなることを示す。高い教育水準がアルツハイマー病になるリスクを少なくすることも繰り返し確認されている。２０１０年の国立衛生研究所によるメタ分析も、教育には脳を保護する働きがあり、とくに、アルツハイマー病になるリスクを減らす効果があることを確認している。

教育は脳にどのような影響をもたらすのだろうか？

学習は脳を変化させるので、子ども時代、思春期、成人後も学習時間を増やすことは脳内にさらなる変化——より多くのニューロン間の結合、ニューロン新生など——を生じさせるきっかけを作ると考えられている。従事する仕事も影響する。高水準の教育を受けた人はメンタル的に刺激される仕事を好むので、子ども時代や思春期における教育から受けた脳への刺激だけでなく、数十年間に及ぶ仕事もプラスされて、生涯にわたって脳が刺激される可能性が高くなる。

さらに、選択した仕事の影響はリタイアしたあとも続くと考えられている。多数の人を対象に、多年にわたって行なわれた追跡研究では、年を取ったとき、過去にその人が従事していた仕事の複雑さの度合いが脳の機能性に影響し続けていることがわかった。反対に、リタイアが早いほど記憶力の低下が早く現れることが、アメリカとイギリスと、ヨーロッパの11か国で検証した研究で立証されている。

認知的予備力を築くレジャー活動

認知的予備力、脳神経的予備力についての研究は、そのほとんどが、その人が刺激的なレジャー活動をどの程度行なっていたかで知的活動への関与度合いを評価する。コロンビア大学のヤコブ・スターンが行なった研究によって、刺激的なレジャー活動にもっとも多くかかわっていた人はアルツハイマー病の症状の発現リスクが38％減り、そこに新しいレジャー活動をひとつ加えるごとにリスクが8％ずつ減っていくことがあきらかになった。

レジャーのなかで研究対象に選ばれるのは、読書（本あるいは新聞）、文章を書くこと（手紙あるいはEメール）、モノポリーやトランプゲーム、クロスワードなどのパズルをすること、組織化されたグループでの議論への参加が多い。

レジャーのなかで脳機能低下に結びついた唯一の活動は、テレビを観ることだった。たとえば、55歳以上の5000人以上を対象に、5年にわたって行なわれた追跡調査がある。この調査では、テレビばかり観ていた被験者の一部が、年が経つにつれて認知障害（1年につき2・3％の率）を起こしていった。モノポリーゲームや読書は認知障害のリスクを減らすが、対照的に、テレビを観ることはリスクを増やすことにつながるのだ。

ほとんどのレジャー活動は、認知的予備力を築く可能性を持っている。すでに述べてきたように、その可能性は、夢中になっているレジャーが当人にとって斬新であればあるほど、また、チャレンジ性が高ければ高いほど大きくなる。ヤコブ・スターンは、次のように述べている。「興味深いことだが、その人の年齢、教育程度、職業がどうであろうと、レジャー活動へ参加する機会を増やすことが、認知的予備力に意義深くて累積的な効果をもたらす。重要なのは、異なるレジャー活動それぞれに独自の効果があるだけでなく、相乗的な効果を生む点だ。つまり、より多くのレジャー活動を、より早い時期に始めれば、認知的予備力がより増えるということだ。しかし、年を取り過ぎているからと躊躇する必要はない。なにもしないより、遅くからでもスタートを切ったほうがよいからだ」（インタビュー→179ページ）

音楽トレーニング

どんな活動が脳を健康にするかと聞かれたとき、楽器演奏を思い出す研究者は多いだろう。ミュージシャンの脳が神経可塑性のモデルとしてよく使われるからだ。また、音楽教育が脳を変化させうることを数多くの研究があきらかにしているからでもある。

ミュージシャンは、楽器を扱うのに必要な領域（運動、聴覚、視空間領域）の容量が、楽器を演奏しない人たちよりも大きい。さらに、音楽教育は、音楽的能力を超えたところで脳に有意義な効果をもたらす。ミュージシャンは、ミュージシャンでない人と比べると、音が聴き取りにくい環境での会話処理能力に秀でていることが知られている。

アマチュアであっても楽器を演奏していると、認知症にかかわるダメージから未来の脳を守ってくれる可能性が生まれる。２０１１年、60～83歳の70人を対象に、視空間記憶や、新しい情報に適応する能力を測定するさまざまなテストが行なわれた。そこでわかったのは、音楽活動に10年間かそれ以上かかわってきた人は、過去に音楽をまったくやらなかった人と比べて、かなりの高スコアを示すことだ。今現在、音楽から離れていても、過去に音楽をやっていればスコアが良いこともあきらかになった。

新しい言語を学ぶ

知らない言語を学んで使うことも、脳を刺激する活動のひとつになる。バイリンガルであることが、多種類の有益な可塑的変化のきっかけを脳内に作るからだ。エレン・ビアリストックによる調査が、２種類以上の言語を話すと実行機能が高まり、認知的予備力が築かれ、認知力が低下するリスクやアルツハイマー病になるリスクから守ってくれることをあきらかにしている。たとえば、認知症を抱える184人の被験者を調べた研究では、2か国語を話す人の半分（51％）は、1か国語しか話さない人と比べて、認知症の兆候が出る時期が4年遅くなることがわかっている。

なぜ、2か国語を操ることが脳を守るのか？　バイリンガルはどちらの言語を使い、どちらの言語を抑制するかを選択する必要があり、この作業が前頭葉への恒常的なエクササイズになる可能性があるとする指摘がある。額のちょうど裏にある前頭葉は、注目する対象に焦点を合わせ、障害物に邪魔されないようにし、意思決定を行なう領域だ。実際、バイリンガルの人は、実行機能（前頭葉がつかさどっている）が求められる認知課題を速く、より効率的に処理できることが立証されている。

コンピュータゲームはどうか？

コンピュータゲームがプレーヤーに与える影響といえば、脳機能の改善というより、攻撃性や反社会性の強化といった否定的な影響とのかかわりあいにおいて語られることが多い。確かに、極端に暴力的なゲームをプレーする、あるいは、特殊な性向を持つプレーヤーの場合はそうなる可能性もある。しかし、ほとんどのゲームにそこまでの影響力はないし、ほとんどのプレーヤーにそういった否定的な影響が現れることもない。さらに、一部のゲームには、特殊な脳機能を最適化する可能性があることがわかっている。

アクションゲーム

アクションゲームは、さまざまな感覚や知覚、注意力を強化する。また、ゲームをやる上で必要な課題処理能力とは異なる処理能力の強化につながる場合がある。ダフネ・バヴリエのチームが、脳のトレーニングツールとしてアクションゲームを使った多くの研究を行なっている。そして、アクションゲーム（「メダル・オブ・オナー」「コール・オブ・デューティ」「アンリアル・トーナメント」など）を10時間行なうだけで、視界いっぱいまで注意力を分散したり、移動する多種多様な対象を追跡したり、連続的な視覚的出来事のなかから適切な情報を選び出したりする能力を改善することをあきらかにした。

また、細部を視覚的に分析する、不明瞭なパターンを見極めるといった、もっと基本的な視覚機能にも好ましい影響を与える可能性があることがわかった。優れた視力や視覚的注意力は多くの仕事（軍人、タクシードライバー、消防士、アスリートなど）において大切な認知能力であり、こういったアクションゲームをすることで、たくさんの人が恩恵を受けるとバヴリエ博士は主張する。

「ライズ・オブ・ネイション～民族の興亡～」（戦略ゲーム）

ある種の戦略ゲームはワーキングメモリを向上させる。２００８年、アーサー・クレイマらは60歳かそれ以上の被験者に、「ライズ・オブ・ネイション」というロールプレイング型の戦略コンピュータゲームをやってもらい、対照群と比較する研究を行なっている。

このゲームのゴールは帝国を建設することにあり、プレーヤーは街を作り、人口を支え、軍隊を編成して維持し、ほかのプレーヤーに勝たなければならない。ゲーム前、ゲーム中、ゲーム後に評価したところ、対照群と比べ、ゲームをやった実験群は課題間を行き来する能力が著しく向上していることがわかった。ワーキングメモリと推理力も大きく向上していた。

ソーシャルゲーム

他者の幸福への関心や共感的行動につながるゲームをやったプレーヤーが実生活に戻ったとき、社会性を持った行動を取るかどうかをテストしたものがある。２０１０年に行なわれた好奇心をそそられる実験だ。被験者は、動物の群れの安全性を確保するソーシャルゲーム「レミングス」か、「テトリス」のような社会性を問われないゲームのどちらか一方を行なった。その後、低いリスク（鉛筆のキャップが落ちるのを目撃する）から高いリスク（怒り狂った元ボーイフレンドがある女性を困らせる状況を目撃する）までの、他者を助ける必要がある状況を作って被験者をテストした。その結果、ソーシャルゲームをやるとプレーヤーの利他的な心を強化することがわかった。社会性を問われないゲームをやったプレーヤーと比べ、ソーシャルゲームをやったプレーヤーは、低リスク、高リスクの両方の状況において、他者を助ける行動を取ることが多かったのだ。

「ニンテンドーDSブレイン・エイジ」

このゲームが脳機能を強化するという研究結果は限定的なものだ。最近行なわれた小規模な実験に、4週間プレーすると、（「テトリス」と比べて）高齢者の実行機能と処理速度を向上させるとするものがある。しかし、この研究は完全な中立性を保ったものではなく、ゲーム開発者の川島隆太氏が著者として名を連ねている。

別の研究は、被験者（平均74歳）が週2〜3回やり続けたところ、6週間後にワーキングメモリが向上したと報告している。しかし、この研究にもいくつかの方法論的な疑問がある。まず、被験者が41人と少ないこと。また、被験者がどれだけプレーするかをコントロールしていなかったため変数が高いことに加え、実験群が「ブレイン・エイジ」をやっている間、対照群はなにもやっていないからだ。しかるべき手続きを踏んだ研究報告がほしいところだ。

ここまでをまとめると、名の知られたコンピュータゲームのなかにはプレーすると脳機能が改善するものがあり、脳内にある程度の刺激的な活動状態を作る可能性があるということが言える。長期にわたる脳の保護にコンピュータゲームが役立つかどうかについては結論といえるほどの研究はなく、そのため、２０１０年の国立衛生研究所のメタ分析も、長期的な効果については明言を避けている。

最低限言えるのは、コンピュータゲームが、新規性、多様性、チャレンジ性という意味ですばらしいツールになり、クロスワードパズルに代わる刺激に満ちた代替物になるということだろう。

まとめ

▼認知機能を「使うか、（使わずに）失うか」は、クロスワードパズルを1回多く解くことではなく、新規性、多様性、チャレンジ性に富んだ方法で、認知的な許容範囲を頻繁に延ばしたり広げたりすることにある。

▼健康な個人としての認知機能を長く維持するには、アルツハイマー病の原因からの影響を防ぐことが大切である。

▼生涯にわたって認知的な活動に関与することは、健常な状態にある個人の認知力が低下するのを遅らせる。また、アルツハイマー病と診断されてから、病気を抱えて生きる時間を短くする。

Interview 1

ヤコブ・スターン博士

認知的予備力とアルツハイマー病

コロンビア大学セルギーブスキー・センターの認知神経科学部の部長であり、同大学医学部の臨床神経心理学教授。アルツハイマー病の病変（脳内におけるプラークやタングルの蓄積）を抱えながら、生涯、認知的に健康なまま生きられる人がいる一方で、同程度の量のプラークやタングルによって、別の人がアルツハイマー病の激しい症状を示すのはなぜか。その違いを説明するために考え出された「認知的予備力理論」の主要な提唱者のひとりである。

▼生涯にわたって刺激的な活動に数多くかかわることは、脳に肯定的で累積的な効果をもたらす。教育、職業、その他の認知的な活動は、どのように年を取るかに大きく影響する。多種類の刺激的活動を行なうほど有益である。

▼脳機能を守る認知的予備力を築くには、身体エクササイズ、知的学習、社会的交流を結びつけた刺激に満ちた活動を行なうことが理想的。認知的予備力の構築には早く着手するほどよい。しかし、何歳であってもスタートするのに遅すぎることはない。

認知的予備力とはなにか

――あなたの研究成果は驚くべき範囲に影響を及ぼしています。そして、その影響もさまざまな学問領域や年齢層を横断していますね。もっとも予期しなかった反応にはどんなものがありますか？

数年前、セブンティーン誌の記者がインタビューを申し込んできたときには本当に驚きました。その女性記者が、どうして、自分が相手にしている年若い読者が認知症の研究に興味を持つと感じたのか、強烈な好奇心が湧きました。そこで彼女が話してくれたことが、私に深い理解と洞察をもたらしました。彼女は、ドロップアウトせずに学校にとどまるモチベーションを子どもたちに与えたかったのです。若い頃の社会的交流が認知的予備力を築き、認知症を防ぐための強力なツールになることを彼女は理解していたのです。

――ハイスクールの年齢から60年ほど先を見越した企画だったということですね。ところで、AとBのふたりがいて、専門的に見れば両者ともアルツハイマー病（脳内にプラークとタングルが生じている）を抱えているのに、Aの人だけが症状を示していたとします。この不一致はどう説明できますか？

教育、職業、レジャーなどを通じ、メンタルに刺激を受け続ける人生を送った人は、アルツハイマー病になるリスクを減らすことができます。発症リスクを35～40％減らせることがいくつかの研究結果からわかっています。病理は生じているけれど、うまく対処できるということです。さらに、そのなかの何人かはアルツハイマー病と診断されないまま生きていくことができます。アルツハイマーの症状がまったく出ないからです。

認知的に健常だった高齢者を長年追跡した研究があります。それによると、死後に脳を解剖すると、全体の20%の人の脳内に完全にアルツハイマー病になった人と同程度の病変があったそうです。しかし、病変があるものの、生活上の目立った問題はまったくなかったのです。

──認知力の保全がそこまで可能になる脳内では、なにが起こっているのでしょうか？

互いを補い合うふたつの理論があります。ひとつは脳神経的予備力と呼ばれるもので、もともとニューロンとシナプスを数多く持っている人がいて、その〝余剰組織〟によって脳が保護されるとする理論です。ある意味、アルツハイマー病の攻撃を防御する受動的なハードウェアをたくさん持ち合わせている人たちと考えることができます。

もうひとつの理論は認知的予備力と呼ばれています。訓練によってある認知課題に対する処理技術が上達し、ついには高いレベルまで達し、新たな能力が脳内に構築されるとするものです。洗練されたソフトウェアを脳内で開発し、そこに設置するようなものです。

──ふたつの理論は、相伴って進むように思われますが、正しいですか？　いわゆる神経可塑性はあなたが〝ハードウェア〟や〝ソフトウェア〟と呼ぶものを意味し、それらは同じコインの表裏であり、その表と裏が影響し合っているということですか？

正解です。そのため、最近、このふたつに明確な区別をつけなくなりました。そして、両者の関係をもっと理解するために、さらなる脳神経画像処理研究を行なっています。

認知的予備力を構築する

――目指すゴールが、ニューロンやシナプスの増加、また、技術の習得から成る認知的予備力を構築することだとしたら、具体的になにをすればよいのでしょうか？　内面を刺激する活動、良質と考えられる脳エクササイズを決めるものはなんですか？

簡単に言うと、〝脳を刺激する〟とは、ある活動に深く没頭することです。私たちの研究結果は、ほとんどすべての活動に認知的予備力を築く働きがあることを示しています。活動ごとに、複雑な認知的チャレンジを含むもの、対人関係とか身体的な要求を含むものといったバリエーションの違いはありますが。

動物実験では、刺激的な環境に身を置いたり、身体活動を増やしたりすることでニューロン新生が活発になることが確認されています。そういった刺激は、教育や職業、あるいはその両方から受けますが、教育と職業のふたつの要素が、認知力を低下させるリスクをどう減らすかを示した研究もあります。

興味深いことに、その人の年齢、教育程度、職業がどうであろうと、レジャーをたくさん楽しむほど、認知力に多大で累積的な効果をもたらします。大切なのは、異なる活動には、それぞれ独自の効果があるだけでなく、相乗的に認知力を向上させる効果がある点です。より多くのレジャーを、より若い頃に始めれば、より好ましい結果を生むのです。年を取りすぎているからと躊躇する必要はありませんよ。なにもしないより、何歳であっても始めた方がよいからです。

――レジャーのなかで効果的だと思えるものをいくつか挙げてもらえますか?

私たちが2001年に行なった調査ですが、知的要素や身体的要素、社会的要素を持つレジャーを13種類ピックアップし、それぞれの効果を評価したものがあります。認知力に好ましい影響を及ぼしたのは、読書、友人や親戚を訪ねること、映画やレストランに行くこと、楽しみながら歩くこと、小旅行に行くことなどでした。手軽にできることが数多くあるということですね。

レジャー活動を頻繁に行なっている群は、アルツハイマー病になるリスク(レジャー活動以外の要素を用いた対照群と比較している)が38%低下します。さらに、別のタイプのレジャー活動を加えていくと、ひとつ加えるごとに8%ずつリスクが低下していきます。

行なったほうがよいと明白になった要素もあります。身体エクササイズがそれで、単独で、認知力に大きな影響をもたらします。身体活動が脳内でどのようにニューロン新生を促すかも、少し前にあきらかになっています。

私たちには、認知的エクササイズと身体的エクササイズの両方が必要ですが、これをやったら認知力を絶対に維持できるという方法は、現時点ではわかっていません。脳を守ることを目的にした体系立った医療介入を可能にするにはさらなる研究が必要です。

――良質の栄養素、身体エクササイズ、ストレスマネジメント、さらに、目新しくて多様性に富み、チャレンジ性を兼ね備えたメンタルエクササイズの重要性を耳にします。それらと比較して、最近

のコンピュータをベースにした認知力トレーニングプログラムについてはどう見ていますか？

——今挙げてもらった要素は意味を持っているでしょうね。問題は、アルツハイマー病を防ぐのにもっともよいものがなにかわかっていないところにあります。母国語と違う言語を学ぶことが、楽器練習を始めることやコンピューターゲームをやることより効果的かどうかがわかっていないのです。

認知力をトレーニングするコンピュータゲームのなかには、あなたがダニエル・ゴーファー博士と議論していたパイロットのメンタルを鍛えるプログラムのようなものがありますが、それらが認知力に好影響をもたらすことは明白でしょう。さらにその認知トレーニングが意図するところを超えた効果ももたらします。しかし、長期的効果という観点から見ると、ほとんどのコンピュータゲームは語る段階に達していないのが現状です。判断するには、明白な対照群と比較できるようにデザインされた質が高い臨床治験も必要です。

私がここで言えるのは、教育、職業、レジャーなどを通じてメンタルを刺激しながら生きていれば、アルツハイマー病になるリスクを最小限にすることができるということだけです。

インパクト（IMPACT）研究を指揮したのが、南カリフォルニア大学アンドリュース老年学センターのエリザベス・ゼリンスキー博士だ。インパクト研究は、二重盲検・無作為化比較されて行なわれた、質が高くて類を見ないほど大規模な調査である。65歳以上の524人の健康的な高齢者をふたつの群に分け、一方の群は一日1時間の脳トレーニングを8～10週間にわたって行ない、別の群は、教育DVDを同じ時間的条件のもとで観た結果を検証したものだ。実験は、メイヨー・クリニック、米国チェス連盟、サンフランシスコ退役軍人医療センターほか多数の場所で行なわれた。この研究にはポジットサイエンス社が資金を提供している。

▼高齢者の脳は新しい事項を扱うことが苦手になる。一方で、慣れ親しんだ事項はよりよく扱えるようになる。
▼ただひとつの〝知性〟があるのではなく、数多くの異なる認知力が〝知性〟を構成している。異なる認知力それぞれをトレーニングするように作られた、異なるプログラムが必要な理由はそこにある。

認知力は年齢とともにどう発達していくか

——年齢とともに認知力がどう変わっていくかについてお聞きしたいと思います。あなたが行なったロングビーチ縦断研究からはどんな洞察を得ましたか？

まず、異なる認知技術は、生きていく間に異なる発達の仕方をするという事実です。たとえば、体験を積むことで向上する語彙力のような認知力は、年齢とともに良くなっていきます。処理速度（情報を処理し反応するのにどれだけの時間がかかるか）、記憶力、推理力などは、20代後半から徐々に低下していきます。つまり、年を取ると慣れ親しんだ事項の扱いが容易になりますが、反面、新しい事項は扱いにくくなると要約できます。何歳になっても学ぶことはできますよ。ただし、ペースが遅くなるということです。

――この傾向に特別な転換点や変曲点はありますか。また、下落率が顕著になるのは何歳でしょうか？

はっきりした答えはなく、多くは個人に依存します。一般的には、ゆるやかで累加的に低下していきます。統計的には、加齢による認知力の低下は70歳までにはっきり現れます。高齢者が新しいテクノロジーを受け入れるのに苦労する理由がそこにあります。しかし、それは新しいテクノロジーを学ぶことが、高齢者が必要とするメンタル刺激につながることも意味していることになりますね。認知力低下において遺伝子は一部を担っているに過ぎず、そのほとんどは、環境やライフスタイル、行動によって左右されています。

――認知力が低下するプロセスを遅くし、できるだけ長く、認知的に健康かつ生産的でいられる要素とはなんでしょうか？

脳に悪影響を与える糖尿病や高血圧にならないようあらゆる努力を払うことと、なってしまったら進行を防ぐよう留意することをお勧めしたいですね。血糖値や血圧によい身体エクササイズを行なう回数は学校を卒業すると劇的に減りますが、これは、人間社会の悲劇ともいえることです。

身体エクササイズの影響、認知エクササイズの影響

――身体エクササイズと認知エクササイズに相関的な効果はありますか?

この質問は、二番目のお勧めにつながります。エアロビクスがほとんどの認知力にすばらしい効果をもたらすことはご存知ですね。しかし、こと、記憶力の改善という話になると顕著な効果が見られないのです。これは、覚えておくとよいポイントかもしれません。つまり、身体エクササイズが認知力に影響することを示す研究がたくさんあり、多くの認知機能によい影響を与えるけれど、記憶力には影響しないということです。一方、特定の認知力を鍛えるためにデザインされた認知エクササイズは、記憶力を含めてターゲットとする認知力を向上させることができます。

特効薬はないということです。身体エクササイズと認知エクササイズの両方を行なうことが大切なのです。そこに3番目のお勧めを加えたいと思います。自分自身や他者との間に感情的なつながりを保つことです。自分を信じ、尊重することで自己とつながり、同じ方法で、家族や友人たちとつながっていることも、認知的に健康かつ生産的でいるための要素になります。

インパクト研究について

――インパクト研究の結果で、もっとも驚かれた点はなんでしょう?

脳をトレーニングすることに起因する学習転移をはっきり確認したことです。認知力を向上させることが、毎日の生活に役立つことになるのです。私たちが使った「ブレインフィットネス２・０」は、聴覚処理をトレーニングするプログラムです。被験者は聴覚そのものを著しく向上させましたが、驚いたのはその点ではなく、直接的にトレーニングしていない聴覚記憶にも効果があったことです。トレーニング後に聴覚記憶を調べるテストをしたところ、75歳の人たちが平均65歳の人たちと同レベルの聴覚記憶を示したのです。つまり、聴覚記憶という認知力において10歳若返ったということができます。

著しく改善した分野がほかにないか自己申告してもらったところ、日々の生活で使う認知力の一群、たとえば、名前や電話番号、鍵をどこに置いたかを思い出すことや、コミュニケーション能力、さらに、自信などが挙げられていました。

ブレインフィットネスで未来を心に描く

――聴覚記憶への影響だけでも印象的なお話です。そして、大きな意味を持っていますね。ここでちょっと未来を予測してみませんか? ここまで、異なる認知能力は異なる方法で進化するという

話をしてきました。身体エクササイズがどれほど役立つか、また、マイケル・メルゼニッチ博士が開発した「ブレインフィットネス2・0」のような認知力トレーニングプログラムが、ある特定の認知力を向上させることについても話をしてきました。認知力を刺激するプログラムには、トーケル・クリングバーグ博士のワーキングメモリ・トレーニングや、ダニエル・ゴーファー博士の注意力コントロールなどもあります。身体のほうのフィットネスでは、ジムに行くと、効果的に身体を鍛え上げるためのマシンをその人ごとに組み合わせますが、同じように、未来では、その人がもっとも必要とする認知力を見つけて鍛えられるような評価方法やツールを使うようになるのでしょうか？

認知力全体を拡大するためには数多くの活動が必要なので、身体エクササイズに類似性を見いだすのはうまい考え方ですね。認知力を鍛えるためには、新しさがあり、その人に適していて、さらにチャレンジ性が含まれているべきです。そういった要素を加味しながらデザインできるのが、コンピュータプログラムの良いところです。日々の生活という基本的な活動レベルでも、刺激的な活動に接し続けること、快適なゾーンからいつも出て行こうとすること、なにをやる場合でもベストを尽くすことが大切です。

鍛えなければならないのは、ひとつしかない〝知能〟だと考えがちですが、それはよくある誤解です。ひとくちに〝知能〟といっても、そこには、注意力、記憶力、言語力、推理力をはじめ、異なる認知力が数多くあります。そのため、各々の認知力を改善するようデザインされた異なるプログラムでトレーニングするほうが理にかなっているのです。

研究に乗り出す前、私たちは、認知力は鍛えられるといった類の話に懐疑的な目を向けていました。でも今は、認知力トレーニングは将来性を期待できる分野であり、科学界や政治界がもっと注目したほうがよい分野だと信じています。

――認知機能を維持したり向上させたりするために、知っておいてもらいたい最近の研究や考え方はなにかありますか？

真剣に取り組めるブレインフィットネス活動をそれぞれの人が見つけ、ライフスタイルの一部にすることです。効果を最大化するためには異なるタイプの活動（エアロビクス、コンピューターゲーム、広範囲にわたる認知力的な活動）を組み合わせるスタイルがベストでしょう。私たちが行なったメタ分析では、そのスタイルを長期にわたって続けることが認知力に重要な効果をもたらすことがわかっています。

Chapter 6

これから出会う人が、あなたの脳を変える

前章では一般的なメンタルエクササイズの可能性について述べてきたが、ここまでの章末のインタビューのなかで、社会的交流が脳に及ぼす影響について何人かの科学者が言及していることに気づいているだろう。社会との深いかかわりが脳を最適化することを示す研究結果が増えているのだ。しかし、社会とかかわってさえいれば、すべて同じ効果があるのだろうか？　大切なのは、量なのか、それとも質なのか？

社会参加がもたらす効能

社会的孤立はあらゆる健康面で有害なものになる。この事実は、健康リスクを抱える人

を対象にした研究によって今まで何度も示されてきた。友達や家族、クラブや地域コミュニティなどを通じて社会的につながった人と比べ、孤独な人は、総死亡率が2〜4倍増加するのだ。脳の健康という観点から見ても同じだ。国立衛生研究所が行なった広範囲にわたるメタ分析は、中年期から晩年期における社会的つながりが、高い認知機能を維持し、認知力が低下するリスクを減らすと報告している。また、中年期から晩年期までに社会的つながりがあまりないと、アルツハイマー病になるリスクが高くなりやすいことも示している。

社会的つながりが脳へ与える影響は、脳のなかでじかに観察できる。2011年には、大脳辺縁系のなかにある扁桃体に焦点を当てた研究が行なわれている。扁桃体は感情反応において主要な役割を果たしている組織だ。そのため、社会とどれだけつながっているかによって、（神経可塑的な変化を経て）扁桃体の大きさが変化するのではないかと研究者が推測したことが、この調査の発端になっている。

そこで、60人の大人の扁桃体の大きさを測り、社会的ネットワークの範囲と複雑性（定期的にどれくらいの人とコンタクトしているか、また、接触しているグループ数）について評価した。その結果、当人が社会に支援されていると感じている量と扁桃体の大きさには関連性がないことがわかった。しかし、社会的ネットワークが実際に大きく複雑なものになればなるほど、扁桃体の容量が増していた。

ここで、疑問が浮かぶ。扁桃体が大きい人が多くの友人を持つ傾向にあるのか、あるいは、多くの友人を持つことが扁桃体の成長を促すのかという疑問だ。この疑問に答えるには、相関関係ではなく、因果関係を示す結果が必要であり、まだ結論には至っていない。

結論には至っていないものの、この課題についての研究がいくつかある。２００８年、ミシガン大学のオスカー・イバラらが無作為化した被験者（18～21歳）を3群に分けた実験を行なっている。３群とは、①社会的な課題について10分間議論する社会的な群、②刺激がある課題（クロスワードパズルやそれに近いもの）を10分間にわたって解く知的活動群、③国民的コメディドラマ『となりのサインフェルド』を10分間観る対照群である。

それぞれの群の被験者は、議論したり、パズルを解いたり、ビデオを観たりしたあと、処理速度課題とワーキングメモリ課題を使って認知機能評価を受けた。その結果、②の知的活動群は、単にドラマを観た群よりもワーキングメモリ課題でのスコアがよかった。ワーキングメモリ強化は、①の社会性を持ったグループでも観察され、議論の最中にワーキングメモリがテストされても、議論によって生じる刺激に引きずられるようにスコアがよくなることがわかった。また、研究では、テレビを平均的な時間観ている人たちが、観る時間を減らし、そこで〝節約した〟時間を使って認知力を刺激する活動に当てるとスコアがよくなることもあきらかになった。

社会的つながりが、なぜ脳機能を強化するのか？

オスカー・イバラが指摘するように、「議論へ参加することには、人々がなにを考えているかを推測したり、ほかの人の視点を理解したり、情報を記憶したり、記憶した情報を新しいものへと更新したり、不適切な感情や行動を抑制したりする社会的な認知プロセスを必要とする」のだ（インタビュー↓204ページ）。こういったタイプの社会的交流は、脳の奥深くでのエクササイズをもたらし、実行機能を刺激するだけでなく、短期的な認知力強化と認知的予備力の構築につながっていく。

もちろん、社会的交流であればすべて同じというわけではない。いくつかの交流は認知的なかかわりをほかよりも要求されるため、たぶんブレインフィットネスという意味ではより効果的だ。前章で説明した認知力の向上に必要な要素——新規性、多様性、チャレンジ性——がここでもガイドラインになる。日常的な社会的交流（たとえば、仕事のあと息抜きのために友人と飲みに行く）と比較すると、目的を持ったグループ（たとえば、読書クラブや宗教グループ）内にいるほうが、認知力をより向上させることが期待できる。イバラは、協力的な交流や、知り合いになろうとする基本的な交流が、短期的な認知力強化をもたらすきっかけになることを２０１１年の研究で示している。

ローラ・フラティグリオーニらは、社会的刺激と認知症リスク減少の間にある関係を示唆し、血管説とストレス説を使って説明できるとする。血管説は、社会的つながりが心臓血管障害や脳卒中の予防に有益であるとするものだ。心血管障害は認知症のきっかけになったり、その進行に影響したりする。そのため、心血管障害のリスクを減らす要素は、認知症の発症を減らす要素にもなると考えられている。

次の第7章で概説するが、ストレスと、海馬萎縮、認知力低下、認知症の間には関連性がある。社会的交流が多い人は、ほかの人とかかわる機会が増える。ストレス説は、そうした交流が生む一体感のなかで、自分が社会的に有能だと感じるようになるとするものだ。それが、自尊心につながり、気分をよくし、ストレスレベルを下げるため、認知力が低下するリスクや認知症になるリスクが減るのだろう。こういった視点から考えると、高度な知的刺激を含むか否かにかかわらず、友好的な交流関係がそこにある限り、どんな社会的つながりであっても有益なものといえそうだ。

脳に良い社会的つながりとは?

あなたには数多くの友人がいるか、近しい友人が何人かいるだろう。その両方かもしれない。多くの人に囲まれながら、社会に支えられているという感じがしていないかもしれない。脳の健康という意味でもっとも重要なのは、社会的つながりの規模か、つながりにおける関係性の質か、あるいは、社会的に支援されていると感じる主観的評価なのか?このテーマについて科学は結論を示していないし、明確な指針となるものもきわめて限定的だ。

平均年齢80歳の健康な838人を対象に、社会的習慣と認知機能について調べた研究がある。そこでは、社会との関係が、社会的活動の頻度、社会的つながりの規模、本人が感じている社会からの支援量で評価されている。社会的活動の頻度は、前の年に社会的交流を含む6つのタイプの活動にどれだけ参加したかを質問して評価した。

①レストラン、スポーツイベントへ行く、あるいはビンゴゲームに参加する
②日帰り、または1泊で旅行に行く
③ボランティア活動に参加する
④親類や友人を訪問する
⑤グループに参加する
⑥宗教的な行事に出席する

社会的つながりの規模の評価には、子どもや家族、友人の数を聞き、前の年にその人たちと何回会ったかを聞いている。本人が感じている社会からの支援量については、その量を評価するために作られたいくつかの標準化尺度を用いている。そして、被験者の認知機能の評価には、長期記憶、ワーキングメモリ、処理速度、視空間認知能力を測る19の認知課題からなるテスト一式を使っている。

これら3つの尺度（社会的活動の頻度、社会的つながりの規模、本人が感じている社会からの支援量）それぞれが、被験者の認知機能にどれほど影響しているかは、統計学に基づいた分析法を使って調べている。

その結果、社会的活動への参加頻度が増え、社会的に支援されていると感じる度合いが上がると認知機能が高くなる一方、興味深いことに、認知機能と社会的つながりの規模には関連性がなかった。このことは、たくさんの人と社会的な結びつきがあるかどうかより、質が高くて満足できる結びつきが大切であることを示しているのかもしれない。

しかし、別の研究は、社会的つながりの規模と認知機能の間にも関連性があることを示していて、認知機能的に健常な高齢者も認知症を抱える高齢者も、社会的つながりの規模が大きくなるほど、認知機能がよくなる結果になっている。

社会とのかかわりを拡大するには？

以上をまとめると、社会とかかわっていく際にも、脳を刺激する基本に沿うことが大切だということになる。つまり、社会にかかわる機会は多いほうがよく、とくに、新規性、多様性、チャレンジ性を含む交流が好ましいということだ。さらに、社会的に支援されていると感じられる要素がそこに加わればベストだろう。

社会的つながりを増やす方法はたくさんある。それは、あなたの年齢や目的、現在の社会的つながりや支援の度合いをもとに判断すればよいだろう。すべての人にとって完璧といえる社会的つながりはないが、提案できるものがいくつかある。

ボランティア

人と知り合い、社会に深くかかわっていくひとつの方法が、図書館、病院、学校などでのボランティアだ。ボランティアが非常に有益であることを示すいくつかの研究がある。そして、死亡率と鬱病になる率を下げ、健康を維持し、機能低下を遅らせることがわかっている。

最近考案された「エクスペリエンス・コープ」は、ボランティアを行なう有効性に着目した、コミュニティをベースとしたプログラムだ。学問的にも行動的にも子どもたちを向上させるよう、高齢者が学校と協力しながらサポートする。参加する高齢者は、週15時間のボランティアを行なうが、チームトレーニングやサービスを通して社会的な支援を受けられるようになっている。指導する項目を変えたり、校内の図書館で子どもたちを補助したり、意見の対立を解決したりすることで、とくに実行機能に認知的な刺激を受けるという。

ジョンズホプキンス大学ブルームバーグ公衆衛生学部のミッシェル・カールソンらは、エクスペリエンス・コープの効果を評価するために6か月にわたる神経画像診断を行なっている。その結果、対照群と比べ、プログラムへ参加した高齢者が実行機能を改善し、実行機能を支える前頭前野の活性が増していることを確認している。

社会的なグループ

社会に深くかかわっていく別の方法は、読書クラブや宗教的なグループに参加することだ。グループに属することは、通常、そこに属しているメンバーとなにかを行なうことであり、属するグループによって生じる利益は変わってくる。

アジア大学のホイ・チュアン・シューが、台湾の高齢者のデータをもとに調査を行ない、宗教グループに参加した女性の死亡率が低下し、政治的グループに参加した男性の認知機能障害のリスクが低下することをあきらかにしている。性別の違いや、台湾人という特性を脇に置いたとしても、この結果は、タイプが異なる社会的グループには異なる影響があることを示唆するものになっている。政治的グループに参加することによって認知機能障害を起こすリスクが低下するのは、政治議論をする間の知的な刺激が原因の一部になっているのだろうとシューは推測する。また、宗教的グループに属することによって死亡率が低下するのは、グループ活動によって生まれる幸福感や安寧感が原因の一部になっているのだろうと指摘している。

つまり、どんなタイプの社会的グループであれ、社会にかかわることによる利益だけでなく、グループでの活動がもたらす利益を兼ね備えていることになる。ダンスクラブとかウォーキングしながらの読書クラブなら社会性にプラスして身体的な利益を得るし、ブリッジゲームクラブでの活動には知性と社会性が結びついている。

社会的志向があまりない人は、見知らぬ人たちがいる新しい活動へ参加することに躊躇しがちだ。こういった人たちには少し助けが必要だ。しかし、幸いなことに、新しい体験を受け入れる開放性は、固定してしまう性格特質ではないと考えられている。そして、認知技術を刺激すると、新しい体験を受け入れようとする高齢者の開放性が拡大しやすくなることが最近の研究であきらかになっている。

この研究には１８３人が参加している。参加者の半数が16週間にわたるトレーニングを行なった。内容は、少しずつ難度を上げていくパターン認識と問題解決に関する課題を何人かのグループでやり、家でもパズルをやってもらうというものだ。16週間後、トレーニングを受けなかった残りの半数の人たちと比較すると、トレーニングした人たちには、新たな体験を受け入れようとする開放性が著しく増していた。また、帰納的推理課題におけるスコアがよくなっていた。

ふたつの点からこの結果は重要だ。ひとつ目は、新たな体験を受け入れようとする開放性は加齢とともに低下していく傾向があるが、この傾向を反転できることがわかったこと。ふたつ目は、社会的なかかわりのなかで刺激的な活動を行ない、なんらかの利益を得ることで、その活動への熱中度が高まることだ。これらによって、社会とかかわることができる新たな活動をもっと増やしたいという欲求にもつながっていくだろう。

ソーシャルメディアはどうか？

友人との付き合いや新たな出会いのためにフェイスブックを始め、仕事のためにリンクトインのアカウントを持ち、社会的つながりを維持するためにEメールやテキストメッセージを送る大人が増えている。こういった電子的な社会的交流にはどれほどの価値があるのだろうか？　実際に会って交流するときと同じように、脳に有益な作用があるのだろうか？　ソーシャルメディアを使えばもっと多くの友人を作れるのだろうか？　社会につながるためにインターネットを使う影響については、今も激しい論争が続いている。

電子的な人間関係は、顔を突き合わせて行なうそれとは多くの面で異なっている。本人の顔を見られないため（スカイプなどのビデオチャットを使っている場合は別だが）、表情やボディランゲージを読むことができない。そのため、話している相手の感情や意図を誤解する可能性があり、対面で行なう人間関係よりも、話の内容を信用していいかどうかが問題になる。これは、近しい友人と交流するとき、なぜ、電話やテキストメッセージ、ソーシャルネットワークサイトを使うより、実際に会うほうが満足できるかの説明になるだろう。相手がどう話し、話の内容にどう反応しているかを見ること。そこには、人との交流において決め手となるなにかがあるのだ。

フェイスブックはより多くの友人をもたらすのだろうか？　一般的に、人間がどれくらいの友人を持てるかというところから話を始めよう。広範囲の霊長類とヒトの集団を対象に、典型的な社会的グループの大きさと大脳皮質の容量との相関関係をあきらかにした研究がある。結果は、安定した人間関係を維持できる友人数は、大脳皮質の処理許容量によって制限されることを示していた。ヒトの場合、大脳皮質の容量から考えると、社会的つながりの大きさは約150人が限度だと推定された。この限界数は、現在「ダンバー数」として知られているものだ。ソーシャルメディア、とくにSNSでは、この数が多くなるのだろうか？

フェイスブック上に数千人の〝仮想友人〟を持つ人もいるが、フェイスブックにおける典型的な友人数はおよそ120人であり、ダンバー数——実生活での典型的な友人数——にほぼ一致している。ツイッターも同じだ。もちろん、実生活において150人以上の人と知り合うことは可能だ。親友に加えて知人が数百人いる人、何千もの人の顔を見分けられる人もいる。フェイスブックになると1000人はおろか、もっと多くの〝友達〟がいる人もいる。しかし、その多くは実際の〝友達〟とは考えにくく、困ったときに手を差し伸べてくれる人たちではないだろう。

ネット上のつながりに熱中することは〝実際の友だち〟関係を破壊するだろうか？　これまで行なわれた研究結果に一貫性はないが、オンラインの社会的つながりの大きさが、オフラインの社会的つながりに否定的影響を及ぼすことはないようだ。

おそらく、SNSの好ましい局面のひとつは、もう会うことができない友人との接点を維持できるところにある。そして、友人関係が消滅してしまうことを防いでくれる。とくに、ひと昔前より頻繁に旅行したり、居住地を変えたりするようになった現代では、地理的に離れた場所に友人を持つことは価値あることであり、刺激にもなるだろう。

まとめ

▼社会的交流は、実行機能をはじめとする認知力の働きを要する活動になりえる。脳機能の最適化につながる刺激的な社会環境に触れることになるからだ。
▼社会に深くかかわることは、認知的予備力や脳神経的予備力を蓄えさせ、ストレス緩和にもつながる。そのため、脳に有益な影響をもたらす。
▼オンラインでの社会的ネットワークは、私たちが維持できる友人の数を増加させない（減少もさせない）と考えられる。それはおそらく、ヒトの大脳皮質の大きさによって規定される許容量が友人数を自ずと制限するからだ。

Interview 1

オスカー・イバラ博士

社会的交流が認知力を強化する

ミシガン大学心理学部教授。社会的規制技術と認知資本について、また、両者の相互作用を研究するアダプティブ・ソーシャル・コグニション・ラボの責任者である。社会的交流への深いかかわりが、認知力に好ましい短期的効果を与えるとする研究成果をもたらした研究者のひとりである。

▼実行機能（その交流に対する展望を持つ、相手の気持ちを推測する、目の前の状況を追う、感情を抑制するなど、社会的交流に必要な技術）を使いながら、深く、そして、積極的にかかわろうと動機づけられている社会的交流が認知力を強化する。

▼暇つぶしのおしゃべりや競争的な交流は、通常、認知的な向上には結びつかない。

——あなたの研究は社会的知能を中心に展開しています。社会的知能とはなにか説明してもらえますか？

社会的知能とは、自分が置かれた社会的環境を理解し、自分のニーズと他者のニーズのバランスを取りながら問題を解決し、人間関係を培っていく能力を意味しています。

良い社会的交流もあるが、悪い社会的交流もある

――あなたが2008年に発表した論文、「かんたんな社交を通したメンタルエクササイズ」は、社会的交流と認知力拡大の間にある因果関係をあきらかにした数少ない研究のひとつです。発見したことを要約してもらえますか？

実験は3種類の条件のもとに行なわれました。一番目は10分間テレビを観る群で、これが対照群です。交流している人たちをスクリーン上に観るという社会的要素があります。二番目は脳エクササイズ（クロスワード、心的回転）を10分間行なう群です。三番目は、特定の話題について10分間議論する群です。これらの活動の後、ワーキングメモリ（実行機能における主要な要素）をテストしました。その結果、対照群と比較すると、三番目の議論する群のワーキングメモリがよくなることがわかりました。しかも、脳エクササイズを行なった群と同じくらい改善されていたのです。

議論に参加するには、人々がなにを考えているか推測したり、ほかの人の考えを取り入れたり、情報を記憶するだけでなくそれを更新したり、不適切な感情や行動を抑制したりする社会的な認知プロセスが必要です。これらの認知作業を要することがワーキングメモリを強化するのだと説明できます。議論へ参加するための能力は多くが実行機能に依存しています。社会的に交流する上で使われた実行機能が認知資源となり、その資源をワーキングメモリとか認知コントロールのテストにあてがうことができるのです。

――今まで、社会的交流は認知力に好ましいものではなく、認知力を消耗するものだと考えられてきました。こういった見方を説明してもらえますか？

その人の能力が試される交流、あるいは、持てる能力を使い続けるような高度な交流の場合は、認知機能の減少につながる可能性があります。このタイプの交流では、交流が行なわれている間中、自分をプレゼンテーションしようとする関心（たとえば、知的に見えるようにふるまう）と自分を統制しようとする努力が続きます。そのため、認知資源、とくに実行機能の一時的な消耗につながる可能性がある。しかし、社会的交流による認知力の消耗を報告している研究のほとんどには、比較するための対照群がありません。そのため、否定的な影響を及ぼしているように見えるものの、実際には、認知力を強化する要素がその社会的交流に含まれていないだけなのかもしれません。

交流のなかのなにが認知力を強化するのか？

――認知力強化をもたらす社会的交流にはどんな要素が求められますか？

ほかの人を理解し、その人の考えを読もうと努めること、相手の立場に立つこと、その人の行動や話を真剣に追いかけ、その人との交流に深くかかわることです。さらに交流において積極的である必要があります。企業内の交流、お互いが知り合うための交流には、通常こういった要素がすべて入っているので認知力強化のきっかけになります。２０１１年の私たちの論文で示したように、ゴールに向かって競争するような交流は実行機能をあまり鍛えません。そういった交流には、交流から退いて自己防衛に向かう性質がある。その結果、認知力強化につながらないのだと思います。

――家族や友人を訪ねるような気楽な交流は、認知力を強化しないということですか？

日常的な訪問、まったく気を使わなくてもよい人間関係であれば、そうですね。もちろんそれは楽しい交流でしょうが、たぶん、認知力強化はもたらしません。繰り返しになりますが、その交流に、深く、積極的にかかわることがポイントです。その人を深く観察し、相手の立場に立って理解しようと努力する必要があります。気楽なおしゃべりではだめだということです。

社会的知能とコンピュータトレーニング

――社会的交流を認知力強化に役立てるための知識については理解できました。それでは、目的とする認知機能、たとえばワーキングメモリを改善するコンピュータプログラムにその知識を組み込むことはできますか？

人間は社会的動物であり、ほかの人とのつながりを欲します。そのため、あるプログラムをもっとやりたくなるような社会的要素を挿入することは可能でしょう。社会的要素は、そのプログラムを長く使おうとするモチベーションも強めると思います。

――内気だったり、社会的な適性が欠けていたりして、社会的交流にあまりかかわらない人もいます。こういった人を助ける方法はありますか？

実験的な方法を用いて、ある社会的技術を取り出し、その技術をトレーニングする試みがなされています。たとえば、話す順番が来るまで待つ、それまでは聞くといった技術を学ぶことは、大人であっても子どもであっても、社会交流のための基本的な技術を発達させる効果があります。〝聞く〟技術の習得は社会的な場において有益なものになりますが、それにとどまらず、実行機能を鍛えることにもつながります。たとえば、アデール・ダイアモンドらが、ふたり一組になって能動的にお互いの話を聞き合う〝アクティブ・リスニング〟について報告しています。話を交替で聞き合った後、〝アクティブ・リスニング〟におけるお互いの進歩を確かめ合い、その後に実行機能をテストするとスコアが向上しやくなるのです。

Chapter 7

ストレス・コントロールと、脳の回復力《レジリエンス》

私たちの社会は日ごとにペースが速くなり、複雑さを増している。そのため、生きている間に獲得し、保ち続ける知識の量は膨大なものになる。一生を過ごす間に私たちに求められるものの、ヒトの遺伝子や脳が適応できる範囲を超えて過去1000年ほどの間に急速に変化してしまった。それは、まるで、ストレスと感情を調整するヒトの能力の限界がどこで振り切れるかをテストしているかのようだ。

ストレスが脳に与える影響はどれほどあるのか？　ストレスは今の、そして未来の脳機能にどんな影響を与えるのか？　ストレスを管理し、ストレスによるダメージから回復する能力を築くにはどうしたらよいのだろうか？

良いストレス、悪いストレス

認知力と感情は、構造的にも機能的にも複雑に織りあわさっている。構造的に見ると、ある認知力とある感情が共有して使っている領域がある。また、認知力が使う領域と感情が使う領域が重なり合いながら発達していくところもある。機能的に見ると、たとえば、強烈な不安（感情）はワーキングメモリ（認知力）の容量を減らす。認知力と感情の関係を示すよい例は、感情が、ある出来事の記憶の形成と想起を変えてしまう力だ。概して、感情的な出来事はそうでない出来事よりも思い出しやすく、より長期にわたって記憶していられるのはそのためだ。

ストレスは感情のひとつで（そして人間特有の感情ではない）、生物が自力で調整できる許容量を超える体験や状況がきっかけで起こる。内部では、平衡状態である「ホメオスタシス（生体恒常性）」を維持するための努力が絶え間なく続いているが、環境から受ける刺激、あるいは内部から生じる刺激がこの平衡を乱す。ストレスは、生物を平衡状態から遠ざける要因であり、平衡状態に戻ろうとするプロセスを起こす要因であるとも規定される。外部からの危険に直面したとき生じる〝逃げるか戦うか〟という反応を平衡状態に戻そうとする試みは、エネルギーと資源をひどく消耗する。

ストレスは常に悪いものではなく〝ポジティブな〟ストレスもある。そういったストレスは、いわゆる〝胃の中の蝶〟（胃のあたりが痛いことのたとえ）とか汗ばんだ手のひらとして体験するもので、競技会の前や、芸術的なパフォーマンスを披露する前、スピーチする前、仕事の場であれば、重要なプレゼンや電話、ミーティングの前に体験する。この〝ポジティブな〟ストレスは、注意力や敏捷性を増やし、刺激に対する反応をよくする。しかしその生理反応が続くのは短期間で、目的が達成されると消えていき、通常は、ものごとがうまくいった喜びに浸りながら休息と回復の時間に移っていく。

このように、ストレスは多少かかったほうがよいものだが、多大なストレスとなるとそうは言えなくなる。そのため、ストレスを利用するコツは、ストレスとはなにかを理解し、うまくコントロールできるようになること、ストレスからの回復力を築くことにある。

脳はストレスにこう反応している

ストレスがかかっているときの脳内ではなにが起こっているのだろうか?

第1章の脳の構造についての説明でも述べたとおり、大脳新皮質は高度な思考プロセスをつかさどっている領域だ。一方、扁桃体、海馬、視床下部などいくつかの組織で成り立っている大脳辺縁系は、大脳新皮質と協力して、感情、動機、記憶、呼吸数、心拍数などを調整し、ホルモン産生、性的な昂り、サーカディアンリズム〔いわゆる体内時計〕などをコントロールしている。

大脳辺縁系はストレス反応において重要な役割を果たしている。実際、私たちがストレスを受けると、大脳辺縁系が警告シグナルを発し、大脳新皮質（とくに前頭前皮質）がそのシグナルの意味を読む仕組みになっている。

身体的あるいは精神的なストレスに遭遇したとき、最初に起こるのがこの反応だ。大脳辺縁系内の視床下部から出た警告シグナルが大脳新皮質に届き、〝戦うか逃げるか〟の反応をつかさどる交感神経系を活性化する。交感神経系は脊髄及び脳の外にある神経で構成されている末梢神経系の一部である。この交感神経系が活性化すると、血管を収縮させ（血圧を上昇させる）、汗腺の働きを活発にし、瞳孔を拡大し、心拍数を増やし、心臓の収縮力を高める。

交感神経系は、これらの働きをアドレナリン（またはエピネフリン）と呼ばれるストレスホルモンを増やすことでコントロールしている。アドレナリンはノルエピネフリンと協力することで、心拍速度を上げ、代謝をよくし、血圧を上げる。交感神経系は、別のストレスホルモンであるコルチゾールの分泌量も増やす。コルチゾールは、記憶力、免疫系、抗炎症反応の働きをよくし、痛みへの感受性を低くする。このように、交感神経系の活性化は、目前に迫った〝生きるか死ぬか〟の状況にあなたを備えさせる。

〝生きるか死ぬか〟の状況を克服してストレスの原因が消えると、視床下部がストレスホルモンの分泌を抑えるためのシグナルを出す。それを合図に、身体を正常な状態へ戻す副交感神経系が働き始める。副交感神経系は、たとえば、唾液分泌、排尿、性的昂り、消化といった「休息し、食べたものを消化する」ときの活動を担当している。このように、交感神経と副交感神経は、私たちの身体が平衡状態をうまく保っていられるように一緒になって働いている。

ロバート・サポルスキーは、その著書『なぜシマウマは胃潰瘍にならないか』〔邦訳：シュプリンガー・フェアラーク東京〕で、ヒトは自分の思考からストレスを受ける数少ない動物であると指摘している。なんらかの理由でストレスを受けたとき、私たちは、シマウマがライオンのつめから逃げるときと似たようなストレス反応を取っている。似ていないのはその後の状況だ。

シマウマの場合、ライオンから逃げて自分の生命を守るためにストレスホルモンを使い果たす。一方ヒトの場合は、ストレスによるイライラがそのまま続くことが多く、ストレスを長期にわたって蓄積させていく。ストレスの短い爆発が〔潜在的に〕有益なものであるのに対して、高いストレス状態が継続する慢性ストレスは、多くのネガティブな結果をもたらしやすい。ストレスが増えれば増えるほど、血液中のコルチゾール量が多くなるからだ。

過剰なコルチゾールは、血糖のアンバランス、高血圧、筋肉組織や骨密度の減損につながり、免疫力低下と炎症作用をもたらす。また、新しい記憶を形成するときに中心となって働く海馬のなかで、神経細胞が結合していくのを妨げる。たとえば、マギル大学のソニア・ルピエンらは、高齢者が高濃度のコルチゾールに長期間さらされると、記憶障害につながり、海馬の容量がおよそ14％少なくなると報告している。

慢性的なストレスは、ストレスを減らそうとする身体の働きを妨げるだけでなく、ストレスを減らすためにどうしたらよいか考えようとする心の働きも妨げる。精神的な柔軟性と代替案を見つける能力をストレスが制限するからだ。たとえ環境を変えたとしても、新天地の環境に順応して首尾よくやっていくじゃまをする。汎適応症候群は、逃れられない長期にわたるストレスによって、活動できないまでに麻痺してしまった状況を言う。バーンアウト（燃え尽き）とも呼ばれている。このタイプのストレスを体験している人は、たいていモチベーションと気力と積極性を失い、精神的に疲労困憊している。感情が平坦になり、世を悲観し、他人からの問いかけに反応しなくなる。

ストレスに出会ったときの回復システムが私たちの体内には備わっている。しかし、ひどいストレスに直面したときに起こる問題を回避したり軽くしたりするためには、体内に準備されているそのシステムをどう使ったらよいかを学ぶ必要がある。

ストレスと抑うつ

ストレスと抑うつは異なる状態だが、一般に考えられているよりも両者は近くに位置している。

まず、慢性的なストレスは、ある種の神経伝達物質（セロトニンやドーパミンなど）を減少させるので、それが抑うつにつながっていく。セロトニンやドーパミンなどの神経伝達物質が、睡眠や食欲、エネルギー、性的な昂り、感情などの調整を助けているからだ。2番目に、ひどい抑うつに悩まされている人にはコルチゾールの濃度上昇が観察される。ストレスが高い状態が高濃度のコルチゾールにつながっていき、そうなった人のうちのいくらかの人が抑うつ状態になることがわかっている。最後に、強いストレス状態にある人は、定期的な運動といった健康的なライフスタイルを顧みない傾向にあり、ストレスを緩和するための喫煙とか過度の飲酒などの不健康な行動を好みやすい。こういった不健康な行動も抑うつになるリスクを増やす。

国立衛生研究所の広範囲メタ分析によれば、抑うつは認知力が低下するリスクを上昇させ、アルツハイマー病に発展するリスクを上昇させる。また、抑うつがモチベーションを低下させ、注意力や記憶力を減退させることで認知機能へ即座に影響することも知られている。ストレスを管理し、そこから回復できる力を培うことで抑うつを回避できれば、脳の健康や脳機能の向上に大いに貢献することになるということだ。

生活のなかでストレスを解決する方法

ここまで見てきたように、強いストレス状態が長期にわたって続くと、平衡状態に戻るのが困難になる。それが、脳にダメージを与え、正常な認知機能の働きを妨げる。脳を健康な状態に保つには、効果的にストレスを管理する方法を生活のなかに組み込むことが重要だ。それでは、実際にストレスを感じているとき、なにができるだろうか？

以下は、研究結果にもとづく生活のなかでのストレス解決法だ。

運動

慢性的なストレスは神経細胞の死を招くだけでなく、神経細胞の新生を遅くさせる。対照的に有酸素エクササイズは、神経細胞新生と神経細胞間の結合を促す（第3章で詳述）。身体エクササイズをやることがストレスに対抗する強力なツールになるのだ。このことは、中年期の大人や高齢者を対象にした調査であきらかになっている。より多く運動をしている人と比較すると、あまり運動をしない人は、ストレスによる海馬の萎縮が強く現れることが報告されている。

ストレスは眠りも妨げる。定期的に身体エクササイズを行なうことは、適度な疲労感をともなう心地よい眠りにつながっていく。さらに、エクササイズにはストレスや抑うつ状態を緩和する働きがある。さらに〝気分をよくする神経伝達物質〟であるエンドルフィンの分泌を促して自分への信頼を深める方向へと導いてくれる。

エンドルフィン（endorphin）のendoは「内部から生じる（endogenous）」という意味で、orphinは「モルヒネ（morphine）」を意味する。その名が示すようにエンドルフィンには鎮痛効果があり、幸福で健康的な感覚を作り出す。エンドルフィンはエクササイズをやっているとき以外では、興奮したとき、痛みを感じているとき、愛を表現しているときやオーガズムを感じているときに分泌される。

リラクセーション

瞑想、太極拳、ヨガ、ビーチでの散歩などを通してリラックスすると、血圧が下がり、呼吸や代謝がゆっくりしたものになり、筋肉の緊張がほぐれていく。リラックスすることが、ストレスによって生じるネガティブな影響を緩和する手段になるのだ。

ミシガン大学の研究者であるマーク・バーマン、ジョン・ジョニデス、スティーブ・カプランによる興味深い研究がある。２００８年に行なわれたもので、自然のなかを歩いたときと都会のなかを歩いたときの認知機能の回復効果を比較している。評価した認知機能は自発的注意力である。被験者は最初、注意力を疲弊させる35分間の認知課題を行ない、その後の50分間、街のなかか大きな公園のなかを歩くよう指示された。帰ってテストしたところ、公園を歩いた被験者は、街を歩いた被験者よりも自発的注意力においてスコアがとてもよいことがわかった。おもしろいことに、別の研究では、単に自然を撮影した50枚の写真を10分間見ただけでも、（街の写真を見た場合と比べ）同じように回復効果をもたらすことが観察されている。

研究にかかわったバーマンらは、この結果は、自然環境に由来するものではなく、街という環境には注意を引く刺激（陽の光に輝きながら疾走する車など）がたくさんあり、選択性注意力（車に轢かれないように避けることなど、たくさんの刺激のなかからただひとつの刺激に反応する能力）を使うからだと説明する。そのことが、街なかの環境よりも自然環境のほうが自発的注意力を回復させるとしている。

社会的つながり

友人、家族、あるいはペットでもよいが、社会的ネットワークを拡げることは、信頼、支えられている感覚、リラクセーションを強化する助けになる。社会的つながりに満足することが、精神的な健康にも身体的な健康にも重要であることを示す豊富な研究結果がある。とくに、孤独は心血管障害になるリスクやストレスレベルを上げ、質のよい眠りを妨げる。孤独は抑うつ状態にもつながっていく。コンタクトが少ないネットワークがたくさんあるよりも、近しい結びつきがどれだけあるかに孤独感は強く影響される。これは、つきあう人が少なくても、親しくて良好な友人関係がストレスをコントロールし、健康を保つカギになることを示唆している。

エンパワーメント

エンパワーメントとは、人生における大切な局面を自分でコントロールしている感覚である。もちろん、そこには、脳の健康をコントロールしている感覚も含まれている。相関関係研究を行なうと、エンパワーメントとストレスからの回復に関連性があることが示される。そのため、自分の人生をコントロールする方法を見つけることが、慢性的ストレスから身を守ることにつながると考えられている。

ユーモアと笑い

私たちは、心地よい笑いがストレス緩和に有益であることを直感的に理解している。科学も、笑いがストレス緩和の助けになりうることを示している。たとえば、自己申告によるものではあるが、健康的な大人の女性のストレスは、(旅行ビデオを観ることと比べて)ユーモアビデオを観ることによって減少するとマリー・ベネットらが報告している。

神経画像処理研究では、喜びや悲しみを意識的に生じさせると、自然に生じた喜びや悲しみによって活性化する脳内の領域が、本物の感情のように活性化されることがあきらかになっている。さらに、笑っている自分を想像することは自己申告による悲しみを減らし、泣いている自分を想像することは自己申告による喜びを減らすという。1989年に行なわれた別の小研究に、60分間のビデオを被験者に観させたものがあり、コメディビデオを観ると、被験者のコルチゾール濃度とエピネフリン濃度が下がることがわかった。つまり、ストレスホルモンが生む悪影響を笑いが緩和するのだ。

笑いによる直接的な効能について最終的な結論は出ていないが、すべての研究が、笑いが肯定的な効果をもたらすことを証明している。とくに、治療の場で笑いが使われるとき、それが顕著に現れる。

ポジティブシンキング

ストレスをポジティブにとらえることは、ストレスそのものをやわらげる可能性がある。たとえば、ハーバード大学のジェレミー・ジャミーソンらが興味深い実験を行なっている。試験を受ける前に神経質になったり興奮したりすると成績がよくなると信じるよう学生を指導したのだ。つまり、試験前の心の状態を（実際はそうではないが）ポジティブなものと認識させることで、受けているストレスをポジティブな要素に変えたのだ。学生たちは、この指導を大学院入学試験前の演習中に受けている。そしてこの指導を受けなかった対照群の学生たちと比較すると、実験群の学生たちは、演習中のテストでも、3か月後に行なわれた本番の試験でも成績がよくなることがわかった。

通常、ポジティブな出来事を考えることは、気分をよくし、幸福感を増し、ストレスレベルを下げる。章末のインタビューに登場するエモンズ博士は、感謝の気持ちを感じた出来事を定期的に書く〝感謝日記〟を続けると、自己申告による幸福感や、情緒的・身体的な健康状態が著しく増すことをあきらかにしている。

瞑想――ストレスを管理し、回復力を築く技術

ここまでに述べた毎日の生活のなかに組み込むストレス解消法は、ストレスをコントロールし、ネガティブな感情から回復するための有益なツールになるだろう。しかし、それ

だけでは不十分だ。効果的に感情調整できるかどうかは、刻々と変化する環境に対処している生理反応を修正していく柔軟性を持っているかどうかにかかっているからだ。私たちの身体にもともと備わっている機能や生理システムに働きかけることで、長期にわたる厄介なストレスに対処する技術がある。

私たちはだれもがストレスが多い毎日を送っている。だから、ストレスや感情を効果的に扱うクロス・トレーニングは今すぐ始めたほうがよいだろう（やり方については第8章で詳述する）。ストレスに対する自分の反応を観察し、ストレスに働きかけるクロス・トレーニングのひとつに瞑想がある。

瞑想のやり方は多岐にわたる。最終的なゴールは、自動的に反応している意識を、もっと〝心の深い場所〟からの反応や、もっと地に足が着いた反応の仕方に変えることにある。以下のような瞑想法でそれが可能になる。

●なにも考えない意識状態にできるだけ近づく＝基本的な瞑想法
●特定の対象に焦点を当てる。それは自分の外にあるもの（音、ロウソクの炎、マントラなど）でもよいし、内にあるもの（呼吸など）でもよい＝焦点を当てる瞑想法
●ヨガやウォーキングなど、反復的な行動に没頭する＝行動志向の瞑想法／唱和する＝キルタン・クリヤ瞑想法
●過去や未来を考えるのではなく、今この瞬間のみを意識し、心をそれで満たす＝マイ

ンドフルネス瞑想法

●祈りなど精神的な儀式に没頭する＝スピリチュアル瞑想法

瞑想は、注意力のコントロールと、感情的な振幅度合いのコントロールの訓練になり、このふたつの能力を養う（注意力をコントロールする技術としての瞑想については第8章で詳述する）。

さまざまな瞑想技術に通底している基本は、深くてゆっくりとした呼吸に意識を集中させることだ。呼吸をコントロールすることが、強い興奮や激しい反応、心拍数の増加など、ストレスによる身体的な変化の緩和に役立つからだ。

この章の最初に述べたように、私たちの心拍変動性は交感神経系と副交感神経系の両方の働きに支配されている。心拍が速くなることは交感神経系が優位になっていることを意味し、心拍が遅くなることは副交感神経系が優位になっていることを意味する。

交感神経系と副交感神経系の働きは、無意識のうちに自動的に行なわれている。では、それを意識的にコントロールするにはどうしたらよいのか。それが、自分の呼吸を調整するという比較的簡単な技術を学ぶことで可能になる。肺に空気を送り込むと、心拍への副交感神経系の影響を一時的に抑えて心拍数が増加する。肺から空気を吐き出すと、心拍への副交感神経系の影響をもとに戻して心拍数が減少する。つまり、呼吸を変化させることで心臓への副交感神経の影響を増やすことが可能となり、身体が平衡状態に戻る速度を速めることができる（呼吸によって神経系に干渉することができる）。

瞑想技術がストレス管理を助ける点に関しては明白な研究成果がある。マインドフルネスをベースにしたストレス低減法（ＭＢＳＲ）は、健康だがストレスレベルが高い被験者を対象にした実験によく使われてきたプログラムだ。８週間にわたるプログラムでは、主に、マインドフルネス瞑想法とヨガが用いられ、呼吸や身体、歩行といった対象に焦点を当て続ける訓練を積むことで、判断や感情をはさむことなくストレスに反応する方法を教える。マインドフルネスやヨガに習熟すると、感情反応を調整している上意下達のコントロールプロセスをうまく管理できるようになり、ストレスに対する過剰反応を減らすという考えが前提になっている。

いくつかの研究が、ＭＢＳＲプログラムがストレスを減らす事実をあきらかにしている。２００８年に行なわれた小規模な無作為化比較対照研究では、中年期の60人にＭＢＳＲを行なわせている。その結果、ストレスを感じる度合いが減り、人生の質が改善され、肯定的な影響を感じる度合いが増えることがわかった。

感情を扱う扁桃体の変化をＭＢＳＲプログラムが導きうることを最近の調査が示している。健康ではあるがストレスを抱えた26人の脳をＭＢＳＲの前後でスキャンした実験だ。その結果、ＭＢＳＲ後にストレスが減少し、そのストレス減少は扁桃体の密度の減少と相互関連していることがわかった。

臨床治療の場で、抑うつやストレス、不幸感による症状を緩和するためにもっとも研究されているもののひとつが、マインドフルネスをベースとした認知セラピー（ＭＢＣＴまたはＭＢＴ）だ。認知療法とマインドフルネス瞑想を融合した療法である。判断を下すことなく注意力を集中させることで、役立たないだけでなく破壊的な感覚が心のなかにあることを認め、その感覚に衝動的に反応する代わりに、理性的に反応する方法を学ぶことを目的にしている。ＭＢＣＴは、毎週2時間のクラスを8週間、自宅で指導される内容で構成されている。

39の研究報告を対象とした最近のメタ分析が、ＭＢＴの有効性を評価している。このメタ分析の対象には、心因性障害（不安障害、またはうつ病）か、医学的障害（がん、または慢性疼痛）を抱える18〜65歳の被験者が含まれている。そして、ＭＢＴが、不安障害の人の不安、うつ病の人の抑うつ状態を改善することがわかった。がんなどの病気が原因の不安や抑うつ状態も改善していた。ＭＢＴの有益な影響は、症状が激しい場合も多数観察されていて、その効果は、療法後の平均12週間にわたって続いている。こういった結果は、臨床の場での不安や抑うつ状態の改善にＭＢＴを使う根拠にもなっている。

ほかの瞑想技術もまた、ストレスや認知力に肯定的な影響を与えることがあきらかになっている。章末のインタビューでは、キルタン・クリヤ瞑想の研究をもとにしたニューバーグ博士の発見についても語られている。また、最近の報告に、超越瞑想（ＴＭ）が心血管障害のリスクを減らす助けになるとするものがある。ほかの瞑想法と同じように、ＴＭをやることで心理的ストレスと血圧が減るからだ。

まとめ

▼ストレスには良いストレス（注意力を増す）と悪いストレス（激しいものが長く続くストレスは、いくつかの身体機能を変化させ、脳細胞の死につながる）がある。ストレスをコントロールする方法を持つことで良好な認知力を保てるようになる。

▼ストレスを調整する方法には、生活のなかに組み込む解決法（ポジティブシンキングや身体エクササイズなど）と、ストレスを管理する能力を高める技術や製品（瞑想法やバイオフィードバックシステムなど）がある。

Interview 1

アンドリュー・ニューバーグ博士

瞑想の価値

ペンシルベニア大学の放射線学部と精神医学部の准教授。また、同大学の宗教研究学部の非常勤准教授でもある。加齢と認知症にかかわる多様な神経画像処理研究を発表するかたわら、瞑想や祈りが神経生理学的な意味で脳にどうかかわるか、神秘的な体験や宗教的な体験をしているとき脳がどう機能しているかを調査。マーク・ウォルドマンとの共著『How God Changes the Brain: Breakthrough Findings from a Leading Neuroscientist（神は脳をどう変えるか——先端神経科学からの画期的所見）』を２００９年に出版している。

▼なぜ、瞑想によってストレスがコントロールされ、記憶力が良くなるかについての解明が科学的な側面から進んでいる。

▼瞑想は訓練と専心を要する。現在進行中の調査は、もっとかんたんに教えたり行なったりすることができる瞑想法がないかに焦点を当てている。

ストレス管理と記憶力向上に役立つ瞑想

――あなたが、脳神経学と精神世界が交差する領域に関心を持つようになったきっかけを教えてもらえますか？

子どもの頃から、精神的な修行に強い好奇心を抱いていました。精神性や宗教が私たちの生活や人生に及ぼす影響の大きさにいつも驚かされていたからです。その後、世界を探求し理解するために科学が私たちにとってどれほど助けになっているか、その真価を知るようにもなりました。科学は、人間の脳がなぜ精神的な訓練に惹かれるかという命題の解明にも乗り出していました。このことが、脳の研究に特別な興味を抱かせたのです。

医学部にいる間は、とくに人の意識について関心がありました。そして、幸運なことに、1990年代初期にユージン・ダキリ博士と出会ったのです。1970年代から宗教で行なう修行が脳に与える影響を研究してきたダキリ博士を通して、神経画像処理技術が脳内を観察する魅惑的な窓になることを理解するようになりました。

――宗教と精神性はそれぞれがかなり異なる脳内プロセスを必要とするように思えますが、両者の違いを定義することは可能ですか？　また、宗教や精神性を学ぶことが私たちの助けとなる理由を、非宗教的で科学的な観点から説明できますか？

大切なポイントであり、定義することは大切だと思います。なぜなら、異なる人々が異なる方法で〝神〟を探しているからです。宗教と精神性の違いですが、宗教的であるとは、教会へ行くなどして組織立った儀式に参加し、信仰を分かち合うことだと考えています。一方、精神的であるとはもっと個人的に修行することであり、瞑想であれ、リラクセーションであれ、祈りであれ、セルフ

（自己）という意識を拡大し、宇宙と一体化する感覚を育むものだと思います。

宗教や精神世界の修行法のなかには、宗教や精神世界に興味がない人が行なっても健康のために良い方法があります。科学者は、たとえば瞑想のなかのどの要素がストレスをコントロールし、記憶力の向上を助けるかといったことについて調査しています。呼吸法や瞑想技術がどう健康や健全性につながっていくかということです。たとえば、私の研究室では、記憶力に問題がある15人の高齢者に、キルタン・クリヤ瞑想を8週間やってもらう実験を行なっていて、脳機能への影響という意味で有望な結果を得ています。この研究はアルツハイマー病研究予防財団から資金提供してもらっていますが、国立衛生研究所へも補助金請願書を出しています。

――リチャード・デビッドソンによるマインドフルネス瞑想についての研究も含め、瞑想を行なう利点をおおまかなところで教えてください。

瞑想とひとくちにいっても多くのタイプがあります。私の研究室では、ひとりひとりが異なる瞑想法を研究しています。瞑想法には共通要素がいくつかありますが、本質的なところでそれぞれが異なっているからです。デビッドソン博士はダライ・ラマ法王や多くの仏教修行者に会って調査したので、仏教修行の一形態であるマインドフルネス瞑想が研究の対象になりました。私たちの場合、フランシスコ会の修道士やキルタン・クリヤ瞑想の修行者に会うことが容易なので、彼らの瞑想法が研究対象になっています。

瞑想は、集中力と注意力を要する能動的なプロセスです。これは、なぜ、瞑想訓練中に前頭葉の活性の高まりを観察することになるかの説明になります。瞑想時には通常、なにかに焦点をあわせる必要があります。それは、マントラだったり、ビジュアルや言葉だったりしますが、一方で呼吸を観察します。多様な研究によって、瞑想が持つストレスコントロール効果があきらかになり、マインドフルネスをベースにしたストレス低減法（ＭＢＳＲ）も生まれています。

現在、私たちが調査しているのは、瞑想が、注意力や記憶力といった認知力のうちのなにに効果をもたらすかという点です。記憶力の良し悪しが、瞑想によって改善していく集中力や障害となる情報を遮断する能力に依存していることは明白です。このように、脳に対する瞑想の影響を構造的にも機能的にもあきらかにしていきたいと考えています。

脳の活性パターンの計測にはＳＰＥＣＴ撮影を用いますが、治験ボランティアになってくれる人に少量の放射性トレーサーを注射するので、瞑想の最中になにが起こっているかを鮮明に観ることができます（ｆＭＲＩだとノイズが入りやすくなる）。機能的な改善を計測する方法としては、神経心理学テストに用いる典型的な総合テストを使っています。

生活のなかに瞑想を

——脳の健康や認知力に瞑想が有益であるとする研究成果が増えているのに、こういった訓練法がふつうの人たちにひろがっていくのを阻んでいるものはなんでしょう？ 瞑想は、今、流行しているヨガと似ていると思うのですが。

現実的な話になりますが、瞑想は修行と専心を必要とします。かんたんな行為ではないということです。もっとも研究された瞑想技術のいくつか、たとえばマインドフルネスもかなりの集中力を必要とします。トレーニングを積んだ人に見てもらい、こつこつ続ける必要があります。

今、私たちが、もっとかんたんにマインドフルネスを教えたり、実践したりできないかに多くの研究時間を割いている理由はそこにあります。家にいながらひとりでき、一日数分間やることで、数週間で効果が上がるものを探したいのです。

標準化された方法がないことも問題です。たくさんの瞑想技術があり、各々の瞑想法が目指すところと瞑想スタイルの組み合わせのバリエーションも多様です。そのため、初心者はどれを選んでいいかよくわかりません。

瞑想に興味がある人へのアドバイスとしては、シンプルな内容で、初めからかんたんにでき、自分の信仰や信念と認知的なゴールを両立できるものを探すことでしょう。訓練と自分が求めているものを調和させる必要があります。心のなかにある目的がなにかをよくよく考え、ふだんのスケジュールやライフスタイルを思い出して無理がないか吟味し、現実的に実行できる瞑想法を探すのです。そうでなければ、続けるのがむずかしくなります（会費を払っているのにフィットネスクラブに通わない人のようになってしまいます）。


――ニューヨークタイムズのコラムニストであるデイビッド・ブルックスが、刺激的なふたつの記事を書いています。ひとつは認知力がクローズアップされてきた現代についてです。そして、もうひとつが「ニューラル・ブッディスト（神経的な仏教徒）」についてで、あなたの仕事を引き合いに出しています。あなたの研究が社会へ与える影響は、今後、どんなものになるでしょう？

私は、哲学が科学を補完する時代が来ると信じています。そうなれば、私たち人類は、精神的な訓練を通じてより高い存在へと至り、他者に共感する心を育てることができる。そして、意識を深めるだけではなく、どんな宗教や非宗教的な信念ともうまく共存できるようになるでしょう。それこそが『How God Changes the Brain』の主要テーマです。生物学で共有されるようになった知識をどう発展させていったら、特定の環境から生まれた違いを認め合い、祝福しあうことができるようになるかということです。私たちは、精神的な生き物ですが、もっと社会的な生き物になる必要があるのです。

子どもたちへの教育という点からいえば、機械的な暗記による学習だけでは不十分だということを認めたほうがいいでしょう。認知力を向上させ、ストレスをうまく扱い、他人との関係を良好にする訓練を加える必要があるのです。

――そういった精神的な視点は、科学界の住人の間では論争の的になるかもしれませんね。たとえば、生物学者のリチャード・ドーキンス（著名な学者で無神論者。宗教批判の論客）にどう説明しますか？

私たちはひとりひとりが、文化的にも、社会的にも、個人的にも異なる背景を持っています。この異なる背景によって育まれた脳というレンズを通し、それぞれが異なる世界を見ているのです。彼の世界観は彼のレンズを通している。私の世界観は私のレンズを通している。私たちはみんな、自分が拠って立つ信念のシステムを持っています。彼がその他大勢より特別正しいわけではないのです。

可能性を摘む権利はだれにもありません。湯水と一緒に赤ちゃんを流してはいけないということです。宗教も、白かそれとも黒かという問題ではない。宗教的な人たちがデータを拒絶し、科学的発見を無視する態度をとるのは誤りですし、他を認めない原理主義に陥ることも誤りです。反面、宗教にはすぐれた要素がたくさんあります。人類という種全体に対する関心を持たせたり、共感する心を育んだり、私たち自身やこの世界をより完全なものにしようとする動機を与えてくれます。

――あなたご自身のものでもほかのかたのものでも結構ですが、脳の健やかさを維持したり向上させたりするために、知っておいてもらいたい最近の発見や考え方はありますか?

私たちが最近行なった研究をもとにすると、脳機能を向上させるもっとも強力な方法は、しゃべり、そして聞く方法を変えることです。私たちが「自分」と認識し、さまざまな決断を下していると信じている「自意識」は、その多くがインナー・スピーチとして知られる神経学的な現象によって形作られています。別の言葉で説明すると、私たちは途切れることが無い思考のごたごたをワーキングメモリに流し込み、その絶え間のない流れのなかのごくわずかな部分、およそ10~20秒間を「意識」しているだけなのです。そのため、相手の話のうちの一定量以上を記憶したい場合、会話のペースを落としたくなります。ペースが落ちれば、ワーキングメモリの容量が増えるからです。ペースを落とさずに記憶するとしたら、集中力を鍛える必要がありますが、ここで瞑想が助けになります。私たちは、音楽にあわせて意識の焦点を絞る訓練や、指を動かしながら「サ・タ・ナ・マ(sa-ta-na-ma)」と唱えるキルタン・クリヤ瞑想が、記憶機能を強化するかもしれないという仮説を立て、それを検証しています。

Interview2

ロバート・エモンズ博士

感謝の気持ちが幸福と健康をもたらす

カリフォルニア大学デイビス校において、感謝の気持ちが生活にもたらす影響について研究。また、「ポジティブ・サイコロジー」誌の編集長でもある。感謝の念についてのさまざまな研究を統合するとともに、それを実践する方法について言及した著書『Thanks: How the New Science of Gratitude Can Make You Happier（ありがとう――感謝の新科学があなたが幸せにする方法）』がある。

▼自分がどれだけ幸福かに注目しながら、感情を自己調整していくこと。ポジティブ・サイコロジーではそれがうまく生きていく上での実践的なフレームワークになると考えている。
▼感謝の念を実践すると幸福の度合いがおよそ25％上昇する。

ポジティブ・サイコロジーとはなにか？

――あなたの研究を関連させながらポジティブ・サイコロジーの概要を説明していただけますか？

マーティン・セリグマンらが「ポジティブ・サイコロジー」と呼ばれる学問を始めたのは１９９

0年代後半です。それまで、それひとつしかなかったと言っていい「ネガティブ・サイコロジー」へ対抗するためでした。「ネガティブ・サイコロジー」は、トラウマ、中毒、ストレスなどのネガティブな問題の解決を目的とするものです。私たちは「ネガティブ」に偏っていた心理学の焦点を中間地点に戻し、心理的によい状態にある人たちも含めた、すべての人の助けとなる心理学を作りたかったのです。1980年代末期から多数の研究者がポジティブ・サイコロジーを研究し始めていましたが、心理学界内での信用とともにセリグマン博士がポジティブ・サイコロジーという新しいカテゴリーを傘のように広げ、ネットワークを作り、この分野に研究資金が出るようにしてくれたのです。

――あなた自身の研究は、ポジティブ・サイコロジー全体のなかのどの部分を対象にしているのでしょう？

これまで、ほぼ10年間にわたって感謝について調査してきました。感謝することはポジティブな感情です。伝統的に感謝は人文学や哲学の領域にありましたが、最近になってより科学的なアプローチがとられるようになっています。もちろん純粋な学問として研究していますが、机上の空論にするつもりはありません。自分がどの程度幸福か、その度合いを測りながら感情を調整していく技術を学ぶこと。それが現実生活のなかでも機能するようなフレームワーク作りを目指しています。

感謝の実践

――あなたの本のなかで、心に留めてもらいたい3つのメッセージがあるとしたらそれはなんでしょう？

最初に、感謝の実践が幸福の度合いをおよそ25％も上昇させるということです。2番目は、感謝の実践がさほどむずかしくないことです。感謝日記を3週間続けるのに要する時間は全部で数時間ですが、その後、半年ほど効果が続きます。3番目に、感謝の気持ちを培うと、長くて質がよい眠りを得ることができるといったほかの健康効果をもたらすことです。

――感謝の気持ちを訓練する方法にはどんなものがありますか？　そして、どんな効果を期待できるでしょうか？　あなたが2003年の「パーソナリティ・アンド・ソーシャルサイコロジー」誌に載せた論文には「他人がなすことを認め、それを正当に評価し、味わえる能力は、健やかに生きていくための大切な要素だと考えられてきました」といった魅惑的な一文がありましたね。

研究のなかでもっとも使った方法は、感謝の気持ちを感じた事項について書く〝感謝日記〟を続けることです。週に4回、少なくとも3週間にわたって日記を書くだけで、多くの人の幸福度が上がります。別の方法としては〝感謝の手紙〟があります。それは、自分の人生にポジティブな影響を与えてくれたのに、きちんと感謝の言葉を伝えていない人に〝感謝の手紙〟を書き、実際に会い、顔を見ながら手紙を読むというものです。

このふたつの方法は、幸福や健康の度合いを上げるという意味で、同じような効果をもたらします。幸福や健康の度合いのほとんどは自己申告によるものですが、コルチゾール濃度、心拍変動性、脳の活性パターンなどの客観的なデータをとることで科学的に裏づけることができます。リチャード・デビッドソンの仕事が尊敬すべき手本であり、マインドフルネス瞑想の実践が前頭葉のなかの活性パターンをどうつなげ直しうるかをあきらかにしています。

さて、さきほどあなたが話に出した論文の概要ですが、タイトルは『幸せを数えるか、苦しみを数えるか――生活における感謝と主観的な幸福感の体験的研究』です。その論文には、3つの異なる研究が含まれています。かんたんにご説明しましょう。100人以上の大人に日記を書いてもらったのですが、無作為化して3つの群に割り振りました。A群は感謝を感じたことについて書いています。B群は悩んだこと、いらいらしたことについてです。C群は大きなインパクトを感じたことについて書いています。それぞれの群の3分の2には2～3週間にわたって熱心に毎日書いてもらいました。3分の1には週1回、10週間にわたって書いてもらっています。

その結果、Aの感謝群が、とくにB群（困ったことを書いていた人たち）と比べると高い幸福感を得ていることがわかりました。しかし、A群はC群の〝中立的な〟グループと比べても同じように幸福感が高い結果となりました。

10週間にわたった長期研究でのA群は、睡眠時間と運動に使う時間が増え、次の週への楽天的な期待感が増え、痛みなどの身体症状が軽くなるなど、ポジティブな効果が見られました。また、ほかの人たちへのつながりが増し、個人的な問題を抱えている人たちを助けようとするモチベーションが強くなるのを観察しました。

――感謝を感じて生きることや人生に対する楽観的な展望を持つことは訓練によって得ることができる。さらに、その訓練を行なうことが、幸福の度合いを上げ、健康の改善にもつながっていくと

いうことですね。しかし、感謝日記を書くのをためらわせる否定的な感情が生じることも予想できます。感謝の気持ちが利益をもたらすという発見から人々を遠ざけているものはなんでしょうか？

よい質問ですね。私もそのことについてよく考えます。私の推測ですが、精神的、宗教的な響きを持つ話に居心地の悪さを感じる人がいるということです。単に、助けてくれた人へ恩義を感じたくない人もいます。こういったことが、人生に対するエネルギーの高まりや熱意、きちんと感謝することでほかの人と親密になったり、そこから生まれる恩恵を得たりするチャンスを逃しています。

——認知療法をダイエットに応用したワークについてジュディス・ベック博士が話してくれたことがあります。あなたは、感謝の気持ちがもたらす効能について話してくれました。寛大であることに焦点を当てるポジティブ・サイコロジーの研究者もいます。自分の助けとなる技術がなにかはどうしたら知ることができますか？

大切なのは、自分が目指すゴールと今の自分の状態を深く観察することです。たとえば、寛大であろうとする訓練は、ひどく怒っていたり、恨みを持っていたりする人に適しています。一方、抑うつ状態の人に認知療法が効果的であることもあきらかです。ある意味、両者とも否定的な要素を取り除こうとしています。それらとは異なり、感謝の実践はすでに良い状態にある人がもっと気分を良くしたい、ポジティブになりたい場合に適していると思います。

Interview 3

ブレット・スティンバーガー博士

ピークパフォーマンスを実現する方法

認知神経科学を株取引などの金融分野へ応用することが主な研究テーマ。ニューヨーク州立大学アップステート医学校の精神医学と行動科学の准教授であり、30年以上のキャリアを持つトレーダーであり、キングスツリー・トレーディング社のトレーダー開発の元責任者でもある。著書に『The Psychology of Trading: Tools and Techniques for Minding the Markets』〔邦訳：『精神科医が見た投資心理学』晃洋書房〕『Enhancing Trader Performance：Proven Strategies From the Cutting Edge of Trading Psychology』〔邦訳：『トレーダーの精神分析』パンローリング〕がある。ウェブサイト「トレーディング・マーケッツ」のコラムや、「ストックスフューチャーズ・アンド・オプション」誌を含めたいくつかの専門誌にも執筆している。

▼売買成績がよい人のやり方に従ったり、株や債券を売るときに役立つツールや方法（本、シミュレーション・プログラム、感情をコントロールするためのバイオフィードバック・プログラム、コーチなど）を利用したりすると利益を上げる確率が高くなる。

▼選んだ職業で成功できない人の多くは、（成功した人たちと比べて）体系的なトレーニングを集中的に行なうために必要なモチベーションが不足している。

エリートビジネスマンから学ぶことができるもの

――株取引への関心が、新しい本につながっていったいきさつを教えてください。

もともと、トレーダーが売買で成功するために認知力や感情をどう最適化していったらよいかに強い関心を持っていました。私の最初の本、『The Psychology of Trading』は、トレーディングをしている時の感情とストレスのコントロールに焦点を当てています。プロ、アマチュアを問わず、トレーディングから生じる感情の混乱を克服できるように助けることが目的でした。今度の本はトレーダーの成績を良くするために書いたものです。トレーダーがトレーディング技術を磨き、メンタル的な受容力を高め、成績を改善するためのトレーニングプログラムを個人的に開発できる内容になっています。このプログラムは〝ブレインジム〟と呼ぼうと思っています。

――新しい本の前提になっているトレーダーの成績を改善させるものとはなんでしょうか？

前提は、非常に競争的なビジネス分野で成功している人たちがありふれた特徴を共有している点にあります。スポーツや芸能、チェス、軍隊、医学などの分野で成功した人にも共通した特徴です。どんな要因が選んだ分野での成功にその人を導いたかを研究した論文を再検証し、成功の背景にある一般化できる要因を特定していきました。その発見をトレーダーに適用したのです。

――成功している人たちが持つ一般化できる要因とはなんでしょうか？　そして、そういった人た

ちをその他大勢と分かつものはなんでしょう?

学ぶプロセスの組み立て方にもっとも大きな特徴があります。成功した人たちは、比較的小さい頃から自分の才能を伸ばすための学習プロセスに熱中します。自分の才能を適用できるニッチを見つけ、学習した結果についてのフィードバックがいつも得られる体系的なシステムを慎重に考え出し、そのシステムに熱中するのです。

成功の秘訣は、才能、技術の獲得、ハードワーク、そしてチャンスにあります。対照的に、仕事で高いレベルに達しなかった人のほとんどは、だれかに与えられた分野で働き始め、成功した人のように体系的なトレーニングを真剣にやろうとする動機を持つこともなく、日々の現実に流されていきます。

――トレーダーが高い成績を収めるには、どんなタイプのトレーニングや習慣が助けになりますか?

トレーダーは、一般的に、取引訓練とか系統立った学習に時間を割かず現場で学んでいきます。しかし、実際にトレードをやりながらの〝オンザジョブ学習〟では、技術を要素に分解し、それらの要素を反復して訓練し、結果をフィードバックして絶え間ない修正と改善を加えていく学習プロセスの代わりにはなりません。

どんな分野でもそうですが、才能を開花させる人は現場で使う時間よりも訓練に使う時間のほうが長いものです。高いレベルで仕事を行なうには、訓練したり学んだりする時間を確保する必要があるといえます。しかし、平均的なトレーダーはそうはしません。その結果、資金を7か月で失う羽目に陥ります。トレーディング能力を伸ばしたかったら学習プロセスを組み立てる必要があるのです。トレーディング能力の開発に役立ついくつかの要素を紹介しましょう。

シミュレーションツール

マーケットにおける変化のパターンに繊細に反応できるようになり、そのパターンを自分のものにできるシミュレーション・プログラムがある。売買スクリーン上でシミュレーション的にプレーし、実際のマーケットで売買することで、売買スクリーンに接する時間を増やしていく。学習速度が速まるだけでなく、深く学ぶことができる。バイオフィードバック・プログラムを含んだ機器もあり、感情のコントロールに役立てることができる。判断力、プランニング力、分析力、推理力などの実行機能を混乱させる感情的な興奮をプログラムで調整する。

フィードバック・プログラム

売買成績の指標（うまくいった取引と失敗した取引の分析）を与えてくれるプログラムを使うと、株や債券を処分するときの参考データを得ることができる。この指標によってわかるパターンは、トレーディング上での自分の強みと弱みを理解する助けになる。多くの場合、弱みを変えることよりも、強みにもとづく成功事例を繰り返したほうが賢明である。取引結果を継続的にフィードバックすることは、今なにをすることがベストか、今後なにに力を入れるべきかを教えてくれる。

メンターやコーチ

音楽やテニスを学ぶときにはコーチがつく。生徒の練習成果を見ることで、コーチは生徒の出来映えを構成要素に分解し、それらの要素を個別に、あるいは組み合わせたかたちでシステマチックに働くようアドバイスする。メンターは進歩の過程にある生徒のために学習プロセスを構築でき、初心者をエキスパートの力量まで引き上げる人だ。メンターもコーチもトレーダーに有益な存在となる。

——音楽やテニスとの間にあるおもしろい類似性ですね。どんな人が優れた〝トレーダー・コーチ〟になれますか。また、どこで見つけることができますか？

理想的には、あなたが取引しようとしている分野をよく知っていて、体験を積んでいて、成功しているトレーダーです。私の本には、そういった教育者やメンターを探すための資料が付録としてついています。感情面での改善のために自分を自分でコーチする方法もあります。その場合、認知技術や行動技術を使って自分をコーチし、ポジティブな思考スタイルや行動スタイルを築いていきます。新しい本の最後の2章は、それらの技術を自分で実践するためのマニュアルになっています。

——取引で最高の成績を得るのにもっとも大切な要素とはなんでしょうか？　また、トレーダーが改善できるのはどんな技術でしょうか？

最初に、短期トレーダーと長期トレーダーを区別する必要があります。短期トレーダーに大切なのは、情報を大量に処理し、そのなかでベストといえる選択ができるよう、すばやくパターンを読み解いていく能力です。情報処理速度と優れたワーキングメモリが必要になります。長期トレーダーは分析技術がすべてといえるでしょう。

短期トレーダーも長期トレーダーも〝感情的要因〟をどう扱っていったらよいか理解することが大切です。予測通りにコトが運ばなかったとき多くのトレーダーはひどい欲求不満に陥り、無力感に襲われ、決断力がにぶります。疲れると集中力が落ちるので焦点を絞る力がなくなり、衝動的な決断をしやすくなる。そのため、感情をコントロールする術を学ぶと取引が成功しやすくなります。才能と技術を磨くだけでなく、感情をうまくコントロールする能力を高める継続的な学習プロセスが必要なのです。

トレーディング技術のなかには訓練できるものが多く、努力しだいで好ましい結果を得やすくなる点を強調したいですね。しかし、才能と興味の間でもっとも自分に適しているのがどの分野かを見極めることも大切です。どのマーケットでどう取引するかということですね。自分が得意とする分野がどこにあるか、さらに、特定のマーケットや取引スタイルを選ぶことから生まれる可能性の間で勝負する場所を決めるのです。

――こういった発見はほかの分野のプロにどう適用できますか？

どの分野でも一流になることを望むなら、心の底から動機づけられ、学習意欲が自然に、そして継続的に湧く分野を探すことです。技術を向上させることができ、熱中してやれるようなプログラムを組み立てる必要もあるでしょう。能力を開花させた人たちは楽しみながらやれることをやっています。そして、自分の能力を開発することに夢中になります。無理に自分を動機づける必要があるとしたら、それはあなたに適した職業ではないのでしょう。

脳トレーニングプログラム──現在と未来

──今現在、どんなトレーニングプログラムが利用可能で、未来にはどんなものが可能になると考えますか?

エルコノン・ゴールドバーグ博士〔本書の共著者〕による「脳のためのジム」という比喩は心に訴えるものがあります。そして、今後は、認知力やブレインフィットネスに関するツールがもっと出てくるでしょう。ゴールドバーグ博士は、身体エクササイズで筋肉が鍛えられるように、体系立ったエクササイズによって前頭葉も鍛えられることをたくさんの研究を引き合いに出して示しています。ご存知の通り、前頭葉は、推理力、プランニング力、判断力、分析力、問題解決力などの実行機能を中心的につかさどっている領域です。

すでに一部のトレーダーは、市場パターンを分析するだけでなく、よりよい意思決定が可能になる実用的なシミュレーション・プログラムを使っています。ゴーファー博士はあなたとのインタビューのなかで、大切なのは、そのプログラムがパターンを正確にシミュレーションしてくれるものであることと、新しくて歴史を持たないパターンが出てきたとき、どうトレーダーを助けられるかだと言っていますね。しかし、すでにあるシミュレーション・プログラムを使えば、少なくとも現在のマーケットで繰り返されている多様なパターンを効率的に学ぶことができます。

最後になりますが、私はトレーダーの感情反応、とくに初心者のそれについて研究しています。

そして、行動認識技術は、おだやかで開いた心、積極的な姿勢を培うのに役立つと思います。マーケットに出てきた予想外のゴリラ株（優良なハイテク株）を外さないようにするには開かれた心を保つことが大切だと、先日ブログで強調したところです。トレーダーは、ふつう、ある分野に過剰に意識を焦点化しているのでカバーする範疇が狭まっています。この事実に気づいていることと、焦点化が進み過ぎないようにコントロールする必要があります。ゴリラ株を逃がしたとき、多くの人は、失ったチャンスを悔やんで欲求不満になりますが、そんなときのために深呼吸やビジュアルイメージングを練習しておくといいでしょうね。一定の訓練を積んでおけば、必要なときにすばやく適用できるようになります。トレーダーの〝心のパフォーマンス〟をリアルタイムで視覚化するバイオフィードバック・プログラムを使うことで〝心のパフォーマンス〟を強化することもできるでしょう。バイオフィードバック・プログラムは、売買したり学習したりするのに適した状態に自分がいるか、あるいは、ストレスや不安を感じ、衝動的になっているか教えてくれるものです。

感情の役割を知ることも大切です。感情は〝悪いもの〟ではなく、有益なシグナルになるからです。しかし、なによりも、感情に飲み込まれないよう自分の心がどう動いているか気づいていることと、感情をどうコントロールするかを学ぶことが大切です。

――あなたご自身のものでもほかの方のものでも結構ですが、脳の健やかさを維持したり向上させたりするために、知っておきたい最近の発見や考えを教えてもらえますか？

私の主な仕事は、投資マーケットにいる投資家やトレーダーを対象にしています。彼らは金融商品を扱っているだけでなく、毎日、ストレスやリスクや不安も扱っています。最善の決断ができるよう心静かに集中していられる能力を必要としているのです。ジョン・コートの近著『The Hour Between Dog and Wolf（犬と狼の間にある時間）』は、私たちの脳や身体内部の働きが、私たちが、どう考え、感じ、行動するかにどれほど強く影響しているかについて調査した数々の研究成果をうまく要約しています。健全な脳を維持し、よりよいものにするというチャレンジには、私たちヒトの生物学的な遺伝形質を克服するチャレンジも含まれています。つまり、攻撃するか逃げるかというモードに入ったとき、攻撃するか逃げるか二者択一することがいつも賢明であるとはいえないということです。緊急事態をシミュレーションし（ビジュアル化したり、イメージ的にガイドしてもらったり、仮説を立てたり、現実に即して作られたシミュレーションを使ったりすることで）、そこに身を置き、その状況に楽観的に反応するためのリハーサルを積んでおくと、最悪の状況に陥ったときの回復力を培うことができます。このリハーサルは、投資マネジメント、消防士、軍隊、警察官、スポーツなどを職業にしている人たちにも有益でしょう。子育てとか仕事上の衝突といった日々起こるチャレンジにも役立ちます。人生をアスレチックジムと考えるといいですよ。そして、出会う障害を、筋肉を鍛えるためのダンベルの重さだと考えるのです。自分の身に起こるチャレンジを避けるべき不幸な障害物ではなく、認知力を向上させるための資源と見るのです。これができていれば、脳の最適化に向かって歩いているといえるでしょう。

Chapter 8

クロス・トレーニングで脳を最適化する

私たちは、抽象的で複雑にからみあった問題に直面しやすい社会に生きている。新たな状況やチャレンジに適応できる脳を生涯にわたって保つ必要があるのは、そのためだ。

スポーツの世界では、専門以外の種目のトレーニングを取り入れる「クロス・トレーニング」を行なうことが多い。脳のほうでも、このクロス・トレーニングが主流になっていくと考えられるのは、どんな認知機能を最適化する場合でも、単純にその認知機能を刺激するだけではだめだからだ。この章では、脳をクロス・トレーニングするときに有効な技術やツールを紹介していきたい。

脳トレーニングとはなにか？

私たちは、特定の脳神経ネットワークや認知力を改善するために作られたエクササイズを、秩序だって効果的に行なうことを脳トレーニングだと定義づけている。その目的はある脳機能を改善することにあり、特定の身体能力を反復して鍛えるコンディショニング・トレーニングに似ている。「ともに着火したニューロンがつながっていく」（第1章参照）ので、特定のニューロン・ネットワークをトレーニングによって繰り返し刺激すると、そのネットワークのなかに新しくて強力なつながりが形成されていく。それは、そのネットワークに属しているニューロンを〝鍛え〟、情報をよりよく伝達でき、しかも長く生存できる優れたニューロンへ変えていくことを意味している。

単なるメンタルへの刺激と脳トレーニングはどう違うのか？

前述したとおり、新規性、多様性、チャレンジ性を含んだなにかを行なうことが脳を刺激し、知的能力の改善と脳神経的予備力の構築に役立つ。たとえば、ピアノの弾き方を学ぶことは多くの脳機能（注意力、記憶力、運動能力など）を活性化させ、それらの機能を支えている脳内神経ネットワークを変化させていく。

そのためミュージシャンは、楽器を演奏するときに必要な領域（運動神経、聴神経、視空間神経）の脳容量が大きい。しかし、ブレインフィットネスという観点から考えると、楽器の習得は成果を上げるまでに何千時間も要するものだ。たしかに楽器を練習することは魅力的で楽しい努力になる。そして認知的予備力の構築にも役立つが、目的を絞った効果的な脳トレーニングとは言えない。身体フィットネスの世界に共通点を探せば、サッカーをやることで健康を保つことは可能だが、総合的な身体の健全性という観点から考えると、心臓の持久力、腹筋や大腿筋などの特殊な機能や筋肉群に弱点がある人なら、そこに焦点をあてて鍛える努力も必要になるということだ。

脳トレーニングはどんな状況下で効果を上げるか？

これは避けることのできない質問だ。脳をトレーニングすることに効果があるとする発表が増えているが、脳トレーニングがもたらす現実的な効果と、そのトレーニングが毎日の生活に役立つよう学習転移する見込みを最大化するにはどうしたらよいかという疑問は残る。

脳をトレーニングする方法を比較する上でもっとも信頼がおける研究は２０１０年に発表された国立衛生研究所のメタ分析だが、認知トレーニングプログラムについては身体的な活動と同程度の保護的影響があると述べるにとどまっている。しかし、ここで注目したいのは、この結論を導き出した研究が高く評価されていることだ。それは認知トレーニングプログラムに明白な効果があることを意味している。

脳をトレーニングしても効果がないという話を、なぜ今も耳にするのだろうか？　それは「脳トレーニング」がなんであり、「効果がある」がなにを意味するかについての理解が浸透していないからだろう。腹筋を鍛えるマシンでトレーニングしたあと血圧を測っても「効果はない」だろう。空を飛びたい人が、飛行機ではなくロバにまたがったとしたら、最初から空を飛べないのと同じことだ。

脳をトレーニングすると主張する方法やプログラムに効果があるかどうかを評価するときのポイントは、トレーニングによる効果が、トレーニングを直接していない認知力や日々の生活にどれだけ役立つかにある。トレーニングすれば、ふつうはトレーニングした機能や技術が向上することを私たちは知っている。たとえば、瞑想を訓練していると、少しずつ上手に瞑想できるようになるだろうと期待できる。しかし、もっと重要なポイントは、その上達がトレーニングをしていないほかの能力、理想的には毎日の生活に役立つ能力に転移するかどうかだ。なんらかの転移があれば、そのトレーニングがもともと目的としていた認知力が鍛えられていることも確認できる。

毎日の生活に改善をもたらす脳トレーニングは、おおよそ以下の5条件を満たしている。これらは「効果がある」とか「ほかの認知機能に学習転移する」と主張している脳トレーニング方法の実例を分析したものと、2011年と2012年のシャープブレイン・バーチャルサミットで行なわれた議論をもとに作成している。

①脳機能のなかでも中心的な認知機能や、ふだんの生活で役立つ神経回路に関与し、それ

を鍛えるものでなければならない。たとえば、実行注意力、ワーキングメモリ、処理速度、感情調整力などだ。この本に掲載されている科学者へのインタビューのなかで話題にあがる認知力にも大切なものが多い。

多くの脳トレーニングが実質的な〝脳トレーニング〟にならないのは、実行注意力などの重要な認知力、あるいは、そういった重要な認知力にかかわる脳機能の改善を目的にプログラムされていないからだ。

②その人の認知的な弱点克服を目的としたトレーニングでなければならない。好きなトレーニングばかりしていたら、身体のほかの部分を無視して、街いちばんの力こぶ（二頭筋）の持ち主になるのと同じで、全体的に見たらバランスを欠いたトレーニングになる。自分の弱点がどこにあり、最適化すべき脳機能がなにかを最初に自問する必要があるのだ。効果的に身体トレーニングをしたいときも、まずは目標を立てるところから始まる。たとえば、「目標は腹筋か？ それとも心臓の持久力か？」といった感じに。脳トレーニングの場合は、「自動車運転にかかわる認知技術か？ 集中力か？ 記憶力か？ ストレスや感情を調整する能力か？」といった内容になるだろう。

技術やツールの選択は、目標とするところによって定まってくる。たとえば、実行機能を鍛える必要があるのに処理速度を向上させるプログラムを使っていたら、そのプログラムには「効果がない」ことになる。しかし、処理速度に弱点がある人（処理速度の低下は高齢者によく見られる）が処理速度を向上させるプログラムを使えば「効果がある」ものになる。

③実質的な脳機能の改善につなげるには、目標とする脳機能ひとつにつき最低でも計15時間、それを8週間ほどの期間内にトレーニングする必要がある。BBCの脳トレーニング実験のように、たくさんの脳機能をわずか数時間トレーニングしただけで認知力が改善すると期待するほうがおかしい。たとえば、月に2回しかジムに行かず、適当に組み合わせたエクササイズをやるだけでは、目標とする筋肉を強化したり、身体を健全にできたりはしない。それと同じだ。

④今の自分の能力で対応できるものの、努力したり集中したりする必要があり、難度が増していくトレーニング・プログラムでなければならない。クロスワードパズルなどの鉛筆と紙でやるトレーニングより、コンピュータを使ったプログラムが優れている理由がここにある。クロスワードや数独を何時間もやる、あるいは、トレーニングすれば目標とする脳機能が改善するとしても、かんたんすぎてつまらなかったり、むずかしすぎてフラストレーションがたまったりする場合を想像してほしい。インタラクティブ方式で自動化されたプログラムなら、トレーニングする人の能力レベルをオンタイムで査定でき、そのレベルに沿ってプログラム内容を適応させていくことができる。

⑤長期的な意味で大切なのは、継続的な訓練が継続的な効果につながっていくことだ。数時間ジョギングしても、その後まったく走らなければ、生涯にわたる健康につながることはないだろう。同じように、たった一度、脳トレーニングをやっただけでは、長期にわたる効果など期待できない。「ともに着火したニューロンがつながっていく」ことを思い出そう。大切なのは継続することだ。毎日わずかな時間トレーニングするだけであっても、定期的に強化トレーニングするのであっても、続けていれば、現実的な効果となって現れるだろう。

クロス・トレーニングの例

それぞれの人が置かれている状況と目指す目標がどの脳機能を鍛えたらよいかを決める。たとえば、多忙でストレスに翻弄されている管理職なら、ストレス管理能力と感情的な回復力を得たいと思うだろう。60歳代のドライバーなら、情報処理速度の改善と有効視野(安全に運転するための指標)の拡大をスタート地点にしたいはずだ。

どの認知力をトレーニングするか決めるときには、年齢も考慮する必要がある。第1章で述べたとおり、脳は年齢とともに変化する。良くなる機能もあれば、悪くなる機能もある。留意したいのは前頭葉だ。前頭葉は、新しい状況に適応したり計画を立てたりする高度な実行機能をつかさどっているが、加齢が進むとニューロンを保護する仕事が増える。そのため、年をとると前頭葉にいっそう負荷がかかるようになる。

自分の脳機能の弱点を比較的かんたんに割り出せ、信頼することもできる査定方法がない場合や、確かな効果をもたらす脳トレーニング法がない場合もある。そんなとき、納得できるスタート地点になるのは、効果があると証明された方法論をいくつか交えて行なうクロス・トレーニングだ。

研究に裏づけられた4つの脳トレーニング法を検証していこう。

感情と注意力を訓練するマインドフルネス瞑想

脳のためになぜ瞑想をやるべきなのか不思議に思う人も多いだろう。第7章でも言及したし、ここでも述べていくが、感情調整力や注意力といった認知力全般に強い影響を及ぼす能力を瞑想が改善するからだ。そのため、瞑想は脳をトレーニングする技術と考えることができる。しかも最初にやるべきだといってもよい脳トレーニング法なのだ。

瞑想にはさまざまなスタイルがある。前章で述べたとおり、焦点を絞ったりマントラを唱えるもののほかに、身体リラックス、呼吸訓練、イメージ法を使うものなどがある。もっとも一般的で研究が進んでいるのが、マインドフルネス瞑想法だ。マインドフルネスは、判断をはさまないかたちで現在の体験（思考や感覚、まわりの状況）に気づいている心の状態に入っていく瞑想法だと説明される。

マインドフルネスを通じて改善される脳機能は主にふたつある。ひとつは感情コントロール力であり、ひとつは注意力だ。マインドフルネス瞑想を行なうと感情をよりよくコントロールできるようになるが、とくにストレスについてそれがいえる。たとえば、マインドフルネスにもとづく療法を受けた人を対象にした39の研究をメタ分析にかけたものがある。がんから抑うつまでのさまざまな病気を抱える1000人以上を分析したところ、マインドフルネスには、不安感などの気分に関する症状に効果があることがあきらかになっている（ストレスをコントロールし、回復力を築くための瞑想法については第7章を参照のこと）。

マインドフルネスは、注意を向けている対象に焦点を当て続ける能力のトレーニングにもなる。目の前にある課題に集中する一方、集中する上で障害となる情報に心を奪われないですむようになるのだ。実際、瞑想をしていない人と比べて、瞑想実践者の注意力が向上することを多くの研究が証明している。こういった研究に見られる問題点は、実験群と対照群の被験者のひとりひとりにさまざまな背景があることだ。そのため、瞑想した群で観察された改善が、瞑想ではなく、他の要因によって生じている可能性も捨てきれない。

もともと瞑想をしていなかった人たちに瞑想を訓練させ、訓練を行なわなかった群と比較すれば、もっと厳密な対照化が可能になる。この条件で研究を行ない、瞑想が注意力をコントロールする能力にもたらす効果を確認したものがある。たとえばマイケル・ポスナーらは被験者を、身体と心を統合するトレーニング（ＩＢＭＴ）とリラックス・トレーニングの2群に無作為に割り当てて実験している。両群とも一日につき20分のトレーニングを5日間続けさせている。ＩＢＭＴは１９９０年代に中国で開発された瞑想法で、リラックスしたまま、注意力は焦点化させているバランスがとれた心の状態を目指すものだ。姿勢、リラクセーション、身体と心の調和、バランスのとり方などの指導を受けながら思考をコントロールする。この実験の結果、ＩＢＭＴをトレーニングした群は、対照群と比較して実行注意力を測るテストにおいてよりよい成績を得ることがわかった。

ＩＢＭＴには精神的なストレスを原因とするコルチゾール濃度の上昇を抑える働きもある。ポスナーのチームは、45人の被験者の脳を撮影するＩＢＭＴ研究も行なっている。その結果、感情や行動の調整にかかわる前帯状回を含んだ領域の神経結合が変化していくことがわかった。11時間の瞑想トレーニングは自己調整にかかわる脳領域に変化を起こさせるのに十分だったが、これは、脳トレーニングによって脳に変化を起こすには、ひとつの脳機能につき最低10～15時間が必要だとする別の研究結果にも一致している。

ＭＢＳＲ（マインドフルネスをベースにしたストレス低減法）プログラムにも、脳の構造を変化させる働きがある。ＭＢＳＲプログラムを一日30分、８週間行なった後に調べたところ、トレーニングをしなかった人の脳には見られない変化が脳内で起こっていた。学習、記憶、共感、感情の調整にかかわる脳領域の灰白質部分の容量が増していたのだ。これは、瞑想がそれらの脳機能の効率性を良くしていることを示唆していた。ＩＢＭＴとＭＢＳＲは注意力の焦点を絞る能力も改善するようだ。

それでは、この種の改善は、あらゆるタイプの瞑想法で起こるのだろうか？ すべての瞑想法が検証されたわけではないが、その可能性は高い。ポイントとなるのは、瞑想しながら音やロウソクの炎といったある種の刺激に注目し、焦点化したその意識がさまよい出ないようコントロールすることにあるようだ。たとえば、前章のキルタン・クリヤ瞑想の効果について語ったアンドリュー・ニューバーグ博士のインタビューが参考になるだろう。キルタン・クリヤ瞑想がとくに興味をそそるのは、１日12分やるだけでよい手軽な瞑想法である点だ。

ここまでをまとめると、瞑想が私たちの注意制御力を向上させうるとする研究報告があり、それが脳の健康と認知力を最適化するための重要なツールになるということだ。前章のインタビューでニューバーグ博士は「記憶力の良し悪しが、集中力や、じゃまをしている情報を遮断する能力に依存しているのは明白です」と強調している。

瞑想をやろうとしている人へのニューバーグ博士のアドバイスは以下のとおりだ。

「たくさんの瞑想技術があり、各々の瞑想法が目指すものと瞑想スタイルの組み合わせもさまざまです。そのため、初心者はどれを選んでいいかよくわかりません。瞑想に興味がある人へのアドバイスとしては、シンプルな内容で、初めからかんたんにでき、自分の信仰や信念と認知的なゴールを両立できるものを探すことでしょう。場合によっては、たくさん訓練する必要が出てくるので、納得しながらできるものでないと嫌になるのは明白です。

心のなかにある目的はなにかをよく考え、ふだんのスケジュールやライフスタイルを思い出して無理がないか吟味し、現実的に実行できる瞑想法を探すのです。そうでなければ、続けるのはむずかしいでしょう」

認知行動療法で思考プロセスを組み立て直す

認知療法はアーロン・バック博士が考えだした認知行動療法のひとつだ。体験していることへのその人の気づき方が行動や感情に影響するという考え方にもとづいている。そして、役立たないのにそこに固執する思考スタイルや行動を修正する認知技術や行動技術を教えるものだ。性格上の特質や行動、計画力や柔軟性などの認知機能を改善することを目的にしているので脳トレーニング法とみなすことができる。また、抑うつ、強烈な不安感、不眠、強迫性障害、恐怖症など多くの症状に効果があることもあきらかになっている。

認知療法が脳に及ぼす影響の検証は脳神経画像処理研究によっても進んでいる。蜘蛛恐怖症の例を見てみよう。2003年に行なわれたヴィンセント・パケットらによる実験がある。蜘蛛恐怖症の人に、蜘蛛が映っている映像を見せると、映像が喚起する恐怖が扁桃体などの脳領域をひどく活性化することが観察される。しかし、認知療法（週に3時間のグループセッションを4週間）を行なった後に同じ映像を見せたところ、扁桃体はあまり活性化しなかった。アーロン・ベック博士の娘であるジュディス・ベック博士は、蜘蛛恐怖症の人の〝脳をトレーニングした〟ことで、被験者たちは、蜘蛛が喚起するストレス反応を減じることができたと説明する。

このような結果から、認知療法にはいくつかの神経的な症状を改善する働きがあると考えられている。それでは、健康な人に認知療法をほどこしたときも、役に立たない思考プロセスを変えることができるのだろうか？

この点に関しては、ダイエットしたい人にジュディス・ベック博士が認知療法を用いて成功を収めた実績がある（インタビュー→280ページ）。認知療法をダイエットに応用できるのは、体重が落ちないという問題が本人の非ではなく、単純にダイエットを達成する上での精神的なスキルが欠如しているからだとベック博士はいう。そして、そのスキルはトレーニングで習得することができる。トレーニングするのは、前もって計画する技術や、自分を動機づける技術、自分の行動を監視する実行機能がほとんどだ。

ダイエットに対する認知療法の効果を確かめるための無作為化比較対照研究が２００５年に行なわれている。65人の被験者のほぼ全員がプログラムを終了している。そして、短期介入プログラム（10週間中に30時間）を受けることが、長期にわたる体重減少につながることがわかった。しかも、10週間のプログラムを終了した直後より、プログラムの終了から18か月後のほうが（対照群である40人と比較して）さらに体重が減少していたのである。

目標とする脳機能を最適化する認知トレーニング

神経心理学者は、脳機能障害に苦しむ人たちが、どう話し、どう歩き、どう意思決定したらよいか学び直す手助けをしてきた。治療の場では、認知トレーニング（コンピュータが補助する方法も含む）を使うことも損なわれた能力を再トレーニングする上での選択肢のひとつになる。現在では、商用の認知トレーニングプログラムが多数開発されていて、インターネットや携帯電話やタブレットを通じて一般の人も利用できるようになっている。

私たちは、改善したい自分の認知機能の状態を査定でき、その認知機能を改善できるようにデザインされた自動型アプリを「認知トレーニング」と定義している。テクノロジーをベースにした適応型のプログラムは、異なる脳機能や認知技術を訓練する多様なツールを提供してくれている。使う人の能力に継続的に反応し、その能力に応じて難易度が少しずつ上がっていくことで訓練が可能になる。これらのプログラムのほとんどは、インターネット経由、あるいはスマートフォンやタブレットへの配信によっているが、特殊なハードウェアが必要になるものもある。消費者に直接販売されるものと、医師の監督下でしか使えないものがある。

効果は本当にあるのだろうか？

国立衛生研究所によって組織的に行なわれたメタ分析が、なぜ、認知トレーニングが認知力低下に対する予防的要素になると結論づけたか分析しよう。認知トレーニングの役割を検証するときよく引き合いに出されるのが、ウィリスらによって行なわれた5年間にわたるアクティブ研究だ。認知トレーニング分野で行なわれた大規模な無作為化比較対照研究のひとつだ。

草分けともいえるこの試みは数千人を対象にしたもので、被験者の平均年齢は73・6歳。推理力、記憶力、処理速度などを鍛える、さまざまな方式の認知トレーニングを行なっている。処理速度トレーニングはコンピュータをベースにしたものだった。その結果、これらのトレーニングはトレーニングした認知課題での処理能力を改善しただけでなく、トレーニングしなかった認知課題にも限定的に学習転移をもたらした。さらに、このとき見られた認知的な改善は、5年後にテストしてもその多くが保持されていたのである。なかでも、処理速度を訓練した群では、短期的にも長期的にも顕著な改善が確認されている。

国立衛生研究所のメタ分析は、このアクティブ研究から生まれた数多くの論文を再吟味している。そして、認知トレーニングには、適度ではあるが一貫性がある影響を認知機能に与える働きがあり、認知力低下に対する保護的効果があると結論づけている。万能薬というにはほど遠いが、1年間にたった10時間の介入で5年後にも計測可能な効果が残っていた事実は注目に値するだろう。

アクティブ研究に続いたたくさんの無作為化比較対照研究が、すぐれた認知トレーニングプログラムを使えば、訓練した認知力だけでなく生活する上で使う別の認知力の改善にもつながっていくことをあきらかにしていった。しかし一方では、認知トレーニングプログラムを使う利点が見つからないとする研究もあった。さらに、認知トレーニングプログラムを販売している会社のマーケティング的な主張を激しい論争がとりまいていた。私たちはアリストテレスが残した「美徳はふたつの悪徳の中間にある」という言葉を思い出す。

大切なのは、誇張されたマーケティング上の主張に翻弄されることでも、可能になったトレーニングの機会を失うことでもないのだ。

ポジットサイエンス社のコンピュータ化されたプログラム「ブレインフィットネス・クラシック（後述する「ブレインHQ」の前身プログラム）」は、エリザベス・ゼリンスキー博士（インタビュー↓186ページ）の指揮によるテストを受けている。認知症を患っていない65歳以上の487人を対象にしたもので、そのうちの半分がコンピュータ化されたプログラムのなかの6種類の脳エクササイズを日に1時間ずつ、週5日、8週間にわたって行なっている（トータルで40時間）。残り半分の被験者は、時間的に同じ条件で、歴史、芸術、文学に関する教育プログラムをコンピュータで学び、そのつどクイズを行なった。その結果、脳エクササイズ群の被験者はトレーニングした認知課題の成績がよくなっていった。さらに、標準化された測定法を使って調べたところ、記憶力と注意力にも改善が見られた。

このことは、トレーニングによる効果がほかの認知力へ学習転移したことを示している。3か月後に行なった追跡調査の結果も報告されているが、認知トレーニング群で観察された効果は残っていたものの弱まっていた。言葉を変えれば、認知トレーニングの効果は時間の経過に耐えるが、補強しなければ衰えるということだ。それは、長期にわたって認知力をキープしたい場合は定期的なトレーニングが必要であることを示している。

ワーキングメモリ改善を目的としたプログラムにはさまざまなものがある。購入できるプログラムもあるが、購入できないプログラムもある。ワーキングメモリは、目の前にある認知課題を実行するために、ごく短期間、情報を保持しておくための記憶システムだ。トーケル・クリングバーグ博士らが、注意欠陥多動性障害（ＡＤＨＤ）の子どものワーキングメモリ能力が、「コグメド」のワーキングメモリ・トレーニングで改善するかどうか無作為化比較対照試験を用いて調べている。トレーニング期間は少ないケースで20日間だった。その結果、ワーキングメモリだけでなく、反応抑制力と複雑な推理力も改善することがあきらかになっている。さらにトレーニングの効果は３か月後にもう一度、子どもたちをテストしても残っていた。それ以来、「コグメド」と利害関係がない科学者たちによって多種多様な研究が行なわれてきたが、ＡＤＨＤである子どもやティーンエイジャー、脳機能障害をもつ患者、そして、おそらく高齢者のワーキングメモリがコグメドによって改善することがわかった。ワーキングメモリを改善する方法には二重Ｎバック課題もあるが、これについては章末のマーティン・ブッシュキュール博士のインタビューで詳しく学んでほしい（↓287ページ）。

認知トレーニングプログラムの効果は、予期していなかった方向へ転移することがある。たとえばアクティブデータを使った研究では、トレーニングが被験者の制御力や自分を制御している感覚へどう影響するかを調べている。その結果、推理力や処理速度をトレーニングすると、自分を制御している感覚が強くなることがあきらかになった。なぜだろうか？　認知力を維持したり向上させたりするトレーニングを行なうと、ふつうは認知力が低下していく年齢になっても自立性を保てている確率が高くなる。そのことが自分を制御している感覚を生むのではと研究者たちは推論している。別の研究では、高齢者に16週間にわたって帰納推理技術をトレーニングすると、ほかの年齢層と比べると固定されると考えられていた「新しい体験を受け入れる開放性」が高まることがあきらかになっている。

長期的な健康を脳にもたらす認知トレーニングの条件や要素、その認知トレーニングが本質的なものか根拠が無いものかを区別するための調査が多数進行中だ。しかし、ジェリ・エドワーズ博士（インタビュー→293ページ）は「すでにたくさんの認知トレーニングプログラムがありますが、認知力の低下を反転させる効果があるかどうかを立証できるほど長くは研究されていません」と指摘する。

ここまでを要約すると、従来は、ある年齢に達すると固定してしまうと考えられていたワーキングメモリなどの脳機能が、実際にはトレーニング可能であることが多くの研究によってわかってきているということだ。「年を取った犬でも新しい芸を学ぶことができる」のであり、60歳代、70歳代、さらにそれ以上の年齢になっても認知力を向上させるために脳に働きかけることができる。訓練しなかった認知課題へ効果が学習転移していくことも、かんたんではないものの可能性として示されている。

こういった話をにわかに信じられない人も多いだろう。しかし、わずか20年前には、大人の脳は固まってしまうので訓練することはできない、とほとんどの科学者が主張していた。その時点からあまり時間が経っていないのに、今では大人の脳の可塑性が希望をもって語られるようになっている。科学者たちによるこの見解の飛躍が象徴的なものだろう。

だから、認知トレーニングは少なくとも試す価値があるものだといえる。

生理的反応を監視し改善するバイオフィードバック

第7章では、ストレスをやわらげ、感情的な回復力を生活のなかで強化する方法について述べた。それをサポートするトレーニング法としてバイオフィードバック装置にも関心が集まっている。バイオフィードバック装置は、皮膚伝導率や心拍変動性などの生理的変数を計測して表示する装置だ。そこに表示される生理的変数を確認しながら、その生理的変数をどう自己調整したらよいか学ぶことができる。この装置の基本になっているテクノロジーは医療の場で何十年も使われてきたもので、ごく最近、リーズナブルな値段で市販されるようになった。バイオフィードバック装置は瞑想する上でのすばらしい補助役にもなる。心の状態を自分で観察し、その状態をフィードバックすることで瞑想が深まっていくからだ。

神経フィードバックは、脳の活動を電気生理学的に計測するバイオフィードバック法だ。神経フィードバックにもとづく装置を使って脳波を計測すると、その人が集中しているときやリラックスしているときなどの異なる〝心の状態〟をフィードバック的に見ることができる。今ではそれほど高価でない装置が一般の人にも入手可能になっている。敷居が低いものになったが、研究や医療の場においてもっとも有益な脳トレーニングツールであることに変わりはないと思う。神経フィードバックが健康な人にもたらす効果についてのデータが集まってくれば、今後、注目を集めるようになるだろう。

しかし、さしあたっては、多くの研究者によって効果が認められ、ごく安価にもなっている心拍変動性にもとづくバイオフィードバック装置のほうが手を出しやすい。

第7章で述べた通り、心拍変動性は、交感神経系と副交感神経系の活性度合いについての情報を提供してくれる。このふたつの系は心臓の拍動間隔に逆の影響を与える。交感神経系の働きが活性化すると心拍数が増えて拍動間隔が短くなる。一方、副交感神経系の働きが活性化すると心拍数が減って拍動間隔が長くなっていく。このように、心拍変動性は、身体にメスを入れることなく感情の変化を計測できる方法と考えることができる。

心拍変動性を利用するバイオフィードバック製品は、呼吸を自分で観察し、それを調整することで心拍変動性に影響を与える技術をゲーム感覚でマスターするものだ。呼吸の調整は学ぶことができるし、脳機能の最適化に役立つものになる。ひとつの例として、前章のインタビューに登場したスティンバーガー博士は、トレーダーが成績を向上させる方法として、リラクセーションにバイオフィードバック・プログラムを組み合わせるよう推奨している。これらのプログラムを使うと〝トレーダーの内面的なパフォーマンス〟レベルを、視覚的かつリアルタイムに知ることができるからだ。実際に使ってみると、バイオフィードバックがどれほどトレーダーを助けてくれるかに驚くことだろう。それは、感情と認知力の間に密接な関係があり、感情が認知力に強い影響を及ぼしているからだ。以前述べたように、認知的なパフォーマンスを妨げるストレスは脳機能に有害なものになり得る。

ストレス度合いが高い職業に就いている人が認知力と仕事上のパフォーマンスを向上させるには、感情を自分でどう調整していくかを学ぶことが大切になる。

良質な認知トレーニングプログラムを求めて

認知トレーニングプログラムにはさまざまなものがある。そして、どのような介入のためにデザインされたか、そのプログラムの背景に科学的な実証がどれだけあるか、研究室という環境の外で試したときにどれほど有益かといった点で、途方もないほどのバリエーションになる。この幅広いバリエーションが認知トレーニングプログラムを試したい人だけでなく、専門家さえをも混乱へと向かわせる。

２００９年に出た本書の初版では、選択肢として考えられる21種類の認知トレーニングプログラムの科学性についての短評を試みたが、第2版では、すべての製品を対象にした議論はやめている。代わりに初版の読者から寄せられた意見を参考にシンプルでわかりやすいガイドライン——〝理にかなったスタートポイント〟になるプログラムはどれか——にしてある。その意図は、第7章までに述べた生活のなかで工夫できる脳トレーニングを補うために、テクノロジーベースのプログラムを初めて使う人たちに実用的な情報を提供することにある。そして、認知トレーニングマーケット全体の詳細な総覧を作ることにはない（マーケット全体に興味がある人のために、シャープブレインズ社は、２０１３年1月に包括的なマーケットレポートを発表している。タイトルは『The Digital Brain Health Market 2012-2020: Web-based, mobile and biometrics-based technology to assess, monitor and enhance cognition and brain functioning』)。

以上のような経緯から今回は、脳をトレーニングできると主張する何百という製品のなかから、品質を問う厳しい基準を満たし、使うに値すると考えられるごく少数の製品にスポットを当てている。私たちは以下の3つの評価基準に適合していなければ、プログラムとして〝理にかなったスタートポイント〟にはならないと考えている。

①理論的根拠があり、科学的基準を踏まえたテストを継続的に行なっていること（調査モメンタム）
②幅広いユーザーの支持を得て成長を維持していること（市場モメンタム）
③認知的な改善を確認でき、利用したあとの満足度が平均点以上であること（トレーニングによる結果）

最初のふたつの評価基準は、シャープブレインズ社が2013年に発表したマーケットレポートの制作過程で、市場調査を分析するときに考え出したものだ。この調査モメンタムと市場モメンタムをもとにマーケットを牽引する5つの会社と注目すべき10の会社を見つけ出すのが目的だった。調査モメンタムと市場モメンタムには各4項目、計8項目の下位基準があり、今回はその下位基準を使って185の会社を評価した。

①調査モメンタム

●科学的な諮問委員会の構成
●調査方法や調査組織の質
●論文審査がある刊行物のなかで臨床所見を発表しているかどうか
●その会社の製品評価にかかわる臨床試験の情報経路

②市場モメンタム

●純利益と年間成長率を含めた会社の収益
●投資されている金額と投資元の種類
●製品を配信しているパートナーの種類及びそのパートナーとの親密性
●ユーザーからの支持の度合いと質

次に、ブレインフィットネス分野のアーリーアダプターや専門家から意見を聞くことにした。2012年の3月から4月にかけてシャープブレインズ社のオンラインニュースレターの購読者を対象に広範囲な調査を行ない、その結果を編集・分析したのだ。回答者は3000人以上になり、1000人以上が（自分のため、あるいは、ほかのだれかのために）少なくともひとつの認知トレーニング製品を使った経験があった。その人たちに、5点満点（「とてもそう思う」から「まったくそう思わない」までの5段階）で、いくつかの設問に答えてもらった。カギとなった設問は「求めていた結果を得たかどうか」で、その設問でもっとも高い評価を得たのは10社の製品だった。ここでの回答が3番目の評価基準である「トレーニングによる結果」のもとになっている。

以上の分析の結果、私たちはなにを見つけたか？　調査モメンタム、市場モメンタム、トレーニングによる結果の3つの評価基準すべてをクリアしたのが、185の会社のなかで以下の4社しかなかったことである。

●コグメド（Cogmed）
●ハートマス（HeartMath）
●ルーモスラボ（Lumos Labs）
●ポジットサイエンス（Posit Science）

4つの会社が提供するプログラムの内容について紹介する前に、シャープブレインズ社が2012年に行なった市場調査がもたらした魅惑的な結果を分析してみよう。

シャープブレインズ市場調査の結果

私たちの調査に回答してくれた人たちの間でもっとも利用されているプログラムは、ルーモスラボのオンラインゲーム「ルモシティ」だった。ＰＢＳの番組や広告から離れたポジットサイエンスの「ブレインＨＱ」は堅調なユーザー数を維持している。コグメドの認知プログラムとハートマスの「エムウェイブ」は少ないユーザー数に頼っている。この〝ユーザー数〟がシャープブレインズの月刊オンラインニュースレターで調べた結果であることをもう一度念押ししたい。４万５０００人以上のニュースレター購読者の大多数はアーリーアダプターと専門家であり、一般の人たちではないということだ。

【利用している脳トレーニング製品】

❶「ルモシティ」（37％）
❷その他のブレインゲーム（18％）
❸「ブレインＨＱ」（12％）
❹「コグメド」（３％）
❺「エムウェイブ」（２％）

次に、使った製品について5つの質問に、「とてもそう思う」「そう思う」「どちらとも言えない」「そう思わない」「まったくそう思わない」という5段階評価で答えてもらった。ここでは結果を明快にするために、「とてもそう思う」と「そう思う」の合計を示している。

【Q1・その製品は使いやすいか？】

❶「ルモシティ」（94％）
❷その他のブレインゲーム（91％）
❸「コグメド」（90％）
❹「ブレインHQ」（86％）
❹「エムウェイブ」（86％）

【Q2・時間とともに熱中度が増したか？】

❶「ルモシティ」（82％）
❷その他のブレインゲーム（79％）
❸「コグメド」（77％）
❹「ブレインHQ」（66％）
❺「エムウェイブ」（62％）

【Q3・求める結果を得られたか？】

❶「コグメド」（81％）

❷「エムウェイブ」(62%)
❸「ブレインHQ」(57%)
❹「ルモシティ」(48%)
❺その他のブレインゲーム(40%)

【Q4・価格は適正か?】

❶「コグメド」(55%)
❶その他のブレインゲーム(55%)
❸「ルモシティ」(52%)
❹「エムウェイブ」(43%)
❺「ブレインHQ」(40%)

【Q5・投資した金額に見合う価値があったか?】

❶「コグメド」(71%)
❷「エムウェイブ」(54%)
❸「ブレインHQ」(51%)
❹「ルモシティ」(50%)
❺その他のブレインゲーム(46%)

「使いやすさ」については、ほとんどの製品が使いやすいようだが、ルモシティがリードしている。「時間とともに熱中度が増したか」でもルモシティが（わずかだが）リードしている。トレーニング目的を絞っている「ブレインＨＱ」と「エムウェイブ」については、時間とともに熱中度が高まることはないようだ。

もちろん、脳をトレーニングする最終目的は、製品購入時に期待した結果を実感することだ。「求める結果が得られたか」では、コグメドのワーキングメモリ・トレーニングがもっとも好評で、「エムウェイブ」「ブレインＨＱ」「ルモシティ」がそれに続いた。一方、その他のいわゆるブレインゲームはそれらに及ばなかった。注意してほしいのは、ここでの結果が肯定のほうに振れていることだ。それは、「とてもそう思う」や「そう思う」を選ばなかったとしても「まったくそう思わない」でも「そう思わない」でもなく、「どちらとも言えない」に留まることが多いからだ。

価格への評価に関して私たちが驚いたのは、肯定や否定の度合いが、価格そのものではなく、製品に対する価値観や、認知トレーニング以外の方法と比較した上での結果にかかわっていたことだ。認定プロバイダーによる価格が１５００ドルを超えるコグメドが最高得点で、55％のユーザーが同意している。「ブレインＨＱ」の点数が悪いが、今はもう少し良くなっていると思われる。最近、４００ドルだったソフトウェアでの販売を止め、オンライン上での使用が１か月14ドルで可能になったからだ。

最後に、私たちは、投資した金額に見合う価値があったかどうかを尋ねた。ここでは4つの製品すべてが、その他のブレインゲームよりも良い点数をつけている。

結局、「どれが最高の認知トレーニング製品か」に答える結論はないということだ。答えは、あなたが何を求めているか、その優先順位や予算によるしかない。私たちはどの製品も推奨しない。しかし、〝理にかなったスタートポイント〟に立つための選択肢として、ここで4つの製品を紹介したことには自信を持っている。

4つの製品それぞれについて表3に要約しておく。

認知トレーニング製品を評価するためのチェックリスト

ここで紹介した4つのプログラムは〝理にかなったスタートポイント〟になると思うが、プログラムへの評価は、その製品を使おうとする人の目的、優先順位、予算など多くの変動要因によって左右される。すべての人を満足させる汎用的なランキングが存在しない理由もそこにある。そこで、私たちは認知トレーニング・プログラムを評価するためのチェックリストを作り出した。製品を評価するときには、次の10項目について精査することをお勧めする。

①その製品を出している企業の科学アドバイザーに、大学に所属している信頼できる科学者(理想的には、神経心理学者または認知神経科学者)がいるか？——ヒトの認知力

製品	ユーザー	目標とする主な脳機能	概要	価格
ルモシティ（ルーモスラボ） www.lumosity.com	全年齢	広範囲にわたる認知機能	オンラインで30種類以上のエクササイズができる認知トレーニングプログラム。ユーザーはトレーニングをパーソナライズでき、その日の査定を即座に知ることができる。同年齢のユーザーと比較しながら、自分の認知能力のうちの強いところ、弱いところを知ることができる。	月会費9.95ドル、年会費79.95ドル
エムウェイブ・デスクトップ（ハートマス） www.heartmathstore.com	全年齢	感情の調整	心拍変動を測定できるバイオフィードバックセンサーとゲーム的なエクササイズができるソフトウェアプログラムが合体している。呼吸パターンを意識的に修正することで、ストレスや感情を調整する方法を学ぶことができる。	249ドル
コグメド・ワーキングメモリ・トレーニング（コグメド） www.cogmed.com	ワーキングメモリに障害がある子どもと大人	ワーキングメモリ	ワーキングメモリを鍛えるため、通常は教育や臨床の場で使われるソフトウェアベースのサービス。注意力障害や脳損傷の改善、高齢者の認知力低下防止を目的として使われることもある。短期的に情報を保持する能力であるワーキングメモリをトレーニングするプログラムである。	公認臨床医の指示を受けながらの5週間にわたるトレーニングを含め、およそ1500ドル
ブレインHQ（ポジットサイエンス） www.brainhq.com www.positscience.com	50歳以上の大人	視覚と聴覚の情報処理	ポジットサイエンス社が提供していた3枚のCD-ROMを統合した、15種類以上のゲームから成るオンライン認知トレーニング。主に、騒々しい環境での会話についていけなくなってきている、集中力が欠けてきている、安全にドライブする技術を維持したいと思っている大人が対象である。	月会費14ドル、年会費96ドル

［表3］トップレベルの認知トレーニング製品

と脳の構造や機能を測定したり理解したりすることが専門の神経心理学者や認知神経科学者であること。

②その製品の効果について分析され、査読を経た科学論文が、質の高い科学雑誌や専門誌に掲載されたことがあるか？　その論文の数は？　購読者数は？――この評価は、プログラムの効果や妥当性を推測する上で重要なポイントになる。

③どんな脳機能（あるいは脳機能の一群）を鍛えるか明確に示されているか？　そのプログラムを使うことによる特別な効果はどう説明されているか？――どのような効果があるか保証せず、正確性に欠けた表現で効果を主張しているプログラムもある。「あなたの脳を鍛える」だけでは曖昧だ。なぜなら、庭いじりや新しい言語を学ぶことも脳のエクササイズになるからだ。もっと特殊な、たとえば、どんな認知力、どんな感情、どんな実行機能の改善をそのプログラムが可能にするか確認する必要がある。

④認知的な進歩を知ることができる別の査定方法があるか？――先に述べたように、その脳トレーニングを評価する上でもっとも大切なのは、プログラムでの進歩が実人生に転移していくかどうかだ。そういった転移が起こっているかどうかを知るには、認知トレーニング各々の上達度を示す単純なスコアのほかに、そのスコアをもとに一般化した別の査定方法（たとえば、注意力、問題解決能力といった分類で査定する別のスコアシステム）が必要になる。

⑤週に何日、何時間やったらよいか明記されている体系だったプログラムか？――特効

薬はない。効果を得るためにエクササイズをやるのだから、どれだけ努力すべきか明確に示されている必要がある。

⑥いろいろなエクササイズがあり、新しいエクササイズが増えていくか？――脳をエクササイズするには、新しいチャレンジに取り組んでいく必要がある。

⑦チャレンジ性があってやる気を起こさせるプログラムか、あるいは何度かやるとかんたんになってしまうようなプログラムか？――メンタルエクササイズは、難度やチャレンジ性が上がっていくようにプログラムされている必要がある。

⑧個人的な目的にプログラムが合致しているか？――脳の健康と機能性についての目的と必要性は、その人ごとに異なる。たとえば、ある人は不安感をコントロールしたいだろうし、ある人は短期記憶を改善したいだろう。

⑨プログラムが自分のライフスタイルに合っているか？――研究の場では短期間で良い結果を示す介入であっても、刺激が強すぎて毎日やれないプログラムがある。負荷が適度で、長期にわたって続けられるプログラムもあるだろう。

⑩認知トレーニングプログラムを使う意欲があって本当にやりたいか、それとも、生活に多大なストレスを持ち込む存在になりそうか？――過剰なストレスは、すべての努力を逆方向へと導く。不健康なかたちで不安感が増すようなものならやらないほうがいい。

まとめ

▼身体エクササイズ、バランスが取れた栄養、ストレス管理、社会性をもった知的な交流は脳を最適化するための土台を作る。脳をクロス・トレーニングすると目的の認知力以外にも好影響を及ぼすので、その〝土台〟を固め、さらなる最適化へと導いていくことができる。

▼どの認知力を改善したいか、また、どこからその改善を始めるかはひとりひとり異なる。すべての人、すべての要望に応える汎用的な脳トレーニング方法は存在しない。

▼瞑想、バイオフィードバック、認知療法、認知トレーニングプログラムは、科学的に裏づけられた4つの代表的な脳トレーニング法である。それらが〝ある人に役立つかどうか〟もわかってきたので、適切に使えば、トレーニング効果が実人生へと転移していく可能性が高くなる。テクノロジーの発達によって、今までよりも効果的で利用しやすいトレーニング法が出てきている。

Interview 1

ジュディス・ベック博士

脳トレーニングとダイエットの関係

認知療法及び認知療法による治療を研究するベック研究所の責任者。ペンシルベニア大学心理学部臨床学准教授でもある。『Cognitive Therapy: Basics and Beyond』〔邦訳：『認知療法実践ガイド　基礎から応用まで』星和書店〕、『The Beck Diet Solution: Train Your Brain to Think Like a Thin Person』〔邦訳：『認知療法で二度と太らない心と体をつくる』創元社〕など。

▼認知療法とは、役に立たない考え方や行動に固執している思考プロセスを修正するための認知技術や行動技術を教えるものである。

▼認知療法はダイエット達成のための新しい技術として利用できる。

体重減少につながる認知療法

――認知療法とはなんですか？

私の父、アーロン・ベックによって開発された認知療法は、幅広い心理療法を織り込んだ包括的な治療法です。今体験していることをその人がどう読み取り認識しているかが、感情反応、行動反応、生理反応に影響していくとする考え方にもとづいています。認知療法家の仕事には、その人が直面している現在の問題を解決できるよう手を貸すことも含まれています。また、役に立たない考え方や行動を修正するための認知技術や行動技術を教えます。

――『The Beck Diet Solution』でダイエットの世界に認知療法を持ち込むきっかけになったものはなんでしょう?

私はこれまで治療の現場で、抑うつや不安症など、さまざまな精神医学上の問題に苦しむ外来患者に接してきました。そのうちの何人かが、2番目の悩みとして、ダイエットがうまくできないことを挙げていたのです。いろいろ試したところ、精神的な問題を克服するときに使う認知技術や行動技術が、体重を減らし、減ったあとの体重維持に役立つことがわかったのです。

太りすぎている人たちは、食べ物、食べること、空腹、渇望、完全主義、無力感、自己イメージ、不当感、欠乏感などに対して特殊な思考傾向や認識を抱いています。その特殊な思考傾向や認識の正体を知ることがダイエットの助けになります。その点に、とくに興味を持ちました。

――認知療法によって人々が体重を落とし、それを維持できるというあなたの発見はどんな研究結果に支えられていますか?

今までの研究のなかでもっともすばらしいものは、カロリンスカ研究所のスターレとハルストロムが2005年に行なった無作為化比較対照研究でしょう。内容が際立っています。65人の被験者のほぼ全員がプログラムを終了したのですが、短期介入(10週間、週に30時間)によって、長期にわたる体重削減が達成できています。さらに、対照群である40人と比較すると、10週間のプログラムを行なった直後より、それから18か月後のほうが、体重差が大きくなっていたのです。

――それは印象的な結果ですね。このアプローチ法がそこまで効果的なのはなぜかを説明してもらえますか？

私の本はダイエット法を提案するものではありません。ダイエット成功を継続させるための思考習慣を身につける方法を示しています。ダイエットしたいという最初の意図に反してその後に起こりやすい、怠け心や行動を修正することが目的です。体重を落とすための新しい技術を実際に習得できるよう助けるものです。

――ダイエット本を補完する本ということですか？

そうです。読者がやろうとしているダイエット法が健康的で栄養的にも満足でき、さらにバランスもとれていると仮定した上で長期的な目標を設定させ、その目標の実現を助けます。

認知療法の中心理論をダイエット世界へ応用するのは、それほどむずかしい話ではありません。うまくダイエットできないという問題はその人に非があるのではなく、単純にスキルの欠如を反映しているだけなのです。そして、そのスキルは訓練することで身につけることができます。私の本や、そこから派生したワークブックを読む人は、認知的な、あるいは行動的な技術を6週間にわたって毎日学んでいきます。1回しかやらないスキルもあるでしょうが、生涯にわたって利用していくスキルもあるでしょう。

渇望克服のために、認知療法をどう使うか

――ダイエットしたい人が訓練したほうがいい認知的または感情的な技術や習慣にはどんなものがありますか？

大切なのは、以下のことです。

●モチベーションをどう高めるか。ダイエットしたい人が最初にやるべきことは、減量したい理由を15～20項目書き出してリスト化し、そのリストを毎日読むことである。

●前もってダイエット計画を立てて自分の行動を監視する。ダイエットに失敗する典型的な理由は、自然に生じる欲望に負けることにある。ダイエット計画を作り、その計画に従う技術を学ぶ必要がある。

●怠け心を克服する。たとえやせる意思があっても、ダイエットを妨げる食行動に向かう考えが何百回も浮かんでくる。そんなときは、ダイエットを促すための信念を書いたカードをあらかじめ作っておいてそれを読むようにする。それらはたとえば、「食事プランを守らずに食べるとあとから後悔することになる。瞬間的な快楽に負けるな」とか「欲しくなったものを欲しくなったときに欲しいだけ食べていたら、スタイルは保てない」とか「体重計に表示される数字は、努力しなければ下がらない」とか「ダイエットに役立つ食習慣だけを信じよう」など。

●空腹感や渇望感に耐性を持つ。太りすぎている人のなかには、空腹感と渇望感を混同している人がいる。胃が空っぽのときに空腹感が生じる。渇望感は食べることへの衝動であり、口やの

どで体験していることが多い。胃がいっぱいでも渇望は起こりうる。空腹と渇望の違いを理解する。

――人はどんなときに渇望を体験するのでしょうか？

渇望の誘因は、環境的（食べ物を見たり、匂いを嗅いだりする）だったり、生物学的（ホルモンの変化）だったり、社会的（食べている人といっしょにいる）だったり、精神的（食べたいもののことを考えたりイメージしたりしている）だったり、感情的（心が乱れていて気を鎮めたいときなど）だったりします。しかし、どんな誘因も、そのときにあなたが実際にとる行動には勝てません。ダイエットしたかったら、渇望している自分にどう言い聞かせ、どう行動するかを学ぶ必要があります。そうすることで、計画された次の食事やおやつを待つことができるようになります。

――空腹感や渇望感に従って食べる必要がないことは、どうしたら学べますか？

健康診断を受けたあとに昼食を抜いてもらい、朝食以降、夕食までなにも食べない体験をさせます。１回このワークを行なうと、空腹であることがイコール緊急事態ではないことがわかります。空腹は受け入れることができるし、ものごとが悪くなっていくことでもない。時間はそのまま過ぎ去っていくのです。漠然とした不快感を食べることで解消する必要がないことが理解できます。

このワークは、空腹への怖れの解消に役立ちます。それにあわせて、空腹への執着から焦点をずらす方法を教えます。おなかが空いた？　よし、じゃあ、友だちに電話をかけよう、散歩に行こう、コンピュータゲームをやろう、何通かEメールを書こう、ダイエット本を読もう、ネットサーフィンをしよう、歯を磨こう、パズルをやろう、といった具合です。
最終的な目標は、ダイエットしたい人が、「今、ここで食に走るのは良い選択ではない」と自分に言い聞かせて誘惑に抵抗し、食欲を感じるまでやっていた活動に注意の対象を戻したり、次の活動に移って専心できたりするようなメンタリティを築くことにあります。

――あなたは先ほど、食べることへの渇望はストレスに満ちた状況への感情的反応に続いて起こりやすいとおっしゃいました。そのことについてもう少し詳しく教えてもらえますか？　また、認知技術がどう助けになるかも説明してもらえますか？

短期的にもっとも効果的なのは、食べることへの衝動の裏にある問題を認識し、その問題を解決することにあります。そういった問題がなければ、友だちに電話したり、深呼吸したり、リラクセーションのエクササイズをしたり、散歩したりすることで、食欲を別の方向へ転じることができます。ストレスを感じたとき、気分を落ち着かせるためにいつも食べ物に手を伸ばしていたら体重を減らすのは無理だし、減った体重を維持することもできません。さきほどのカードを読んでそういったことを思い出せばよいのです。体重に問題がない人は、ふつう、ストレスを感じても食べ物には向かいません。ダイエットしたい人も、食べること以外で気分を変える術を学べばよいのです。
長期的には、自分の信念や内的規範がどんなものかをダイエットしたい人に確かめさせ、それを変えていくように促します。たとえば、多くの人が、完璧な方法できっちり時間内にすべてを終わらせようとします（こういった人は、他人にもすべてを完璧に行なうよう期待する傾向があります）。単純に考えても不可能でしょう。こういった信念や内的規範がストレスの原因になっていることも多いのです。

脳に対する認知療法のインパクト

――認知療法が神経生理学的に及ぼす影響について分析している文献についてもう少し教えてもらえますか?

きわめて刺激的な分野ですよ。認知療法の影響を測る方法として、過去には、心理学的な査定方法しかありませんでした。それが、ｆＭＲＩをはじめとする神経画像処理技術のおかげで、ある考えや行動が脳のどの部分を活性化しているかがわかるようになっています。

たとえば、蜘蛛恐怖症です。２００３年にパケットらが発表した論文では、認知療法を施す前後の脳の状態を観察した内容が報告されています。蜘蛛が映った動画を観ると、蜘蛛恐怖症の人の脳の一部、具体的には扁桃体などが恐怖によって著しく活性化します。しかし、認知療法による介入(3時間のグループセッションを週1回、4週間にわたって行なう)が終わると、同じ蜘蛛の動画を観ても、扁桃体はあまり活性化しなくなります。つまり、これらの人たちは脳をトレーニングした結果、今までは自動的に生じていた恐怖反応を減らすことができたということです。

――そのお話は、まさに、神経可塑性という分野でもっとも刺激的だと感じるポイントです。脳をトレーニングすることや、認知療法といった脳に好ましい影響をもたらす方法についての調査が進んでいることで、大人になっても人生を改善できる可能性への気づきが生まれています。

Interview 2

マーティン・ブッシュキュール博士

知能は鍛えられるか？

ミシガン大学認知神経イメージングラボ研究者。メディアから多くの注目を集めた「ワーキングメモリをトレーニングすることで流動性知能を改善する」と題された認知トレーニング研究にかかわる。この研究は2008年4月に「米国科学アカデミー紀要（PNAS）」に発表されている。また、スザンヌ・ジェジイ博士との共著で、学校に通う年齢の子どもの流動性知能もトレーニングしうることをあきらかにした追跡研究を2011年に発表。

▼新しい課題を扱う能力である流動性知能。ワーキングメモリをトレーニングすることで、この流動性知能を改善することができる。

▼ワーキングメモリをトレーニングすることで得た効果は別の認知課題へと転移し、そこでの改善も観察できる。

知能は改善するか？

――2008年に「米国科学アカデミー紀要（PNAS）」に発表したトレーニング法について説

明してもらえますか？

年齢が26歳くらいの学生を70人集め、そのうちの半分にコンピュータをベースとしたNバック課題（認知トレーニング法のひとつ）をやらせました。視覚と聴覚を同時に刺激するとても複雑なワーキングメモリ課題です（ワーキングメモリは、何組かの情報を脳に保持し、それらの情報を同時に操作する能力）。黒い色を背景にしたコンピュータスクリーン上のさまざまな場所に青色の正方形が出現するひと続きの画面を観ます。それぞれの画面が出現するのは0・5秒間で、次の画面の出現まで2・5秒の間隔があります。この認知課題が進行している一方で、同じ間隔で聞こえてくる一連の言葉を聞くのです。

そして、スクリーン上に出現する青色の正方形と、聞こえてくる言葉のどちらかが、ふたつ前に示されたものと同じかどうかを答えていきます。最初はふたつ前の画面や言葉ですが、うまくできるかどうかによって3つ前になったりひとつ前になったりします。1日につきおよそ25分間のトレーニングを、8日か、12日か、17日か、19日かで行ないました。「ボキューマー－マトリゼン・テスト」を使い、トレーニング前後の流動性知能をテストしました。このテストは、よく知られている「レーヴン漸進的マトリクス」と同じ原理にもとづいて作られた問題解決課題です。しかし、レーヴン漸進的マトリクスより難解であり、そのため学究的なサンプルをとるのに適しています。

――結果はどうでしたか？

対照群の被験者と比べ、実験群の被験者の流動性知能は著しく改善されました。流動性知能を直接トレーニングしたわけではなく、ワーキングメモリをトレーニングすることで変化が起こるのです。〝流動性知能〟とはなにかというと、これまで体験したことがないチャレンジ的な課題や新たな問題を扱う能力と定義できます。ワーキングメモリ・トレーニングを受けていない対照群もわずかに流動性知能を改善させましたが、実験群の改善のほうがはるかに大きかったのです。さらに、流動性知能の改善はトレーニング量に依存していることもわかりました。つまり、ワーキングメモリをトレーニングすればするほど、流動性知能の獲得が大きくなっていくのです。

――この研究であなたをもっとも驚かせたものはなんでしょう？

まず、多くの研究者や心理学者が提唱していたワーキングメモリでのトレーニング効果が流動性知能へ学習転移するという仮説を確認できた点です。二番目に、トレーニングすればするほど結果がよくなっていくことに驚きました。ワーキングメモリをトレーニングすることによる流動性知能の発達は長期に及び、ピークがかなり先にありました。ワーキングメモリは、訓練のしがいがある認知力だといえます。

三番目に、ワーキングメモリを訓練した実験群のすべての人に発達が見られましたが、訓練開始時の流動性知能のレベルはあまり問題ではなかったことが挙げられます。実際、流動性知能がもっとも低かった学生たちが、もっとも大きな発達を遂げています。しかし、この点は私たちの研究主題から外れるので、これ以上の言及は避けたいと思います。

コンピュータ化された脳トレーニングプログラムの効果

――認知トレーニング用のソフトウェアの話をするとよくされる質問があります。クロスワードパズルを何度もやることと、コンピュータ化されたプログラムをやることの根本的な違いはどこにあるかというものです。

私たちのトレーニングプログラムは固有の特性をいくつか持っていて、少なくともその組み合わせがこのトレーニング法をユニークなものにしています。特性は以下の通りです。

●使う人の状況にリアルタイムに適応するプログラムであること。いつでも目標値を上げられるので、能力を伸ばしていくことが可能。

●複雑な内容であること。時間制限のもとで、異なる刺激（聴覚と視覚）を組み合わせた複雑な認知課題を提供できる。

●ほかの認知課題へ効果が学習転移するようデザインされていること。ゲームをクリアしていくことが、その認知課題特有の能力の開発に終わらないように作られているとも言える。ワーキングメモリの容量が増すと、訓練していない認知課題への学習転移が確実なものになる。

私たちのプログラムは、たとえば１００の数字を覚えるといったその認知課題に特有な能力を向上させる方法とは大きく異なっています。どれだけ訓練しても、そういった課題だと関連する別の能力へあまり学習転移しないことがわかっています。

――ほかのトレーニング方法で学習転移性が欠けている例を教えてください。

カーク・エリクソン博士の論文にあるとおり、さまざまな記憶術を使って100の数字を記憶できる人であっても、文字列になると100文字まで記憶できません。数字を記憶する能力は、ほかの種類の事項を思い出す能力にはつながらず、記憶力全体を改善するわけではないのです。

――あなたのプログラムをやった人たちは、その体験や効果についてどうコメントしていますか？

多くの人がこのトレーニングを好んで行ないました。そこにチャレンジを見出し、難易度を高めていくことで、どこまで自分の能力を改善できるかに熱中していました。

私たちは、獲得した流動性知能がどう実人生に転移していったかは分析していません。しかし、被験者の多くが大きな効果を認めています。実際、彼らは、私の講義について来るのが容易になり、講義内容を理解しやすくなっていきました。

身体エクササイズとメンタルエクササイズに関する議論

――メディアや科学界で、身体とメンタルのエクササイズのそれぞれにどの程度の効果があるか盛んに論じられています。異なるエクササイズをすることの価値についてはどう思われますか？

両方とも必要なのはあきらかです。身体エクササイズは体型をシャープに保つだけでなく、とくに高齢者に認知的な改善をもたらします。私たちが使っているような認知トレーニングプログラムは、ワーキングメモリといった重要な能力を向上させうるし、特殊な認知プロセスを改善するのにもっとも効果的な方法でもあります。そして、お話ししたように、流動性知能など、より広範囲の認知能力に学習転移していきます。

今後は、どんな種類のエクササイズがその人に必要かを判断するための研究が求められるでしょう。さまざまな認知力を使う複雑な仕事に就いている人には身体的なエクササイズが必要になるし、逆にメンタルエクササイズが必要な人もいるでしょうね。

次のステップ

——今、計画していることはなんでしょう?

認知機能が改善する神経的な原理を分析するため、ある神経画像処理研究を指揮しようと考えています。二番目に、メンタルエクササイズが実人生に及ぼす効果を計測したいと考えています。私たちがもっともやりたいのは、たとえば、発達障害を抱えた子どもたち、脳卒中や外傷性脳障害のリハビリ中の人たち、高齢者など、認知的な改善をもっとも必要とする人たちのためのプログラムの研究と開発です。

私たちは二重Nバック課題とそのほかの認知課題を訓練できるクロス・トレーニング型のアプリケーションも開発しています。研究(トレーニング研究など)のために使うのであれば、このプログラムを無料で提供することができますよ。

Interview 3

ジェリ・エドワーズ博士

ドライビング技術を向上させる

南フロリダ大学内にある老化研究スクール准教授。アクティブ研究の共同研究者。カーリーン・バール博士に学び、年を取っていくなかでどうしたら認知力を維持でき、さらに拡大できるかを研究テーマにしている。

▼認知的な処理速度は改善できる。また、トレーニングによって改善した能力のかなりの部分が5年後にも残っている。
▼処理速度が速まると、素早い反応を求められる予期せぬ出来事にうまく反応できるようになる。また、実際の道路上での危険な運転操作を40％減らすことができる。

研究の対象

――あなたが主に研究している分野を教えてください。

どうしたら高齢者が認知機能障害になるのを避けられるか、少なくとも認知機能障害になるのを遅らせることで、人の手を借りずに生きられる時間を長くできるかという課題に関心があります。

研究の大半は、高齢者の運転能力を査定することと、安全運転を脅かす認知力低下への対策を含め、自動車を運転する能力の改善に焦点をあてています。

認知的に健康的な生活を長く維持するための方法にも興味があります。どのようにトレーニングすれば認知力が改善するかというテーマには、能力を改善するだけでなく、認知力が低下していくペースを遅らせたり延期するというテーマも含まれています。個別の認知力としてもっとも研究しているのは処理速度です。それが、加齢によって衰えやすい認知力のひとつだからです。

アクティブ研究の結果

——認知処理速度とはなにで、私たちの日々の生活になぜ関係するかを説明していただけますか？

認知処理速度とはメンタル的な素早さのことです。インテルの486プロセッサのコンピュータでも、ペンティアム4プロセッサ搭載のコンピュータと同じことがたくさんできます。ただ、時間がかかります。人間の処理速度も、若いときと比べて年をとるにつれて遅くなりやすい。同じ課題を処理することはできますが、時間がかかるようになるのです。処理速度が大切なのは、日々の生活で素早い判断を下すときに必要だからです。

自動車を運転しているとき、なにか予期せぬ出来事が起こったとします。状況をどれだけ速く把握し、どう反応したらよいかをどれだけ速く決められるでしょうか？　認知処理速度はそこにかかわってきます。

――アクティブ研究ではどんな認知トレーニングプログラムを使ったのでしょうか？　また、2006年12月にアメリカ医師会誌（JAMA）に発表されたアクティブの追跡研究の内容についても教えてください。

私はアクティブ研究の共同研究者でした。アクティブは65歳以上の高齢者数千人を対象にして、複数の場所で行なわれた比較対照研究です。異なる3つの認知トレーニング法の効果を3つの群に割り当てて調べています。

①ニーモニック（記憶術のひとつ）や場所法など、伝統的な記憶技術を含んだ記憶トレーニングを学んだ群
②機能的推理技術を学ぶトレーニングを受けた群
③情報処理速度をトレーニングするコンピュータベースのプログラムを受けた群

3つの群は割り当てられたトレーニングプログラムを同じ長さだけ行ないました。具体的には、週に2時間のトレーニングを5週間続け、少しずつ難易度を上げていったのです。アクティブ研究は、もともと、被験者を長年にわたって追跡研究できるようデザインされています。この最初の5週間の介入後、いくつかの群は1年後と3年後に強化トレーニングを受けています。

2006年12月、ウィリスらが、アクティブ研究から5年経った段階での追跡研究をJAMAに発表しています。とても肯定的な結果を得ています。もっとも印象的だったのは、5年後にテストすると、対照群と比較して3つの実験群の被験者全員がトレーニングによって得た効果をかなりのパ

ーセンテージで維持していた点です。しかし、処理速度をトレーニングした群が長期的にも短期的にも改善した能力をもっとも維持していました。処理速度が増した人たちは、食料品を置いた乱雑な棚から目指す食品を探したり、薬瓶の注意書きを読んだりするといった日々の雑事をこなすのが容易になることもわかりました。交通標識にもすばやく反応できるようになりました。似たようなトレーニングを行なった過去の研究でもこの類の転移は証明されています。

要約すると、記憶力、推理力、情報処理速度をトレーニングしたほとんどの被験者が、それぞれの認知力を改善したということがいえます。さらに、5年後にやったテストでもっとも印象的な結果を得たのがコンピュータをベースにした処理速度トレーニングをやった群だったこと。なんの認知トレーニングもしなかった対照群と比較すると獲得した能力の喪失がきわめて少なかったということがいえるのです。

ブレインフィットネスにまつわる混乱状態を払拭する

――アクティブ研究の結果はとても印象的なものですね。そしてこの研究は、近年、メディアがブレインフィットネスについての特集をたくさん組んだことにつながっていると思います。もちろんご存知でしょうが、メディアの人たちや一般の人たちには、ブレインフィットネスに対するたくさんの困惑があります。よく聞くふたつの質問に答えていただけますか？

①クロスワードパズルをやるより、コンピュータベースの認知トレーニングをやったほうがよいのはなぜか？

②認知トレーニングプログラムは加齢に伴う認知力低下を反転できるといえるのか？

最初の質問ですが、クロスワードパズルは認知力をトレーニングするために作られたものではありません。脳を刺激しますが、特殊な認知技術を改善するために作られたメンタルエクササイズではないのです。もちろんパズルを解けるようにはなるものの、それ以上でもそれ以下でもないということです。

二番目の質問ですが、永続的なかたちで本当に認知力低下を反転できるかどうかを語るにはまだ早すぎます。すでにたくさんの認知トレーニングプログラムがありますが、認知力の低下を反転させる効果を立証できるほど長くは研究されていません。ここで言えるのは、いくつかの認知トレーニングを行なうと、認知処理速度を１４６～２５０％まで改善できるということです。さらに、その改善された能力のかなりの部分を５年後でさえ保っているということです。それ以上のことはいえません。

しかし、私たちが〝メンタルエクササイズ〟と呼ぶ認知トレーニングプログラムから得られる利益は、身体エクササイズで得られる利益以上のものになるかもしれません。たとえば、今月、ジムで毎日10時間の運動をしたとします。そこで得たものを5年後に維持できているかどうか考えてみるとわかります。

認知トレーニングは自動車運転技術へどう影響するか

――共著者として「ヒューマン・ファクターズ」に発表したレポートのなかに、高齢者が自動車を

運転するときのメンタルスキルの改善にコンピュータをベースとしたプログラムを応用するという魅力的な研究がありました。この研究について説明していただけますか？

目的は〝有効視野〟の改善にあります。有効視野は、クルマを運転するときに重要な役割を果たす処理速度と視覚的注意力の尺度となり、年齢とともに低下する認知力のひとつです。すでにトレーニングによって有効視野が改善することがあきらかになっていたので、高齢者の運転能力にどんな変化が現れるか、また、伝統的な運転シミュレーション学習よりも効果があるか知りたかったのです。

実験では、55歳以上の48人の大人を24人ずつのふたつの群に分け、それぞれの群が20時間のトレーニングを行ないました。ひとつの群は伝統的な運転シミュレーション装置を用い、もうひとつの群は認知トレーニングプログラムを用いました。

プログラムをやった直後の運転能力は両群とも改善しています。しかし、運転シミュレーション装置を使った群がトレーニングで得た効果のほとんどは18か月後までには消えてしまいました。一方、認知トレーニングプログラムで処理速度をトレーニングした群はトレーニングの対象である有効視野を改善するだけでなく、実際の運転技術へと学習転移し、18か月後もその効果が保持されていたのです。14マイル（約22・5キロ）制限の公道で獲得した能力の査定が行なわれましたが、認知トレーニングを行なった効果はそこでも確かめられました。処理速度が速い人ほど、すばやい反応が求められる予期しない出来事への反応速度が上がったのです。また、運転中に起こる危険な操作を40％減らすことがわかりました（この実験では、安全のためトレーニングインストラクターが付き添うことが定められていた）。

未来を見る

――こういった研究は、社会的に大きなチャンスを提供すると思います。たとえば、保険会社や全米退職者協会（ＡＡＲＰ）は、さらなる研究に資金を提供したり、被保険者や会員の運転能力を査定して、それをもとにトレーニングしたいと考えるのではないでしょうか？　雇用主は、高齢従業員ひとりひとりを対象に、改善しなければならない認知的スキルがなにかを評価し、それに見合ったトレーニングをさせるようになるかもしれません。たとえば、処理速度が速くなれば、すばやい決定ができるようになるだけでなく、なにかを学ぶ場合も短時間で学べるようになるでしょう。

そのとおりだと思います。それぞれの認知力は、年をとる過程で異なった発達の仕方をします。しかし、ある認知力は30歳代から低下が始まります。認知的な介入はこういった認知力をトレーニングし改善するのに役立つでしょう。また、その認知的介入をいつどのように始めたら効果的かについての研究もすでになされています。ひとりひとりが置かれている環境はさまざまなので、精密でより個人に適した介入を行なうには、もっと調査する必要がありますが。

私は、高齢者の認知力低下を防ぐためだけではなく、保険業界やビジネスの場といった、たくさんの方向に向かってこの分野が成長していくと予測しています。パーキンソン病患者やアルツハイマー病患者などにとっても認知トレーニングは有益な存在になっていくでしょう。この分野の研究が進めば、査定法やトレーニングプログラムを洗練させる助けにもなると思います。

——あなたご自身のものでもほかの方のものでも結構ですが、脳の健やかさを維持したり向上させたりするために、知っておきたい最近の情報を教えてもらえますか？

その人の能力にあったブレインフィットネスプログラムを選ぶ必要があるということです。プログラムから利益を得るためには、チャレンジ性があるほうがいい。高齢者の日々の生活を改善するには、とくに、分割的注意力（同時にふたつの事項に注意する能力）を向上させることが大切だとする研究結果が多数集まっています。

Interview 4

トーケル・クリングバーグ博士

子どものワーキングメモリを改善する

ストックホルム脳研究所の一部門であるカロリンスカ研究所内にある発達認知神経科学研究所の責任者。ワーキングメモリ・トレーニングそのものの効果、また、ワーキングメモリ・トレーニングに薬物治療を組み合わせた介入が学業にどういった効果をもたらすかをテーマにした論文を科学誌に多数発表している。

▼ワーキングメモリを訓練することで、注意力障害の子どもの症状が改善する可能性がある。
▼私たちはおそらく、コンピュータ化したトレーニングをさまざまなアプリケーションを用いて行なうブレインフィットネス時代の入り口に立っている。

ワーキングメモリ・トレーニングに関する研究

——カロリンスカ研究所にある発達認知神経科学研究所は、どんな調査に焦点をあてているのですか？

ワーキングメモリの発達と可塑性を研究しています。脳内白質のミエリン化、ワーキングメモリの神経ネットワークモデル、さらに、行動学を研究するためにｆＭＲＩや拡散テンソルといった神経画像処理技術を使って調査しています。加えて、私はロボメモ（ＲｏｂｏＭｅｍｏ）を開発して商業化した「コグメド」の科学アドバイザーを務めています。

——ワーキングメモリ・トレーニングがもたらす効果についてあなたが行なった研究のなかで、もっとも重要なものはなんですか？

２００４年に「ネイチャー・ニューロサイエンス」誌に発表した論文では、ワーキングメモリ・トレーニングが脳の活動に及ぼす影響について述べています。２００５年には、ＡＤＤやＡＤＨＤの子どもにワーキングメモリ・トレーニングをほどこした無作為化比較対照臨床研究について発表しましたが、これも大きな注目を集めました。

子ども時代の認知機能の発達と可塑性には、基礎的な神経ネットワークがかかわっています。この基礎的な神経ネットワークのなかでもとくに注意力とワーキングメモリの発達について研究しています。そこでわかったのはトレーニングによってワーキングメモリは改善すること、そういったトレーニングが、注意力障害の人たちを助け、推理力も改善するということです。

――注意力障害を持つ子どもがワーキングメモリをトレーニングすると、毎日の生活にどう影響していきますか？

コグメドのストックホルム病院でトレーニングしている1200人の子どもたちを観察したのですが、もっとも広く見られた効果として、注意力の維持、衝動の制御、学習能力の改善が挙げられます。多くの親が、トレーニング後、学校の勉強に適応しやすくなり、首尾一貫した会話をうまく続けられるようになったと報告しています。怒りを爆発させるといった衝動を抑えることができるようになる、手回り品を失くさないようになるといったことが毎日の生活で確認できた利点です。

ブレインフィットネスプログラムと認知トレーニングの未来

――ブレインフィットネスと認知トレーニングの分野で、これからのおよそ5年間の間に私たちはなにを学ぶことになるのでしょうか？

私たちは、さまざまなアプリケーションを用いてコンピュータ化したトレーニングを行なう新時代の入り口に立っていると思います。

私たちの研究のほとんどは、注意力障害という問題を抱えた人たちを対象にしています。しかし、注意力障害として定義できるものの幅はとても広い。このことからコグメドを使うことは、認知機能を改善したいと考える多くの人たちを手助けすることになると思います。

——脳の健やかさを維持したり向上させたりするために知っておきたい新情報を教えてください。

教育上の改善という意味においても、脳の健康という意味においても、脳がどう働いているかを理解することが大切です。学習がどこで行なわれているか、ライフスタイルや習慣を決定しているのが脳のなかのどの部分かといったことです。たとえば、障害となる情報を排除しながら必要な関連情報だけを頭の中に保つ〝ワーキングメモリ〟についてもっと理解する必要があります。年齢に関係なく、ワーキングメモリ改善を目的とした認知トレーニングプログラムや有酸素エクササイズを通して、どうそれを鍛えたらよいか、さらに、ストレスに満ちた状況の中でワーキングメモリを保護するにはどうしたらよいかということです。スカイダイブする前の人をテストするとワーキングメモリが30％も落ちています。私の著書『The Learning Brain』には、どうしてそうなるかといった話を入れてあります。

Chapter 9

自分の脳を導く「コーチ」になる

脳の可塑性が生涯にわたって続いていくという事実は、私たちの生き方やライフスタイルが、私たちの脳の構造や機能にずっと影響していくことを意味している。このガイドブックを通じて強調してきたように、ブレインフィットネスに〝特効薬〟はない。その代わりとなるのが、脳に良い生活上のガイドラインや新しく開発されたツールを使うことだ。そうすることで比較的短期間に神経可塑性が促され、脳の健康や認知力が改善し、認知的予備力が蓄えられる。それが未来への投資になる。

ブレインフィットネスというジグソーパズルを埋めていくプロセスは、私たちの脳と脳科学がどう作用しあうかを理解するところから始まる。それを理解することで、バランスがとれ栄養的にもすぐれた食事、有酸素エクササイズ、ストレス管理、メンタルへの刺激、

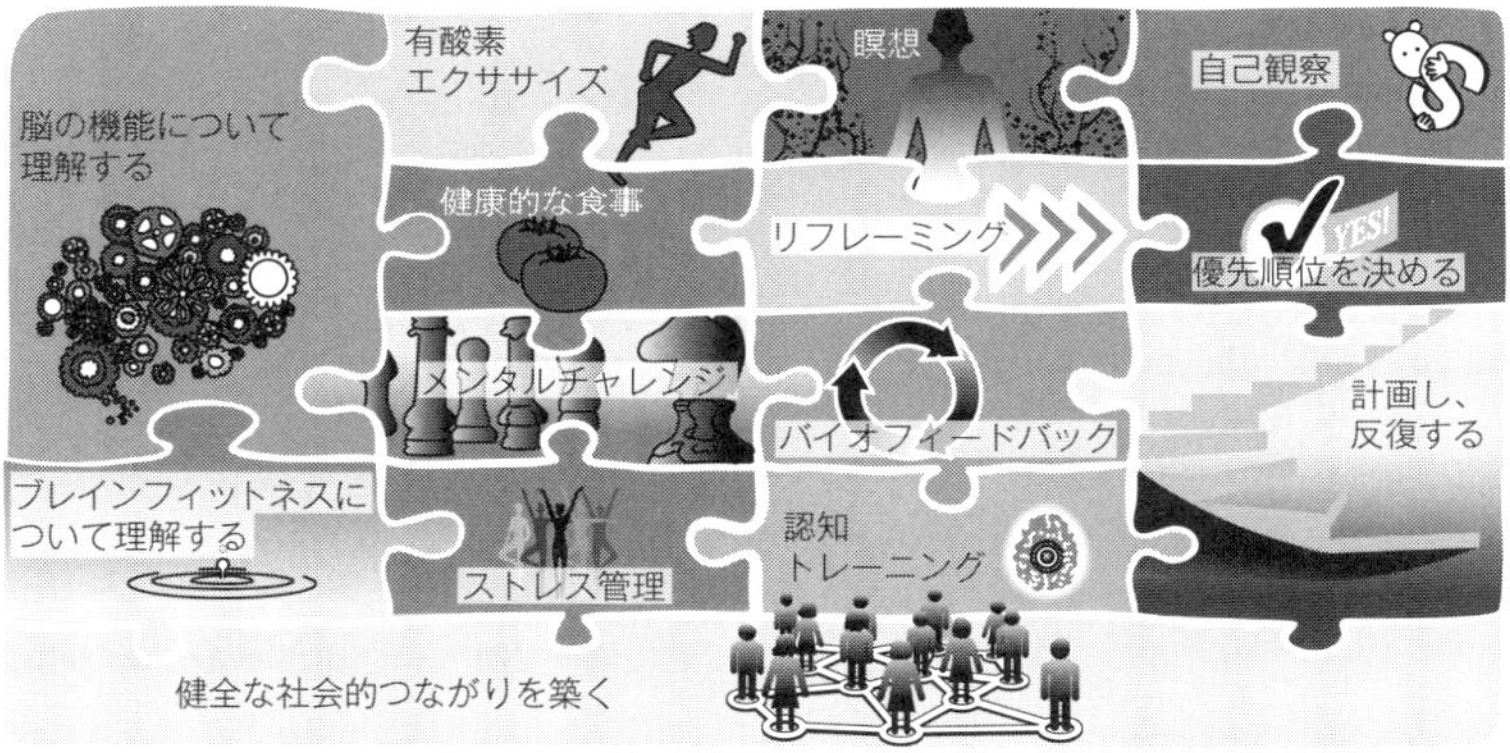

［図４］ブレインフィットネス・ジグソーパズル

社会的な交流など、脳を健康にするライフスタイルの構築にとりかかることができる。これが基本だ。

脳へのクロス・トレーニングはさらに先へと続く道を開き、より豊かな知的能力を培うことになる。ある特殊な認知機能の改善を目的とする脳トレーニングを行なう場合も、４つのクロス・トレーニングを加えることで成功率が高くなる。それは、瞑想、認知行動療法、バイオフィードバック、コンピュータをベースにした認知プログラムである。

自分の脳のフィットネスコーチになり、いつも適切な決断を下すには、ジグソーパズルを完成させる最後の３ピースが必要になる。それは、①優先順位を決める、②脳の状態を自己観察する、③計画する、だ。

優先順位を決める

優先順位を決めることには、自分が高めたい認知力の優先順位を決めること、自分の認知的な弱点がどこにあるかを知り、その弱点に取り組むことが含まれている。必要に応じて、新規性、多様性、チャレンジ性をとり入れ、さらに、改善したい認知力に適した選択肢（ストレスを調整するためにバイオフィードバック装置を使うことなど）にどんなものがあるか知る必要がある。

以下に、ブレインフィットネスのスタートポイントや必要性、ゴールの優先順位をどう決めたらよいかを描くエピソード形式の例を紹介しよう。その人が置かれた状況が簡潔に説明され、状況に沿ってブレインフィットネスというジグソーパズルをどう埋めていくかについての議論が続く。例は、年齢が若い順に並べてある。年齢とともに変化する各々の状況や優先順位を追いやすいようにするためだ。

これらのエピソードは、ここまでの8つの章を理論に終わらせないための試みであり、規範的なガイドラインではない。これからブレインフィットネスというパズルをどう埋めていくかについてのあなたの判断を補うためのもので、あなたの代わりになにをやったらよいかを決めるものではない。だから、私たちが考える優先順位を変えてもらっても、全面的に否定してもらってもかまわない。

ジェシカ（16歳）の場合

彼女はふだんから身体によい食事を心がけ、週に2回サッカーをやっている。ふたりの親友と一緒にいるのが好きだ。たくさんいるほかの友人とはオンラインで交流し、テレビも好きなので、それらに毎日数時間を費やしている。今年、多くの教科で成績が芳しくなかったのは、それが原因だろう。

大学に行くか親戚がやっている地方の小売店で働くかにはじまって、将来自分がなにをやりたいかがわからない。両親は大学進学を勧めるが、進学すると家族に経済的な負担をかけることがわかっている。

▼おそらく大学へ進学することがジェシカにとって最高の選択になる。第5章で説明したとおり、教育は脳の健康とフィットネスにおいて重要な要素となる。脳神経的予備力を築くのにもよいし、卒業後に従事する仕事や、生涯にわたってどんな種類のレジャーや社会的交流を好むようになるかに影響を与える。進学することじたいが脳への投資になるのだ。

そうはいっても、今の自分の状況にあった大学を探す必要がある。それは、自分の興味に深くかかわり、学習意欲がわき、自分への挑戦にもなり、卒業後に刺激的な職業へ進むことを可能にする大学を意味する。さらに、学費が家族への経済的な負担にならず、ジェシカの未来の借金にならないことも大切だ。それがアイビーリーグなのかコミュニティカレッジなのかよりも、大学に行くか行かないかという問題のほうが重大だ。

ジョン（25歳）の場合

名門ビジネススクールに通っている。新しい考え方や戦略を学ぶことに熱中し、学ぶことが好きでもある。競争することにモチベーションを感じるが、一方でストレスやプレッシャーがある。たくさん友人がいて、彼らによく会いに行く。多忙な交友関係ときつい勉強が、睡眠時間と運動時間を少なくしている。食事内容にも気が回らず、ピザとコーラですませることが多い。

▼運動しないことと、あきらかに不健康な食事スタイルによって身体そしてメンタル的な能力が低下していると考えられる。学業に適したコンディションにあるとはいえない。第4章で見たように、脳が燃料（グルコース）をどう得るかが、その時点での脳の働きを左右する。複合炭水化物（主に、自然食品に含まれる）は、単純炭水化物（主に、加工食品や砂糖に含まれる）より良質で、さらに食後に血糖値が急上昇しない。

このライフスタイルをこのまま続けると、認知力に影響を与える可能性がある〝肥満〟につながりやすい。フルーツや野菜を多くし、ファストフードを減らし、定期的にジョギングやテニスをやったり、週2～3回の長時間ウォーキングなどの有酸素エクササイズをやったりすることが望ましい。

リズ（34歳）の場合

司書として働いている。2人目の子どもが生まれたので、仕事を辞めて家に入ることにした。学校の父母・教師プログラムに熱心に参加している。隔週でエアロビクスのクラスを受け、ふたつの読書クラブに参加している。仲の良い友人と定期的に会う時間も作っている。

しかし、良い親でいること、さまざまな用事をマルチタスクにこなしていくことにプレッシャーを感じていて、子どもや夫に対するフラストレーションをコントロールすることがときどき大変になる。子どもたちみんなが学齢に達したあと、とくに経済的な意味で自分がなにをやるべきかわからずにいる。

▼リズは身体的にもメンタル的にも活動的で、健康的な食事を心がけ、豊かな社会生活を送っている。問題はストレスをどう管理するかだ。日々、負荷が高いさまざまな用事をマルチタスクにこなしていることと、将来への怖れがストレスになっている。身体的なエクササイズをすることで、いくらかストレスを解消できるだろうが、それだけでは十分ではない。瞑想を始めるとかなり変わるだろう。強いストレスに直面した時の回復力を強化するために、バイオフィードバック装置を購入してもよいだろう。

住んでいる地域の情報から世界情勢まで、今、なにが起こっているかを見逃したくないどん欲な情報収集家だ。脳の健康についてのさまざまな記事、さらに脳の健康のための行動指針（これをやれ！　あれはやるな！）にふりまわされている。44歳という自分の年齢でブレインフィットネスをやって本当に効果が得られるかどうかに確信がない。強い好奇心に引きずられるままに、ただただ、情報を追いかけている。

ラリー（44歳）の場合

▼ラリーは自分の脳をメディアに委ねている（第2章を参照）。脳神経学の世界の最新情報についていくため、ひとりで何百という研究論文を読んで分析していくことは不可能だ。しかし、発展段階にあるブレインフィットネスのような分野では、情報に通じているだけでなく、脳神経学に関する発見や、その発見について語るメディアの見解を理解し批評できる読み手であることが大切になる。メディアに流れる情報は、ある程度までしか信頼できないからだ。無料で利用できる「パブメド」や「グーグル・スカラー」を使って生の研究資料にあたったり、脳神経学にかかわる研究所のウェブサイトに行ったりすれば、基礎的な知識を固めることができ、より正確に判断できるようになるだろう。

今後は、情報に通じる一方で、実際に脳トレーニングを行なえば彼自身の脳を健全に保つことができる。たとえば、新規性、多様性、チャレンジ性（第5章を参照）を生活に組み入れ、社会へのかかわりを増やす（第6章を参照）ために新聞を読む時間を減らし、毎日、あるいは週1回、彼自身の意見や分析をブログでシェアし始めるとよいだろう。

ヘレン（48歳）の場合

小さな会社のオーナー。チャレンジ性に富み、変化が激しい仕事をしている。問題を解決したり、人に会ったり、新しい情報を学んだりするヘレンの一日は知的な刺激に満ちている。仕事における唯一の欠点はストレスだ。しかし、学生時代に学んだ瞑想を応用することでコントロールできている。瞑想は定期的に続けている。

食事に関しては、いつも良い内容であるとはいえないが（簡単なサンドウィッチをあっちでもこっちでも食べている）、ピザよりは、全粒粉のＢＬＴ（ベーコンとレタスとトマトで作ったサンドウィッチ）を選ぶといった具合に、よりよい選択を心がけてはいる。幸せな結婚生活を送っていて、ほとんどの土曜日は親友と遊びに出かけている。

▼毎週のルーティンに身体エクササイズを加えることがもっともかんたんで、また、実り多い効果をヘレンにもたらすと考えられる。第3章で述べたように、複雑な決断を下したり、絶え間なく変化する状況へ適応していくのに必要な実行機能を改善できるからだ。また、身体エクササイズは長期にわたる脳神経保護効果をもたらす。70歳代まで仕事を

やっていたい彼女の希望が実現する可能性を高めるだろう。週2～3回の早朝ジョギングか、ランチタイムや週末に友人とラケットボールを楽しむとよいだろう。

ジェリー（52歳）の場合

中規模ソフトウェア会社のCEO。もと海兵隊員であり、生活のなかで、なによりも身体フィットネスを優先している。トライアスロンの大会に出るため、毎週、長距離走を何回か、自転車と水泳を長時間、筋力トレーニングを3回行なう猛烈なプログラムをこなしている。仕事で使うのと同じくらいの注意力をもって健康的な食生活を心がけ、日々の栄養に気を配っている。

仕事をバリバリこなす一方、社会交流も盛んだ。そのため、妻や、10代のふたりの息子と過ごす時間があまりなく、自分の時間が欲しいと思っている。仕事上のストレスは多いが、コントロールできる範囲にとどまっている。

▼脳の健康という点から見るとジェリーはとても良い状態にあり、ライフスタイル上、大きく改善する領域はないと考えられる。しかし、コンピュータ化された認知トレーニングをやることで、能力をもっと高めることができるだろう。飛行機で頻繁に移動するので、機内でネットにアクセスして認知トレーニングプログラムをやればよい。第8章で述べたように、幅広くトレーニングしてもよいし、特別な認知機能、たとえば、情報処

理や問題解決に求められるワーキングメモリをトレーニングしてもよいだろう。

シャルロッテ(58歳)の場合

ベテランレポーター。何年にもわたって食事に気をつけ、熱心にヨガをやってきた。このところ、仕事をこなしていくのがむずかしくなっている。インタビュー中に集中力が途切れるし、複雑で新しい情報の処理に苦労するようになった。ときどき、記憶違いにも気づく。ふたりの子どもとは一緒に住んでいないが、とても親密で、子どもに会うためによく旅をする。自分の集中力と記憶力にときどきストレスを感じている。介護を通じて両親の肉体や精神が低下していくプロセスを見てきたので、同じことが自分に起こるのではないかと心配している。

▼忙しい仕事や家族とのつきあいが、自分のための時間を減らしている。その時間ができれば、仲間やヨガスタジオの連中との交流が可能になる。シャルロッテにみられる認知力の低下は年齢にともなう自然なもので、とくに、情報処理と実行注意力についてはそれがいえるだろう。第8章で見てきた通り、認知力を改善する対策のひとつとして考えられるのが、週数回の瞑想だ。ヨガをやる時間を減らし、瞑想とヨガを組み合わせるとよいだろう。夕方、家に帰ったあとにシャワーでリラックスし、ソフトウェアやオンラインで認知トレーニングすることも別のアプローチ法として考えられる。

マリオ（61歳）の場合

小学校の教師をやっていたが、最近、現役を退いた。運動したり友人と会ったりする時間ができたので、リタイア後の生活を楽しんでいる。ときどき認知力に不安を感じるときがある。とくに人の名前が思い出せない。父親がアルツハイマー病になったので、自身が同じ道を歩むのではないかとひどく怖れている。対策のために、イチョウ葉エキスをはじめとするサプリメントを飲み、毎日クロスワードパズルをやっている。

▼脳そのものと脳がどう働いているか（第1章で要点を述べた）を理解することが、アルツハイマー病への恐怖をやわらげる上でもっとも大切なものだと考えられる。その心配事を医師にいつ相談したらよいかを決める手助けにもなるだろう。アルツハイマー病は必ず遺伝するものではない。父親や母親がアルツハイマー病になった子どもが、自動的に同じ病気になるわけではないのだ。

アルツハイマー病の大きなリスク要因のひとつに恒常的なストレスがある。マリオが優先すべきなのはリラックスすること、この先の人生のために認知的予備力を築く時間を作ることだ。記憶力の良し悪しが注意力や不安感に強く結びついていることがわかれば、新しくなにかを学びたいときや、なにかを記憶したいときの助けとなるだろう。体験にもとづいて変化を繰り返す驚くべき脳の潜在能力について知ることは、61という年齢からでもなにかを学び始めたほうがよいという確信をマリオに与えるだろう。たとえば、今まで手を触れたことがなかった楽器を習えば、ストレスを緩和するだけでなく、楽しいかたちで脳を刺激することになる。

カイル（67歳）の場合

最近、仕事から完全に引退した。身体に気をつける時間を手に入れたので、地元のコミュニティセンターにあるプールで泳ぐようになった。一方、引退後は、クライアントや仲間とつき合うことがなくなった。妻を亡くして以来、人と会うエネルギーや欲求がなくなり、社会的な空虚感を覚えている。上級ファイナンシャルアドバイザーをしていた現役時代は仕事でミスをすることはほとんどなかった。精神力や処理速度の衰えを感じるようになっている。その衰えを防ごうと、テレビでドキュメンタリーを観たり、日々欠かさずにやっているクロスワードや数独の回数を増やしたりしている。

▼認知力を維持しようと試みているが、第5章で述べたように、努力に値するかどうかという意味で、おそらくアプローチ法を間違えている。社会的な交流の機会を探し、新規性、多様性、チャレンジ性を生活に組み込むことが彼にとっての最優先課題である。ボランティアへ参加したり、仕事に戻ったりすることでそれが可能になるだろう。非営利の団体に入り、低所得者のためのファイナンシャルプランを助言する仕事などが考えら

れる。社会的つながりが戻ってくるし、脳の活発な働きを維持できるし、そこにはチャレンジ性もある。ファイナンシャル分野での長いキャリアを個人的にも社会的にも役立てられる。

ケリー（75歳）の場合

誕生日を祝ったばかり。リタイアして7年が経っている。健康状態はとてもよい。この年まで運動が好きだったからだ。しかし、以前ほど身体が動かなくなったので、最近、運動するのをやめた。夫は4年前に亡くしている。仲のよい友だちが近所にいるが、外に出るのが億劫だ。クルマに乗るリスクをとるより、家でゆっくりするほうが好きになり、孤独感を感じるようになっている。記憶力の衰えが心配になることもあるが、全般的に認知力は良好で生活上の支障はない。英語で、あるいは、半分は忘れてしまったが学生時代に習ったフランス語で小説を読むのが好きだ。

▼適度な運動を再開することが、ケリーの認知機能に利益をもたらす。毎日欠かさずウォーキングする、あるいは、椅子に座ったままできるヨガに週1回参加するといった、軽めから中程度までの運動がよいだろう。加えて、社会的な交流を続けることが身体的にも精神的にも活発な状態を保つ助けになる。支援グループの助けを借りて歩いたり運動したりすればモチベーションが高まり、社会的交流も生まれるので精神的な楽しさにつ

ながっていく。

読書クラブに入れば認知的予備力を増やすことができるが、もともと本を読むことが好きなので小説を編集するパートタイムの仕事を見つけられたらベストだ。運転することへの怖れが認知力を維持するための機会を奪っているようだが、自動車学校の安全運転クラスを受けるのもひとつの手だ。ＡＡＡの多くの支部が無料か低価格で配っている安全に運転するための認知トレーニングソフトウェアを使ってもよいだろう。

脳の状態を自己観察する――考え、知識、行動と能力

どんなブレインフィットネスをやるか適切な決定を下すには、考えや知識を持つだけでなく、自分の脳の状態とそのときのパフォーマンスを自己観察していくことが大切だ。環境からの要求、自分の脳の変化、脳にかかわる新しい科学的見解を加味しながら、ブレインフィットネス・プランを最適化し、洗練させていく必要があるからだ。

どうしたらそんなことができるのだろうか？　ここに、独立しているが補完しあう３つの方法を提案したい。

まず、脳についてあなたが抱いている考えや知識がどのようなものか気づいてもらうため、もっとも重要だと思われる55の事項をリスト化した。それを読んで、自分の考えや知識と一致しているかどうか確かめてほしい。リストは付録にあり、該当箇所が見つけやす

いように本文で説明した順に並んでいる。必要があれば本文を読み返してほしい。

２番目に、この本を読み終わったら、自分の行動を観察するため、４週間にわたってブレインフィットネス日記を書くことをお勧めしたい。そこに、脳の健康に関係すると思われる事項をできるだけたくさん記録していく。たとえば、どんな食事をしたか、どれだけ運動したか、社会的交流はどうだったか、仕事量はどれほどだったか、ストレスレベルはどれくらいあったか、記憶の欠落度合いはどうだったか、知的に刺激を受けた活動はあったかといった事項だ。

４週間が過ぎたら、日記の内容を図４のブレインフィットネス・ジグソーパズルと比較し、どこが大きく空いているかを見つける。この作業をすることで、脳を健康にしたり、認知力を強化したりする上で、すぐに、そして容易に取り組める部分がどこかがわかる。以上のことを反復作業にする。ブレインフィットネス日記を長く続ける価値があると思ったら、ノートを買うか、コンピュータやタブレットに書類を作り、ずっと続ければよいだろう。

３番目。ブレインフィットネス・マーケットは急速に発展しているが、実際に使えるツールは限られている。このガイドブックに興味を持ったあなたは、好奇心旺盛で冒険的なメンタリティを持った人だろう。やや巧妙なやり方になるが、アプリケーションを使って、認知力やストレス度合い、ストレスからの回復力などを脳の外から計測してみることをお勧めしたい。どう計測したらよいか？　それは、ブレインフィットネスマーケットでトップを走る会社が開発したツールを使うことで可能になる。比較的手頃な価格で入手でき、自分の脳が今どんな状態にあるか観察したいユーザーにとって使いやすいツールでもある。

●無料のｉＰａｄアプリ「ブレイン・ベースライン（BrainBaseline）」を使えば、認知力と脳機能を全体的に観察できる
●第7章で紹介したＨＲＶバイオフィードバックシステム「エムウェイブ・デスクトップ（EmWave Desktop）」を使えば、ストレスとストレスからの回復力を観察できる
●エモティブ社の「エポック（EPOC）」あるいはニューロスカイ社の「マインドウェイブ（MindWave）」を使えば、集中や興奮の度合いなどの精神的な状態を観察できる

強調しておくが、私たちはこれらの製品や技術を推奨しているわけではない。自分の脳を観察したい人のためにこういった製品や技術があることを指摘したいだけだ。そのため、詳しい商品説明や価格、ＵＲＬはここには記さない。

計画する

私たちは第1段階の最後まで辿り着き、これで第2段階へ進む準備ができた。第2段階

とは、この本で得た包括的な知識体系を背景に、たくさんの選択肢のなかからベストと思われるトレーニング方法を選ぶことだ。また、あなたがもっとも必要とし、鍛えたらよい認知力がなんであるかを判断し、あなた自身が実際にあなたの脳を最適化していく段階を指す。

この本を読むために2週間を費やしたとすれば、その間にあなたの脳内には何千ものニューロンが出現しているだろう。それらのニューロンをあなたはこれからどう扱っていくのだろうか？　ここからは、得た知識と判断力を賢明な行動へと変容させながら、あなたの脳をどう扱っていくかというテーマに取りかかるのだ。

そこで、シンプルな行動計画を提案したい。

最初に、図4にあるブレインフィットネスのジグソーパズルのなかから、あなたにとって弱点になっているピースを見つける。本のなかで述べてきたことと、月ベースでのあなたの典型的な行動の間で欠けているピースをふたつ選んでほしい。

次に、最初に焦点を当てるピースを選び、そのピースに週2時間を費やす。この本を読んでいてもっと知りたいと感じた章を読み直すことは、最初のピースを選ぶ助けになるだろう。最初のピースが過去おろそかにしてきた活動であり、優先順位と合っていればそれが欠けているピースだ。この新しい習慣が確立したと感じたところで、パズルのなかで選んだふたつ目のピースに移り、最初のピースと同じ手続きを踏む。

最後のアドバイスになる。学習を深め、さらにモチベーションを高めるには、まわりにいる人たちに〝あなたの旅〟について語り、その旅について議論するとよい。あなたが知り得た知識をほかの人に伝え、その人を助けることにもなるからだ。ソーシャルメディアを使ったり、ブログに書いたりしてもよいだろう。

もっとも伝えたかった言葉を、このガイドブックの結論にしたい。

だれのものとも違うあなたの脳、だれのものとも違うあなたの心にささげるため、このガイドブックは作られた。あとは、あなたの使い方次第だ。

ブレインフィットネスに関する55の重要事項

3つの事実

①「(脳を) 使うか、失うか」で問われているのは、ただひとつの知能ではない。脳は特殊化した認知力単位の集合体だからだ。私たちの人生と生産性は、ひとつの知能ではなく、たくさんの認知機能に依存している。

②遺伝子によって脳の運命がすべて決まるわけではない。脳がどう発達していくかを左右するのは生涯にわたって続く神経可塑性であり、その有り様は、私たちの生活スタイルや日々の行動に多くが委ねられているからだ。寿命が伸びた現代ではとくにそういえる。

③年をとることは、認知力が自動的に低下することを意味してはいない。年齢とともに脳がどう変化していくかを定めるものが本質的にないからだ。

Appendix

洗練された情報の受け手になるための7項

①メディアで見かける脳に関する情報のすべてが正しく、意義があるものとは限らない。

②無作為化比較対照研究は、治療や介入が人間にどう影響を及ぼすかについてもっとも説得力がある研究成果をもたらす。観察研究よりも優れた実験方法である。

③２０１０年のアメリカ国立衛生研究所によるメタ分析は、どんな要因が脳機能に利益をもたらすかを理解するためのすばらしいスタート地点になる。認知力を刺激する活動、身体エクササイズ、地中海食には、認知力低下に対する着実かつ予防的な効果があるとしている。

④20歳から60歳過ぎまでの１９１０人が自発的な回答者となったシャープブレインズ調査が２０１０年に行なわれた。その結果、個人として、また職業人として成長するためにもっとも重要な脳機能は、ストレスに満ちた状況をコントロールする、障害となる情報や刺激を回避できる集中力を持つ、自分の今の感情がどんな状態にあるか認識し管理できることであると考えられていることがわかった。

⑤この調査では、脳の最適化においてもっとも優先されるテーマが、認知症を避けることでないこともわかった。

⑥だれもが、意思決定に影響する認知的なバイアス（古い情報より新しい情報により多くの価値を見出すといった類の傾向）を持っている。

⑦認知的な問題のすべてを即座に解決する特効薬や汎用的な解決策を私たちが手に入れることはないだろう。脳に良い栄養素、ストレス管理、身体とメンタル両面でのエクササイズを中心に多様なアプローチ法を組み合わせる必要がある。

脳と身体エクササイズに関する4項

①身体的なエクササイズによって動物の脳の生理機能が改善することは知られていたが、最近、人間にも同じ効果があることがあきらかになった。

②身体エクササイズをやると、脳の容量、血液供給量、成長ホルモン分泌量が増加する。その結果、学習機能をはじめとする脳機能が改善する。

③ウォーキング、スキー、テニス、バスケットボールなどの心拍数を増やす心血管運動であれば、どんな種類であっても脳に多くの好ましい影響をもたらすことがあきらかになっている。

④1日に最低30〜60分、それを週3回行なう有酸素エクササイズを習慣化することがベスト。

脳と栄養素に関する11項

①たくさんのエネルギーを必要とする脳は、動脈血から全体のおよそ50％の酸素、10％のグルコースを抜きとっている。

②血液脳関門は、ある種の物質（バクテリアなど）が血液を通じて脳内へ侵入しないように防御している。しかし、酸素とグルコースの脳内への拡散はそのまま受け入れている。
③オメガ3脂肪酸の摂取は、認知力が低下するリスクを減らす。
④野菜（そして、そこに含まれる抗酸化物質）を摂ることは、認知力が低下するリスクや認知症になるリスクを減らす。
⑤喫煙は、認知力が低下するリスクや認知症になるリスクを増加させる。
⑥適度な量のカフェインは注意力を増加させる。しかし、生涯を通じて摂取する効果については わかっていない。
⑦軽めからほどほどの量の飲酒は、認知症になるリスクを低下させる。
⑧糖尿病は、認知力が低下するリスクや認知症になるリスクを増加させる。
⑨肥満と認知力の低下には関連性がある。しかし、その関連性の本質についてはあきらかになっていない。
⑩サプリメントでビタミンB6、B12、E、C、ベータカロテンをとっても認知力を強化しない。また、認知力が低下するリスクや認知症になるリスクにも影響を及ぼさない。
⑪イチョウ葉が認知症になるリスクを低下させないことを示す確かな研究結果が存在する。脳機能を強化することもないようだ。

メンタルチャレンジに関する8項

①メンタルへの刺激はニューロン間（シナプス）の結合を強化する。その結果、ニューロンの生存率と認知機能を向上させる。
②メンタルへの刺激は認知的予備力の構築を助け、潜在的な疾病から脳を守る。
③ルーチン化している活動は脳への認知的なチャレンジにはならない。チャレンジ性を維持するには、難度を上げるか、なにか新しいことを始める必要がある。
④読書、書くこと、チェスやトランプ、クロスワードなどのパズル、グループ討議への参加は、認知的にチャレンジ性を持った活動になりうる。
⑤楽器を練習することには、脳神経的予備力を増やし、神経を保護する働きがある。
⑥母国語以外のいくつかの言語を話すこともよい。
⑦認知機能の低下につながる唯一のレジャーはテレビを観ることである。
⑧多様性と学習性を上げるには、熟達していないなにか（歌うのが好きなら、絵を描いたりダンスを習ったりすること）を含んだ、新しい活動へ挑戦するとよい。

社会とのかかわりに関する6項

①社会とのかかわりが密であることは、高度な認知機能の維持と、認知力が低下するリスクの減少へとつながっていく。

②社会的ネットワークが大きく複雑になるほど、その人の扁桃体（感情反応において主要な役割を担う脳組織）の容量が増す。
③ボランティアへの参加は、死亡率を低下させ、抑うつになるリスクを減らす。また、身体的な健康の維持につながり、認知機能が低下するリスクも少なくする。
④より大きな社会的ネットワークを持つことが、よりよい認知機能につながっていく。
⑤なにかの社会的グループに属すると、そこでの社会的な交流が生み出す利益と、そのグループで行なわれる活動が生み出す利益が融合した利益を得ることができる。
⑥ダンスクラブに属することは、社会的刺激と身体的刺激を融合させた活動になる。読書クラブに属することは、社会的刺激と知的刺激を融合させた活動になる。

ストレスに関する6項

①慢性的なストレスはニューロン新生を減らすが、新生そのものを妨げることすらある。
②慢性的なストレスは、記憶力と認知的柔軟性を損なう。
③有酸素エクササイズにはストレスが生み出す脳への悪影響に対抗する働きがあり、ニューロン新生やシナプス新生を促す。
④リラクセーションには、血圧を下げ、呼吸率と代謝率を落とし、ストレスによる生理症状を少なくする働きがある。
⑤社会的つながりとユーモアはストレス緩和のために使うことができる。

⑥瞑想時に心拍変動率を計測するバイオフィードバック装置を使うことで、生理的なストレス反応をコントロールしやすくなる。ストレスのコントロールが容易になることで、長期にわたる感情調整が可能になることが証明されている。

脳トレーニングに関する10項

①医療が、認知力を改善するための唯一でいちばんの助けになるとはいえない。身体を傷つけない介入のなかには、メスを入れる介入に匹敵する効果と持続性があり、それでいて副作用がないものがある。

②脳の活動やエクササイズそれぞれが、異なる刺激を脳に与える。幅広い脳機能を刺激するには、鍛えることができる認知力がわかっているエクササイズを多種まじえてトレーニングを構成することが大切だ。

③いくつかの状況がととのえば、認知トレーニングプログラムはとても効果的なものになる。

④「脳年齢」という概念には根拠がない。同じ脳、同じ認知機能を持つ人はいないからだ。つまり、脳トレーニングを行なうことで、10年、20年、30年と〝脳年齢〟を巻き戻せると主張するのは誤りだ。

⑤すべての人が、ブレインフィットネスに対して同じ優先順位を持っているわけではない。身体フィットネスと同じで、どの認知機能をどれだけの期間をかけて改善するかを自分

自身に問いかける必要がある。

⑥新しいレジャーを始める場合と比べると、認知トレーニングの開始にはより多くの努力が必要になる。しかし、そこには、特定の認知力を刺激し改善する効果がある。

⑦認知トレーニングは特殊な機能、または、特殊な機能の集合体の改善を目的にしている。効果を上げる方法を選択するには、改善したい脳機能はなにかを最初に決める必要がある。

⑧認知エクササイズの体系的な使用、あるいは特定の脳機能を改善する技術とは、科学的に実証された方法（瞑想、認知療法、コンピュータプログラムを使った認知トレーニングなど）を幅広く導入した脳トレーニングを意味している。

⑨瞑想は感情のコントロールや注意力の焦点化を訓練する。8週間行なうMBSRプログラムは、学習、記憶、感情調整にかかわる脳領域の容量を増加させるトレーニングになる。

⑩認知トレーニングプログラムの対象となる認知力はさまざまだ。あるものは認知力全般を対象にしたトレーニングであり、ほかのものは特殊な機能や能力（自動車の運転、ワーキングメモリなど）を対象にしている。

あとがき

生きていく過程であなたの脳はとてつもない進化を経験する。脳は身体のなかでもっとも順応性が高く、修正可能な器官であり、毎日どう使うかによって良い方にも悪い方にも変化していく。この本を読んだことでも、あなたの脳は変化している。

あなたの脳はこれまでどう変わってきただろうか？　これから先の何年、何十年の間にどう変わっていくだろうか？　幸いなことに加齢を原因とする認知力低下についてはそのほとんどが回避できたり、やり方によってはもとへ戻したりすることが可能だ。この本を購入するだけでなく、最後まで読んでくれた事実は、あなたが自分の脳になにかを行なう意欲を持っていることを物語っている。

私たちの脳は放置したままにしておくと時間とともに低下していく傾向がある。しかし、だれもが、自分の脳を最適化するフィットネスコーチになることができる。積み重なっていく研究成果によって、大部分の人が脳を日々よい方向へと導いていけることがあきらかになっている。

印象深かった２０１２年のシャープブレインズ・バーチャルサミット。そこで講演した後、私はアルバロ・フェルナンデスと初めて会った。ふたりの脳は、個人の認知力を増進するためには、また、〝人類〟全体まで視野を広げて脳の健康を達成するためには、シナプス間隙のように超えなければならない大きな隙間があるという思いを共有することで結合していった。

認知脳科学者としての私の人生は、脳の健康を最適化する方法を発見すること、脳科学分野での革新的発見を人々の人生に応用するための研究に費やしてきた。アルバロと私は本質的に異なる学問をしてきたが、ふたりとも、健康的なだけでなく経済的に生産的な社会にしていくために、もっとも可能性に満ち、今すぐにでも開拓しなければならないフロンティアは、ひとりひとりの脳にあると考えていた。

ある科学的発見が人々の人生に意味ある利益をもたらすまでには、ふつう、20～40年かかる。私たちはそれまで待つことはできない。今生きている人のほとんどにとってそれでは遅すぎるのだ。たった1日でも脳機能を低下させていいと考える人もいないだろう。心臓、目、肺の機能性の低下をみんな嫌がるが、なぜ、脳というもっとも価値ある資産の機能低下はそのままにしているのだろうか？

テキサス大学にある私の研究所、ブレインヘルスセンターでの研究をはじめ、世界中から集まってくる研究報告が、脳に秘められている可能性をあきらかにしつつある。それは、だれもがこの知的資産を増やせること、認知的な可能性を最大化できること、認知的に健常な人だけでなく、脳損傷や脳疾患を患ったあとの人も脳の可塑性という計り知れない資質を役立てうるという事実だ。

私たちは、どうしたら、長くなった人間の寿命に脳の寿命を近づけることができるのだろうか？

このガイドブックを通して、私たちは脳の健康にかかわるさまざまな考え方や科学的発見を紹介してきた。ここからは、あなた自身が、あなたの脳について今までとは違ったアングルから考え始め、あなたの脳が健康であることが21世紀を作っていくという刺激的で未来的な現実を前向きに受け入れていってもらいたい。

私はあなたに次のチャレンジを課したい。

●脳についての時代遅れになった考えを最新のものに改める
●生活のなかから脳の働きを損なう習慣を選り分け、その習慣をやめる
●重大な意思決定と複雑な問題解決を必要とする意味のある活動にできるだけ時間を費やす
●次の週の計画を今から用意し始めること。脳の健康のために取り入れたい次なる効果的なステップとはなにか？
●仕事の場で、家庭で、地域で、遊びの場で、脳を健康にするための方法を伝えていく

この本を読むことで、あなたは、次の時代を牽引していくブレインフィットネスの世界に足を踏み込んだ。脳の健康につながる習慣を受け入れるのに、若すぎることも、年をと

りすぎていることもない。さらに、その習慣を続けることは、よりよく考え行動できるようになるためのチャレンジであり、認知力の許容量を拡大するためのチャレンジでもある。そして、「あなたの健康は、脳の健康とともに始まり、終わる」という事実を心にとどめておいてもらいたい。

脳は人体内でもっとも重要な器官であり、あなたが毎日行なうすべての行為を支えている。そこには、考える、学ぶ、推理する、創り出す、問題を解決する、想像する、決定する、計画するといった事項が含まれている。朝、目覚めた瞬間からどうすれば脳の状態をよくできるか考え始め、同じことを考えながらその日を終えたとしてもやりすぎではないだろう。身体的なフィットネスの場合、効果を測定し、状態を観察し続けることで効果を最大化していくが、ブレインフィットネスを行なう場合も、効果を測定し、状態を観察し続けることが欠かせない。実際、健康的な脳を維持することは、身体のどの部分を健康にすることよりも多くの利益を得ることになるからだ。

脳を健康にする新しい習慣へ踏み出すにあたり、この本のなかの推薦事項や考え方を真剣にとり入れてほしい。私は、衝撃を与え、想像し、革新し、インスパイアしていくことをお勧めする。

衝撃を与えよ

私たちはいつも簡単なことをやりたがる。認知力を高めたり健康的な脳にしたりするにはどうしたらよいかという話であれば、クロスワードパズルを毎日やったり、特効薬と呼ばれるハーブを飲んだりすることだと考える。しかし、そういった単純な戦略では、脳のように複雑な器官に本質的で継続的な影響を与えることはできない。

想像せよ

私たちは、自分の脳よりも宇宙についてより多くのことを知っている。しかし、脳は〝探査〟が急速に進んでいる分野だ。毎日脳をどう使うかによって、すべての人がその人にしかないユニークな脳を作り出せることがあきらかになっている。あなたがあなたの脳の運命を決するのだ。この果てのない可能性について想像してほしい。

革新せよ

現在、世界中の科学者が、革新的で洗練された神経画像処理技術の発達による恩恵を受けている。急速に、しかも劇的な方法でニューロン間のワイヤーをつなぎ直している脳を、脳内の血流、シナプス、脳神経ネットワーク全体といった次元から観察し計測するのが神経画像処理技術だ。この技術がもたらす成果を鑑みながら、あなたの脳にほどこすトレーニング方法をデザインし改善していくといいだろう。

インスパイアせよ

脳とつきあうための新しい習慣を伝え、複雑な認知活動にかかわっていくよう、あなたのまわりにいる人たちを促し、インスパイアせよ。あなた自身がモデルとなり、強いストレスをどう減らし、適切な栄養素をどう摂り入れ、豊かな社会的交流をどう築くかを見せるお手本になれ。

私たち脳科学者は、過去10年間に〝脳がどのように機能しているか〟という内容以上のことを発見してきた。それは、どうしたら健康的な脳へ近づけていくことができるか、認知力を改善していけるかということであり、人としての健やかさに適うかたちで健康的でシャープな脳をどう実現していったらよいかについての発見だ。

あなたにとってベストといえる脳。それを現実のものにするために私たちの企てに加わってほしい。脳が健康でない限り、健康的な個人も健康的な社会も実現しないからだ。

サンドラ・ボンド・チャップマン
医学博士、
テキサス大学ブレインヘルスセンター最高責任者、
テキサス大学ディー・ワイリー特別教授、
『Make Your Brain Smarter』著者

解　説——神経画像処理技術がもたらしたもの

脳とはなにかがわかってきたのは、神経画像処理技術の誕生がきっかけになっています。それ以前の脳研究と言えば、サルなどの実験動物を使って細胞レベルで調べることが主流でした。ヒトの脳がどう働いているかはほとんどわかっていなかったし、もちろん、前頭葉の前部分を占め、とくに高次の活動をつかさどっている「脳の中の脳」、前頭前野などは手つかずと言ってもいい状態でした。

神経画像処理技術が生まれたのは１９９２年。技術的な問題が解決して実際の研究に応用できるようになったのは１９９８年です。いわば未開とも言える段階を脱して脳神経学が飛躍的な発展を遂げたのはそれから。そして、21世紀の初めの10年間で、ヒトの脳は、構造的にも機能的にも驚くべき勢いで解明されていきました。今では、たとえば、ｆＭＲＩを使えば脳のあらゆる領域の活動が直径２ミリといった狭い範囲内で調べられるようになっています。

この神経画像処理研究に、以前からやってきた細胞レベルでの研究や、１９９０年頃から盛んになった遺伝子研究をつなげることで、ヒトをヒトたらしめている前頭前野や高次の連合野が、なにをやっているかとか、記憶とはなにかとか、年を取っていくと私たちの脳がどうなっていくかといったことへの理解が深まっていきました。

脳は使ったら必ず変化する。これが、神経画像処理研究が導いた大きな発見のひとつです。なにかを考えたり、なにかを感じたり、なにかをやったりすれば、脳内で情報伝達が起こります。同じ刺激が続くと、ある神経細胞からほかの神経細胞へ樹状突起や軸索が伸びていくだけでなく、周辺に神経細胞が生まれ、神経細胞間をつなぐシナプスも増えていく。脳内のどの領域であってもこの神経可塑性が起こるので、そのつど、脳はかたちを変えていきます。

一方、脳が老化するとは、神経細胞が死んでいくことです。そのメカニズムは、まだ、はっきりとはわかっていません。この神経細胞が死んでいくメカニズムを止めることはできませんが、刺激を受けると脳が新しい神経細胞を作ることが確認できた点が大きな成果と言えます。

たとえば、脳卒中を起こして脳内のある領域が壊れたとします。以前は、脳卒中といえば安静第一でした。それが、修復すればいいという考え方に変わっていきました。壊れたところでも神経可塑性が起こるからです。新しい細胞ができ、つながることをベースにしたリハビリテーション医学がものすごく発達しているのです。

パーキンソン病に関しても、磁気刺激とｆＭＲＩを組み合わせる治療で、普通の人と同じくらいの寿命を全うすることができるようになりました。今はまだ無理ですが、このままいけば、いつかはアルツハイマー病も治療可能になるかもしれません。

脳神経学の発達は、教育に対する考え方も変化させつつあります。学校に入る前の子どもに、ブレインゲームや運動、瞑想をやらせて前頭前野を使わせるといいことがあきらかになったからです。

もちろん、就学後でも、社会人になってからでも前頭前野への刺激は大切ですが、できれば、2~3歳くらいから始めると理想的です。なにが起こるかと言うと、幸福な人生を送る確率が高くなります。まず、学校での成績が良くなる。いい企業に就職する傾向がある。結婚してもうまくいく。年を取っても病気になりにくい。このように、人生で好ましいことが起こりやすくなるのです。

前頭前野を鍛えるには?

このように、前頭前野は私たちの人生に大きな影響を及ぼす領域ですが、そこを刺激する方法が〝運動〟です。

人間の進化は移動することから始まっています。歩く、そして、時には走って、つまり運動しながら移動した。たとえば獲物を追って移動する時は、ワーキングメモリを使ってどこへ行くか計画し、家に戻る目印になる場所を記憶していきます。旅の途上で危険に出会ったら、意思決定能力や問題解決能力を使って立ち向かっていきます。このように、まず、移動すること自体が脳のトレーニングになっています。

走って移動すると、脳にもっと大きな刺激を与えます。歩いている時は、脳のなかでは運動野しか働いていません。しかし、走ると運動野だけでなく前頭前野がフル活動し始めるからです。「走る」という行為には、脳に変化を起こして賢くするメカニズムが隠されているのです。もちろん、スポーツなどの一般的な運動をやっても同じです。

運動は酸素を取り込む量も増やします。

脳は大量の酸素を消費しているため、酸素の取り込みが減ると、代謝が落ちて働きが悪くなっていきます。肺活量は30歳くらいまで大きくなるので、運動をしていると、その年齢までは酸素を取り込む量が上がっていきます。しかしそこから先は、だれもが年１％くらいの割合で取り込む能力が低下していく。そのため、運動して酸素を補う努力が必要になるのです。若い頃に運動しなかった人は、とくに、有酸素運動をやったほうがいいでしょう。

運動には、神経可塑性を活発にする働きもあります。神経細胞の新生や分裂を促し、シナプスを増やすように働く神経伝達物質や、神経成長因子が盛んに分泌されるようになるからです。

指を動かすことも大切です。対象を指先で識別するといった高等な作業で働いているのは「新運動野」で、その新運動野に指令を出しているのも前頭前野です。６歳くらいからヴァイオリンを習っていたアインシュタインは、演奏する時に使う左手の新運動野がとてつもなく大きかったそうです。そして、小さい時から指先を使っていたことが前頭前野を発達させ、相対性理論につながっていったのかもしれません。年を取ってからでも新運動野は大きくなるので、人生を豊かにするという意味でも、ヴァイオリンやギターやピアノといった指先を使う楽器を練習するといいでしょう。

あと、忘れてならないのは、記憶と学習の神経伝達物質といわれるアセチルコリンを増やすことです。記憶や学習はもちろん、前頭前野がつかさどっている高度な認知力のほとんどにかかわるワーキングメモリが、アセチルコリンだけで情報交換していることが最近あきらかになっているからです。そのため、アセチルコリンの材料となるレシチンを多く含んだ鶏卵、納豆や味噌などの大豆製品、ほうれんそうなどの野菜、ピーナッツやくるみ、アーモンドなどのナッツ類を忘れずに摂ることが大切です。

脳神経学と心理学

神経画像処理技術を使って脳のなかを観察できるようになったことで、「考える」「創造する」「美しい」といった形而上の概念の背景にあるメカニズムが解明され始めています。〝美しい〟と感じているまさにその時、脳内でどの領域が活性化し、神経繊維を介してどの領域へつながっていくかがリアルタイムで観察できるのです。

最近は、心理学者と共同で研究を進める脳神経学者が増えています。脳内である変化が起こっている時の心理状態はどうなっていて、どう行動に反映しているかといったことを一緒に研究するようになっているのです。これらの試みは〝悩み〟の克服にもつながっていくでしょう。たとえば、ストレスにどう反応しているかを脳神経学的に観察しながら、そのストレスをどう処理していったらいいか心理学的に検討するといったことが可能になります。

神経画像処理技術を接点に脳神経学と心理学がつながり、影響し合い、両者が手を携えて発展し始めています。人間特有の思考や感情への理解を通じて、病的な人間も含めて人間とはなにかが少しずつ見えてきている。ここがいちばん大切なところだと思います。これからは、見えてきた〝人間の脳〟をどう使ったらよいか、どう変えていったらよいかが大きなテーマになっていくと思われます。

久保田　競

訳者あとがき

神経繊維のつながりを可視化する拡散テンソルは、宇宙に浮かぶ惑星のような脳をモニターのなかに浮かび上がらせる。脳全体を縦横にワイアードするネットワークは息を呑むほど美しいものだ。

グロテスクともいえる外観とは裏腹の、脳のこの本当の姿を予見していた人がどれだけいただろうか？

１９９０年代の半ばに、薬剤が脳に及ぼす影響を研究するＵＣＬＡ在籍の脳神経学者を訪ねたことがある。普通よりも活性化した状態にあるとする脳内画像を見せながら、その脳神経学者が「脳は良くなる。活性化できるものだ」と力説していたことを覚えている。

当時は、多くの人が、「脳は大人になると固まってしまい、後は機能低下するだけだ」と信じて疑わない時代だった。その研究者の話に興味を持ち、脳を活性化する方法がないか調べはしたのだが、そんな情報はどこにもなかった。

〝私〟そのものなのに、なにものかがわからない。20世紀が終わるまで、ほとんどの人にとっての〝脳〟は、まさに、ブラックボックスだったと言ってよいだろう。

しかし、21世紀に入るとその様相は一変し、脳神経学は、短期間のうちに爆発的とも言える発展を遂げてしまった。そのため、20世紀の〝古い脳〟のまま、最近の脳神経学に接すると、石器時代から、いきなり近未来にワープしたような眩暈を覚えることになる。

わずかな期間に生まれたこの大きなギャップを埋めてくれるのが本書だと思う。

脳神経学分野において質の高い情報を発信し続けるシャープブレインズが、最新の脳神経学があきらかにした脳の姿と可能性を包括的に教えてくれているからだ。そして、本書のメインテーマである、その〝新しい脳〟をどう最適化していったらよいかのハードルはきわめて低い。生活上の工夫でできるブレインフィットネスというコンセプトは、読む人の心に、自分の脳に秘められている可能性を追求したいというモチベーションを生むことになるだろう。

脳を決めるのは遺伝子か環境か？　という論争が今も続いている。この二者択一で脳が決まるとしたら、どちらにも恵まれない人には過酷な運命が待ちうけている確率が高くなる。努力しても変わらないという諦観にもつながっていく。

しかし、そこに、ブレインフィットネスという第3の選択肢が加わったことで、〝運命〟は、意思さえあれば、変えることができるものになったのではないだろうか？

たとえ眠っているときでさえ、私たちの脳のなかでは、その人にしか演じられない電気信号のダンスが続いている。ひとりひとりがそのユニークさに気づき、だれに頼ることなく、自分の力で最適化していきなさいという励ましも、本書を貫く大きなテーマになっている。

ブレインフィットネスの世界を伝えるこのガイドブックが多くの人の手に渡ることを願っている。

最後になるが、本書の出版を可能にしてくれるとともに、この本の編集に携わってくれたＣＣＣメディアハウスの土居悦子氏に心からの感謝を申し上げたい。

山田雅久

用語集

アクティブ研究 [ACTIVE Study]

これまでに発表された脳トレーニングを対象とした研究のなかで、もっとも大規模で厳密な無作為化比較対照研究。70歳代の被験者が、推理力、記憶力、処理速度トレーニングなどの異なるメンタルトレーニングを受けた。トレーニングした認知技術が改善し、そのトレーニング結果の改善の多くが5年後にテストしても残っていた。

インパクト研究 [IMPACT Study]

ポジットサイエンス社が開発した聴覚処理をトレーニングするソフトウェアの効果を、５００人以上の被験者を対象にテストした無作為化比較対照試験。

運動能力 [motor skills]

筋肉や身体を動かしたり、対象物を扱ったりする能力。随意的なものと不随意的なものがある。

オメガ3脂肪酸 [omega-3 fatty acids]

栄養をベースにしたどんな食事法においても重要な栄養素（オメガ6脂肪酸も同じ）。とくに脳を健康に保つため欠かせない。冷水魚、キウイ、一部のナッツに含まれる。

海馬 [hippocampus]

大脳辺縁系の一部。側頭葉の内奥に位置している。記憶形成と空間ナビゲーションにおいて主要な役割を果たしている。

学習転移 [transfer]

ある認知課題をトレーニングした効果が、トレーニングしていない課題、さらに、日々の生活上の便益へと移行していくこと。

観察研究 [observational study]

異なる要素間の関連性（相互関係）を観察するだけの調査方法。因果関係を結論づけることはできない。

感情 [emotion]

生理的・身体的体験と心理的・認知的体験の両方を含んだ複雑な状態。モチベーションとの間に密接な関係がある。

感情的回復力 [emotional resilience]

ストレスに満ちた状況や危機的状況に適応する能力。自分の感情に気づいていて、その感情をコントロールする感覚を必要とする。

グリア細胞 [glial cell]

脳内に見られる細胞の一種。ニュ

ーロンよりも数が多く、ニューロンが正常に機能するように助けている。

グルコース [glucose]

糖質の一形態。脳のエネルギーの源泉である。血液中のグルコースのほとんどは炭水化物から作られる。

軽度認知障害 [mild cognitive impairment (MCI)]

加齢によって影響を受ける健常な認知力低下と、アルツハイマー病やほかの認知症の間にある過渡的障害段階。軽度認知障害には、認知症に進展する場合と、最終的にそこまで進展しない場合がある。

言語・聴覚処理 [language and auditory proceeding]

音声を区別して理解し、言語を紡ぎ出す技術。側頭葉、頭頂葉、前頭葉に支えられている。

交感神経系 [sympathetic nervous system (SNS)]

〝逃げるか、戦うか〟といった危急の状況をコントロールする神経系。血管を収縮させたり、汗腺を活性化させたり、瞳孔を開かせたり、心拍数や心臓収縮力を増したりする機能がある。

（高次）視覚空間処理能力 [(higher-order) visual and spatial processing]

視覚情報を処理したり、イメージや概要を心に描いたりする能力。対象間の空間的な関連性を処理する能力も含む。

視床下部 [hypothalamus]

大脳辺縁系の一部。視床下部は体温、空腹、睡眠を、主にホルモンの分泌によってコントロールしている。

実行機能 [executive function]

計画し、その計画を遂行する能力など、目的志向行動を実現していく能力。精神的な柔軟性、心の理論、予測、自己調整、ワーキングメモリ、抑制などの機能を含む。

シナプス [synapse]

ニューロン同士が神経伝達物質というかたちの化学情報を交換しているところ。各々のニューロンはほかのニューロンにつながるシナプスを1万ほど持つことができる。

シナプス新生 [synaptogenesis]

ニューロン間をつなぐ新しいつながり（シナプス）ができること。ニューロン新生の類型である。

神経画像処理 [neuroimaging]
脳の構造や機能や生理を直接的または間接的に映し出す技術。生きているヒトの脳を撮影できる最新技術（ｆＭＲＩなど）を使うとより深い脳神経研究が可能になる。

神経可塑性 [neuroplasticity]
脳が自らを再編成していく能力。生涯にわたって維持される。

神経成長因子 [nerve growth factors]
ニューロンを維持したり修復したりするのを助ける物質の一群。身体が産生する。既存ニューロンの機能を支え、新しいニューロンやシナプスの成長を促すタンパク質である脳由来神経栄養因子（brain-devived neurotrophic factor, BDNF）などがある。

身体エクササイズ [physical exercise]
身体のある部分を努力して活動させること。有酸素エクササイズ（一般的には、軽めからほどほどの激しさの運動を長めに行なう）と無酸素エクササイズ（一般的には激しい運動を短めに行なう）があり、異なるエネルギー源に頼っている。

心拍変動 [heart rate variability (HRV)]
心拍間隔（心臓の鼓動の間隔時間）の拍動から拍動への間隔の変化を指す。

ストレス [stress]
自身で調整できる許容量を超えた要求が含まれる体験や状況をきっかけに起こる一般的な感情。継続的に長引くストレスが慢性ストレスで、神経機能の働きを妨げ、免疫防御システムを弱体化させる。

大脳新皮質 [neocortex]
各々の脳半球の外層。知覚処理、注意力、意思決定などの高度な精神機能をコントロールする。後頭葉、側頭葉、頭頂葉、前頭葉の４つの異なる領域に区分される。

大脳辺縁系 [limbic system]
感情の処理、記憶の調整、ホルモンの産生、性的な昂りやサーカディアンリズムのコントロールを共同で行ういくつかの組織（扁桃体、海馬、視床下部）の集まり。

地中海食 [mediterranean diet]
地中海沿岸地方に伝わる食のスタイル。野菜、果物、シリアル、不飽和脂肪酸（ほぼオリーブオイル）をたくさん、乳製品、肉、飽和脂肪酸を少なく、魚をほどほどに食べ、度を越さない程度のアルコールを習慣的に摂る。

注意力 [attention]
ある対象、行為、思考への集中を維持する能力。また、環境中にある競合的な要求はうまく排除したりコントロールしたりする。主に頭頂葉と前頭葉に広がる神経ネットワークによって行われていて、焦点性注意力と配分性注意力に分かれる。

ニューロフィードバック [neurofeedback]
脳の活性状態を電気生理的に測定するバイオフィードバック形式。

ニューロン新生 [neurogenesis]
生涯を通じてニューロンが生まれ続けるプロセス。

認知的関与 [cognitive engagement]**／認知的刺激** [cognitive stimulation]
脳にチャレンジを課すことで神経可塑的変化を起こさせる行為を生涯にわたって行なう脳へのかかわり方。

認知的予備力 [cognitive reserve]（**脳神経的予備力** [brain reserve]）
人によって認知的老化と認知症の激しさに相当差が出てくるとする理論。日々のメンタル的な刺激、受けた教育や就いた職業の内容が、脳疾患が認知力に及ぼす影響を緩和する認知的予備力を構築する要素になると考えられている。

認知トレーニング→脳トレーニング

認知能力 [cognitive abilities]（**脳機能** [brain functions]）
なにかの認知課題を行なうときに必要とする脳機能にもとづいた技術。今ある知識を使うというより、学んだり思い出したり、注意を向けたりするといったメカニズムを使うものが多い。たとえば、記憶力、注意力、言語能力など。

認知バイアス [cognitive bias]
特定の判断エラーに向かいやすくなる信念の傾向。個々人が持つ精神的な処理システムの特殊性の結果として現れる。

認知療法 [cognitive therapy (CT)]
体験していることをどう読み取っているかがその人の行動や感情に影響するという考えにもとづく療法。セラピストが、役立たなかったり意味がなかったりする思考パターンや行動パターンを修正するための認知的・行動的な技術を患者に教える。認知療法は、ある種の認知技術や行動（計画力、精神的な柔軟性など）を改善したり、臨床的な状態（抑うつ、強迫性障害、恐怖症）から生じる症状や好ましくない影響に対抗したりする術を身につけることを目的にしている。

認知力低下 [cognitive decline]

認知機能が劣化すること。加齢にともなう認知力低下は正常なプロセスといえ、学習することが苦手になり、情報処理速度が遅くなるという特徴がある。

脳機能→認知能力

脳血液関門 [blood-brain barrier (BBB)]

ある物質（グルコースなど）の侵入は許しながら、他の物質が侵入しないように脳を守っている脳周囲にある防御壁。血液脳関門によって、脳内が一定の環境に保たれている。

脳神経的予備力→認知的予備力

脳トレーニング [brain Training]（認知トレーニング [cognitive training]）

目的とする脳内ネットワークや認知能力を構築するためにデザインされた方法論を体系的に活用することを指す。その目的は、特殊な脳機能や認知力全般を改善することにある。コンピュータ化された脳フィットネス製品だけでなく、瞑想のような方法論も含んでいる。

脳トレーニング・ソフトウェア [computerized brain training software program]

その人の認知能力を査定し、向上させるためにデザインされた完全自動化アプリケーション。その人の能力に継続的に適応し、漸次、難度を上げていく適応型のソフトウェアベースのプログラムは、さまざまな脳の構造、あるいは認知技術をトレーニングするツールを提供する。

バイオフィードバック [biofeedback]

皮膚伝導率や心拍変動率などさまざまな生理的変数を計測し、図表を用いてその変化を表示する装置。ユーザーはその変化を見ながら心身の状態を自分で調整していく方法を学ぶことができる。

ビデオゲーム [video game]

コンピュータやある種の制御装置などのプラットフォームを使って行なうゲーム。楽しむためのものであり、本来、認知力改善を目的に作られるものではない。

副交感神経系 [parasympathetic nervous system (PNS)]

唾液分泌、排尿、性的な昂り、消化など、身体が〝休息し、消化する〟ときの活動をコントロールしている神経系。

ブレインフィットネス [brain fitness]

危機的状況を察知でき、よく機能させることができ、生産的でもある脳の状態を指す。社会やコミュニティ内で役目を果たしたり、仕事する上で求められたりする認知能力を持っていること。

ベータアミロイド [Beta-Amyloid]

アミロイドプラークの主な構成要素であるタンパク質。アルツハイマー病になった人の脳内に見られる。

ヘブ則 [Hebb's rule]

一緒に発火したニューロンどうしがつながっていく原理。同時に活性化することがひんぱんに起こるニューロン間にはつながりが生まれる傾向があり、それが続くと、ニューロンどうしが接続する。

扁桃体 [amygdala]

大脳辺縁系の一部で、側頭葉の奥深くに位置している。感情、とくに恐怖や不安の処理と記憶において中心的な役割を担っている。

無作為化比較対照試験 [randomized controlled trial (RCT)]

被験者がテストを受ける実験群と対照（プラセボ）群に無作為に割り当てられる研究方法。無作為化比較対照試験は、試験に用いた治療や介入が起因となり、どのような効果を私たちの健康や行動にもたらすか、もっとも説得力がある研究成果を提供してくれる。

瞑想 [meditation]

自動的な思考パターンを制御し、もっと深くて、もっと地に足がついた心の状態に至ることを目的とした技術の集まり。感情的な動きへの注意力をコントロールする能力を築くことができる。

メタ分析 [meta-analysis]

類似したテーマに取り組んだ複数の研究データを統合して行う統計解析法。同じ手順を踏めばだれがやっても結果が同じになる再現性を持つ。ひとつの研究データをもとにしたり、レビュアーの主観が混じる記述的レビューを使う場合と比べ、より正確な推論が可能となる。

ワーキングメモリ [working memory]

短期間情報を保持しながら、その情報を使用する能力。注意力をコントロールするときに使うので、ワーキングメモリに問題があると注意力障害につながっていく。

BBC脳トレーニング研究

２０１０年に発表された、英ＢＢ

Cがスポンサーとなって行なわれた研究。脳トレーニングが役立たないとする研究結果を大げさに広めたが、多数の根拠をもとに科学者たちから批判された。

ＮＩＨメタ分析（２０１０）［NIH meta-analysis (2010)］

　アルツハイマー病になったり認知力が低下したりするリスクを減らす要因を特定するため、アメリカ国立衛生研究所（ＮＩＨ）の依頼を受けて行なわれた、包括的かつ体系的なメタ分析。25のレビュー、２５０の単独研究が分析された。

PubMed（パブメド）

　アメリカ国立医学図書館のサービスで、これまでに発表された研究を調べる上でとても役立つツール。「ＭＥＤＬＩＮＥ（メドライン）」をはじめとする生命科学にかかわる刊行物に掲載された１６００万以上の生命医学論文を１９５０年代まで遡って引くことができる。論文全体への、また、関連する参考文献へのリンクが張られている。

協力者一覧

- Dr. Tracy Packiam Alloway PhD, Assistant Professor at the University of North Florida
- Dr. Daphne Bavelier, Professor at the Department of Brain and Cognitive Sciences at the University of Rochester
- Dr. Gregory Bayer, CEO of Brain Resource
- Sharon Begley, Senior Health & Science Correspondent at Reuters
- Dr. Robert Bilder, Chief of Medical Psychology-Neuropsychology at the UCLA Semel Institute for Neuroscience
- Shlomo Breznitz, President of CogniFit
- Nolan Bushnell, Founder of Atari
- Tim Chang, Managing Director at Mayfield Fund
- Dr. Sandra Bond Chapman, Founder and Director of the Center for BrainHealth at the University of Texas at Dallas
- Peter Christianson, President of Young Drivers of Canada
- Michael Cole, CEO of Vivity Labs
- David Coleiro, Partner at Strategic North
- Prof. Cary Cooper, Science Co-ordination Chair at the Foresight Project on Mental Capital and Wellbeing
- Dr. Brenda Dann-Messier, Assistant Secretary for Vocational and Adult Education at the US Department of Education
- Dr. David Darby, Chief Medical Officer at CogState
- Marian C. Diamond, PhD, Professor of Neuroscience and Anatomy at UC-Berkeley
- Dr. P Murali Doraiswamy, Biological Psychiatry Division Head at Duke University
- Kristi Durazo, Senior Strategy Advisor at the American Heart Association
- Dr. Jerri Edwards, Associate Professor at the University of South Florida
- Keith Epstein, Senior Strategic Advisor at AARP
- Dr. Martha Farah, Director of the Center for Neuroscience and Society at the University of Pennsylvania
- Dr. Sheryl Flynn, CEO of Blue Marble Game Co
- Lindsay Gaskins, CEO of Marbles: The Brain Store
- Dr. Adam Gazzaley, Director of the Neuroscience Imaging Center at the University of California, San Francisco
- Ken Gibson, President of LearningRx
- Prof. James Giordano, Director of the Center for Neurotechnology Studies and Vice President for Academic Programs at the Potomac Institute for Policy Studies
- Annette Goodman, Chief Education Officer at the Arrowsmith Program
- Dr. Evian Gordon, Executive Chairman of Brain Resource
- Eric B. Gordon, CEO of Atentiv
- Dr. C. Shawn Green, Assistant Professor at the University of Wisconsin-Madison
- Dr. Walter Greenleaf, CEO of Virtually Better
- Muki Hansteen-Izora, Senior Design Researcher and Strategist at Intel's Digital Group
- Dr. Joe Hardy, VP of Research and Development at Lumos Labs

- Kathleen Herath, Associate Vice President Health & Productivity at Nationwide Insurance
- Dr. Laurence Hirshberg, Director of the NeuroDevelopment Center
- Charles (Chuck) House, Executive Director of Media X
- Jonas Jendi, former CEO of Cogmed
- Dr. Charles Jennings, Director of the McGovern Institute Neurotechnology Program at MIT
- Dr. Holly Jimison, Associate Professor at the Department of Medical Informatics & Clinical Epidemiology, Oregon Health & Science University
- Dr. Jeffrey Kaye, Director of ORCATECH
- Dr. Dharma Singh Khalsa, President of the Alzheimer's Research and Prevention Foundation
- Peter Kissinger, President of the AAA Foundation for Traffic Safety
- Robin Klaus, Chairman and CEO of Club One
- D. Torkel Klinberg, Professor of Cognitive Science at the Karolinska Institute
- Dr. Kenneth Kosik, Co-Director of the UC Santa Barbara Neuroscience Research Institute
- Corinna E. Lathan, Founder and CEO of AnthroTronix
- Tan Le, CEO of Emotiv Lifesciences
- Richard Levinson, President of Attention Control Systems
- Veronika Litinski, Director of the MaRS Venture Group
- Dr. Stephen Macknik, Director of the Laboratory of Behavioral Neurophysiology at the Barrow Neurological Institute
- Dr. Henry Mahncke, CEO of Posit Science
- Dr. Michael Merzenich, Emeritus Professor at UCSF
- Dan Michel, CEO of Dakim
- Alexandra Morehouse, VP Brand Management at Kaiser Permanente
- Margaret Morris, Senior Researcher at Intel's Digital Health Group
- Brian Mossop, Community Editor at Wired
- Michel Noir, CEO of SBT / HappyNeuron
- Dr. Alvaro Pascual-Leone, Director of the Berenson-Allen Center for Non-Invasive Brain Stimulation at Harvard Medical School
- Dr. Misha Pavel, Biomedical Engineering Division Head at Oregon Health & Science University and Program Director for the National Science Foundation's Smart Health and Wellbeing Program
- Lena Perelman, Director of Community Outreach at SCAN Health Plan
- Dr. Michael Posner, Professor Emeritus at the University of Oregon
- Paula Psyllakis, Senior Policy Advisor at the Ontario Ministry of Research and Innovation
- Patty Purpur, Director of the Stanford Health Promotion Network
- Dr. William Reichman, President of Baycrest
- Dr. Peter Reiner, Co-Founder of the National Core for Neuroethics at the University of British Columbia
- Dr. John Reppas, Director of Public Policy for the Neurotechnology Industry Organization
- Dr. Albert "Skip"Rizzo, Co-Director VR Psych Lab at USC
- Beverly Sanborn, Vice President of Activities and Memory Programs at Belmont Village Senior Living
- Kunal Sarkar, CEO of Lumos Labs
- Lisa Schoonerman, Co-Founder of vibrantBrains

- Dr. Gary Small, Director of the Center on Aging at the UCLA Semel Institute for Neuroscience & Human Behavior
- Nigel Smith, Strategy and Innovation Director at the AARP
- Dr. Joshua Steinerman, Assistant Professor at Albert Einstein College of Medicine – Montefiore Medical Center
- Dr. Yaakov Stern, Cognitive Neuroscience Division Leader at Columbia University
- Rodney Stoops, Vice President at Providence Place Retirement Community
- Kate Sullivan, Director of the Brain Fitness Center at Walter Reed National Military Medical Center
- Dr. Michael Valenzuela, Leader of the Regenerative Neuroscience Group at UNSW
- Dr. Sophia Vinogradov, Interim Vice Chair of Department of Psychiatry at UCSF
- Dr. Molly Wagster, Chief of the Behavioral and Systems Neuroscience Branch in the Division of Neuroscience at the National Institute on Aging (NIA)
- Thomas M. Warden, Vice President of Allstate's Research and Planning Center (ARPC)
- Mark Watson, Director of Community Outreach at the Eaton Educational Group
- Dr. Keith Wesnes, Practice Leader at United BioSource Corporation
- David Whitehouse, Chief Medical Officer of OptumHealth Behavioral Solutions
- Dr. Peter Whitehouse, Professor of Neurology at Case Western Reserve University
- Dr. Jesse Wright, Director of the Depression Center at the University of Louisville
- Stanley Yang, CEO of NeuroSky
- Dr. Elizabeth Zelinski, Professor at the USC David School of Gerontology

参考文献

Chapter 1

Damasio, A. (1995). *Descartes' error: Emotion, reason, and the human brain*. Penguin Press. 〔邦訳：『デカルトの誤り――情動、理性、人間の脳』田中三彦＝訳、筑摩書房、2010〕

De Beaumont L, Theoret H, Mongeon D at al. (2009). Brain function decline in healthy retired athletes who sustained their last sports concussion in early adulthood. *Brain,* 132(3), 695-708.

Draganski, B., Gaser, C., Kempermann, G., Kuhn, H. G., Winkler, J., Buchel, C., & May A. (2006). Temporal and spatial dynamics of brain structure changes during extensive learning. *The Journal of Neuroscience*, 261231, 6314-6317.

Gardner, H. (1983). *Frames of Mind: The theory of multiple intelligences*. New York: Basic Books.

Gaser, C. & Schlaug, G. (2003). Brain structures differ between musicians and non-musicians. *The Journal of Neuroscience*, 23, 9240-9245.

Grossmann, I., Na, J., Varnum, M. E. W., Park, De. D., Kitayama, S., & Nisbett, R. E. (2010). Reasoning about social conflicts improves into old age. *Proceedings of the National Academy of Sciences of the United States of America (PNAS)*, 107, 7246-7250.

Guskiewicz, K. M., Marshall, S. W., Bailes, J., McCrea, M., Cantu, R. C., Randolph, C., & Jordan, B. D. (2005). Association between recurrent concussion and latelife cognitive impairment in retired professional football players. *Neurosurgery*, 57(4), 719-26

Kolb, D. (1983). *Experiential learning: Experience as the source of learning and development*. FT Press.

Maguire, E. A., Woollett, K., & Spiers, H. J. (2006). London taxi drivers and bus drivers: A structural MRI and neuropsychological analysis. *Hippocampus,* 16, 1091-1101.

Mechelli, A., Crinion, J. T., Noppeney, U., O'Doherty, J., Ashburner, J., Frackowiak, R. S., & Price, C. J. (2004). Structural plasticity in the bilingual brain. *Nature*, 431, 757.

Rueda, M. R., Posner, M. I., & Rothbart, M. K. (2005) The development of executive attention: contributions to the emergence of self-regulation. *Developmental Neuropsychology*, 28, 573-594.

Rueda, M. R., Rothbart, M. K.., Saccamanno, L., & Posner, M. I. (2005) Training, maturation and genetic influences on the development of executive attention. *Proceedings of the National Academy of Sciences of the United States of America (PNAS)*, 102, 14931-14936.

Singh-Manoux, A., Kivimaki, M., Glymour, M. M., Elbaz, A., Berr, C., Ebmeier, K. P., Ferrie, J. E., & Dugravot, A. (2012). Timing of onset of cognitive decline: results from Whitehall II prospective cohort study. *BMJ*, 344, 1-8.

Sylwester, R. (2007). *The adolescent brain: Reaching for autonomy*. Corwin Press.

Sylwester, R. (2010). *A Child's Brain: The Need for Nurture.* Corwin Press.

Tang, Y., Ma, Y., Wang, J., Fan, Y., Feng, S., Lu, Q., et al. (2007). Short-term meditation training improves attention and self-regulation. *Proceedings of the National Academy of Sciences of the United States of America (PNAS)*, 104(43), 17152-17156.

Williams, J. W., Plassman, B. L., Burke, J., Holsinger, T., & Benjamin, S. (2010). Preventing Alzheimer's Disease and Cognitive Decline. NIH Evidence Report: AHRQ Publication.

Woodruff, L., & Woodruff, B. (2007). *In an instant: A Family's journey of love and healing.*

Random House.

Woollett, K. & Maguire, E. A. (2011). Acquiring "the Knowledge" of London's Layout Drives Structural Brain Changes. *Current Biology*, 21(24), 2109-2114.

Zull, J. E. (2002). *The Art of changing the brain: Enriching the practice of teaching by exploring the biology of learning.* Stylus Publishing: Sterling, VA.

Chapter 2

Hölzel, B. K., Carmody, J., Vangel, M., Congleton, C., Yerramsetti, S. M., Gard, T., & Lazar, S. W. (2011). Mindfulness practice leads to increases in regional brain gray matter density. *Psychiatry Research: Neuroimaging*, 191 (1), 36-43.

Luders, E., Kurth, F., Mayer, E. A., Toga, A. W., Narr, K. L., & Gaser, C. (2012). The Unique Brain Anatomy of Meditation Practitioners: Alterations in Cortical Gyrification. *Frontiers in Human Neuroscience,* 2012; 6 DOI: 10.3389/fnhum.2012.00034

Lutz, A., Greischar, L. L., Rawlings, N. B., Ricard, M., & Davidson, R. J. (2004). Long-term meditators self-induce high-amplitude gamma synchrony during mental practice. *PNAS*, 101(46), 16369-16373.

Owen, A. M., Hampshire, A., Grahn, J. A., Stenton, R., Dajani, S., Burns, A. S., et al., (2010). Putting brain training to the test. *Nature*, 465(7299), 775-778.

Pascual-Leone, A., Amedi, A., Fregni, F., & Merabet, L. B. (2005). The Plastic Human Brain Cortex. *The Annual Review of Neuroscience*, 28, 377-401.

Fox, M. D., Halko, M. A., Eldaief, M. C., & Pascual-Leone, A. (2012). Measuring and manipulating brain connectivity with resting state functional connectivity magnetic resonance imaging (fcMRI) and transcranial magnetic stimulation (TMS). *Neuroimage*, Mar 19. [Epub ahead of print].

Prochaska, J. O., Norcross, J. C., & DiClemente, C. C. (1994). *Changing for good: The revolutionary program that explains the six stages of change and teaches you how to free yourself from bad habits.* New York: William Morrow.

Tang, Y., Lu, Q., Geng, X., Stein, E.A., Yang, Y., & Posner, M.I. (2010). Short term mental training induces white-matter changes in the anterior cingulate. *Proceedings of the National Academy of Sciences of the United States of America (PNAS)*, 107, 16649-16652

Tang, Y-Y., Lu, Q., Fan, M., Yang, Y., & Posner, M. I. (2012). Mechanisms of White Matter Changes Induced by Meditation. *Proceedings of the National Academy of Sciences of the United States of America (PNAS),* 109(26), 10570-10574, doi10/.1073pnas.1207817109

Williams, J. W., Plassman, B. L., Burke, J., Holsinger, T., & Benjamin, S. (2010). Preventing Alzheimer's Disease and Cognitive Decline. NIH Evidence Report: AHRQ Publication.

Chapter 3

Angevaren, M., Aufdemkampe, G., Verhaar, H. J. J., et al. (2008). Physical activity and enhanced fitness to improve cognitive function in older people without known cognitive impairment. *Cochrane Database of Systematic Reviews,* (3):CD005381.

Basak, C., Boot, W.R., Voss, M.W., & Kramer, A.F. (2008). Can Training in a Real-Time Strategy Videogame Attenuate Cognitive Decline in Older Adults?. *Psychology & Aging*, 23(4), 765-777.

Chaddock, L., Erickson, K., Prakash, R., Kim, J.S., Voss, M., VanPatter, M., Pontifex, M.,

Raine, L., Konkel, A., Hillman, C. Cohen, N. & Kramer, A.F. (2010a). A neuroimaging investigation of the association between aerobic fitness, hippocampal volume, and memory performance in preadolescent children. *Brain Research*, 1358, 172-83.

Chaddock, L., Erickson, K., Prakash, R., VanPatter, M., Voss, M., Pontifex, M., Raine, L., Hillman, C. & Kramer, A. F. (2010b). Basal ganglia volume is associated with aerobic fitness in preadolescent children. *Developmental Neuroscience*, 32, 249-256.

Colcombe, S. J., Erickson, K. I., Scalf, P. E., Kim, J. S., Prakash, R., McAuley, E., Elavsky, S., Marquez, D. X., Hu, L., & Kramer, A. F. (2006). Aerobic exercise training increases brain volume in aging humans. *Journal of Gerontology*, 61A(11), 1166-1170.

Colcombe, S., & Kramer, A. F. (2003). Fitness effects on the cognitive function of older adults: A Meta-Analytic study. *Psychological Science*, 14(2) , 125-130.

Davis, J. C., Marra, C. A., Beattie, B. L., Robertson, M. C., Najafzadeh, M., Graf, P., Nagamatsu, L. S., & Liu-Ambrose, T. (2010). Sustained Cognitive and Economic Benefits of Resistance Training Among Community- Dwelling Senior Women: A 1-Year Follow-up Study of the Brain Power Study. *Archives of Internal Medicine*, 170(22), 2036-2038.

Eriksson, P. S., Perfilieva, E., Bjork-Eriksson, T., Alborn, A. N., Norborg, C., Peterson, D., & Gage, F. H. (1998). Neurogenesis in the adult human hippocampus. *Nature Medicine*, 4(11): 1313-1317, 1998.

Erickson, K. I., Raji, C.A., Lopez, O.L., Becker, J.T., Rosano, C., Newman, A.B., Gach, H.M., Thompson, P.M., Ho, A.J. & Kuller, L. H. (2010). Physical activity predicts gray matter volume in late adulthood: The Cardiovascular Health Study. *Neurology*, 75, 1415.

Erickson, K. I., Ruchika, K. I., Prakash, S., Voss, M. W., Chaddock, L., Hu, L., Morris, K. S., White, S. M., Wójcicki, T. R., McAuley, E., & Kramer, A. F. (2009). Aerobic fitness is associated with hippocampal volume in elderly humans. *Hippocampus*, 19(10), 1030-1039.

Faherty, C. J., Shepherd, K. R., Herasimtschuk, A., & Smeyne, R. J. (2005). Environmental enrichment in adulthood eliminates neuronal death in experimental Parkinsonism. *Molecular Brain Research*, 134(1), 170-179.

Flöel, A., Ruscheweyh, R., Krüger, K., Willeme, C., Winter, B., Völker, K., Lohmann, H., Zitzmann, M., Mooren, F., Breitenstein, C., & Knecht, S. (2010). Physical activity and memory functions: Are neurotrophins and cerebral gray matter volume the missing link?. *NeuroImage*, 49, 2756-2763.

Gage, F. H., Kempermann, G., & Song, H. (2007). *Adult Neurogenesis*. Cold Spring Harbor Laboratory Press, NY.

Geda, Y. E., Roberts, R. O., Knopman, D. S., Christianson, T. J., Pankratz, V. S., Ivnik, R. J., Boeve, B. F., Tangalos, E. G., Petersen, R. C., & Rocca, W. A. (2010). Physical exercise, aging, and mild cognitive impairment: a population-based study. *Archives of Neurology*, 67(1). 80-6.

Griffin, E. W., Mullally, S., Foley, C., Warmington, S. A., O'Mara, S. M., & Kelly, A. M. (2011). Aerobic exercise improves hippocampal function and increases BDNF in the serum of young adult males. *Physiology & Behavior*, 104(5), 934-41.

Lautenschlager, N. T., Cox, K. L., Flicker, L., et al. (2008). Effect of physical activity on cognitive function in older adults at risk for Alzheimer disease: a randomized trial. *Journal of the American Medical Association (JAMA)*, 300(9),1027-37.

Nagamatsu, L. S., et al (2012). Resistance training promotes cognitive and functional brain plasticity in seniors with probable mild cognitive impairment. *Archives of Internal Medicine*, 172(8), 666-668.

Nunes, A., & Kramer, A.F. (2009). Experience-based mitigation of age-related performance declines: Evidence from air traffic control. *Journal of Experimental Psychology: Applied*, 15(1), 12-24.

Scarmeas, N., Luchsinger, J., Schupf, N., Brickman, A., Cosentino, S., Tang M., & Stern, Y. (2009). Physical activity, diet, and risk of Alzheimer disease. *JAMA*, 302, 627-637.

Williams, J. W., Plassman, B. L., Burke, J., Holsinger, T., & Benjamin, S. (2010). Preventing Alzheimer's Disease and Cognitive Decline. NIH Evidence Report: AHRQ Publication.

Chapter 4

DeKosky, S. T., et al. (2008). Ginkgo biloba for prevention of dementia: a randomized controlled trial. *Journal of the American Medical Association (JAMA)*, 300, 2253-2262.

Féart, C., Samieri, C., Rondeau, V., Amieva, H., Portet, F., Dartigues, J.-F., Scarmeas, N., & Barberger-Gateau, P. (2009), Adherence to a Mediterranean diet, cognitive decline, and risk of dementia. *Journal of the American Medical Association (JAMA)*, 302(6), 638-648.

Fitzpatrick, A. L., Kuller, L. H., Lopez, O.L., et al. (2009). Midlife and late-life obesity and the risk of dementia: cardiovascular health study. *Archives of Neurology*, 66(3), 336-342.

Gagnon C., Greenwood C.E. & Bherer L. (2010). The acute effects of glucose ingestion on attentional control in fasting healthy older adults. *Psychopharmacology*, 211(3), 337-346.

Johnson-Kozlow, M., Kritz-Silverstein, D., Barrett-Connor, E., & Morton, D. (2002). Coffee consumption and cognitive function among older adults. *American Journal of Epidemiology*, 156(9), 842-850.

Kaye, J. (2009). Ginkgo biloba prevention trials: More than an ounce of prevention learned. *Archives of Neurology*, 66(5), 652-654.

Laitala, V. S., Kaprio, J., Koskenvuo, M., Räihä, I., Rinne, J. O., & Silventoinen, K. (2009). Coffee drinking in middle age is not associated with cognitive performance in old age. *The American Journal of Clinical Nutrition*, 90(3), 640-646.

Lindsay, J., Laurin, D., Verreault, R., Hébert, R., Helliwell, B., Hill, G. B., & McDowell, I. (2002). Risk factors for Alzheimer's disease: a prospective analysis from the Canadian Study of Health and Aging. *American Journal of Epidemiology*, 156(5), 445-453.

McCleary, L. (2007). *The Brain Trust Program: A scientifically based three-part plan to improve memory, elevate mood, enhance attention, alleviate migraine and menopausal symptoms, and boost mental energy*. Perigee Trade.

Piscitelli, S. C, Burstein, A. H., Chaitt, D., Alfaro, R. M., Falloon, J. (2001). Indinavir concentrations and St John's wort. *Lancet*, 357, 1210.

Scarmeas, N., Luchsinger, J. A., Schupf, N., Brickman, A. M., Cosentino, S., Tang, M. X., & Stern, Y. (2009). Physical activity, diet, and risk of Alzheimer disease. *Journal of the American Medical Association (JAMA)*, 302(6), 627-637.

Scarmeas, N., Stern, Y., Mayeux, R., Manly, J. J., Schupf, N., & Luchsinger, J. A. (2009). Mediterranean Diet and Mild Cognitive Impairment. *Archives of Neurology*, 66(2), 216-225.

Smith, E., Hay, P., Campbell, L., & Trollor, J. N. (2011). A review of the association between obesity and cognitive function across the lifespan: implications for novel approaches to prevention and treatment. *Obesity Reviews*, 12(9), 740-755.

Snitz, B. E., et al. (2009). Ginkgo biloba for preventing cognitive decline in older adults: A randomized trial. *Journal of the American Medical Association (JAMA)*, 302(24), 2663-2670.

Strachan, M. W. J., Price, J. F., & Frier, B. M. (2008). Diabetes, cognitive impairment, and dementia. *BMJ*, 336(7634), 6.
Sofi, F., Macchi, C., Abbate, R., Gensini, G. F., & Casini, A. (2010). Effectiveness of the Mediterranean diet: Can it help delay or prevent Alzheimer's disease?. *Journal of Alzheimer's Disease*, 20(3), 795-801.
van Boxtel, M. P. J., Schmitt, J. A. J., Bosma, H., Jolles, J. (2003). The effects of habitual caffeine use on cognitive change: a longitudinal perspective. *Pharmacology, Biochemistry and Behavior*, 75(4), 921-927.
Williams, J. W., Plassman, B. L., Burke, J., Holsinger, T., & Benjamin, S. (2010). Preventing Alzheimer's Disease and Cognitive Decline. NIH Evidence Report: AHRQ Publication.

Chapter 5

American Society on Aging. (2006). ASA-Metlife Foundation Attitudes and Awareness of Brain Health Poll.
Basak, C., Boot, W. R., Voss, M. W., & Kramer, A. G. (2008). Can training in a realtime strategy video game attenuate cognitive decline in older adults? *Psychology and Aging*, 23(4), 765-777
Bialystok, E., Fergus I.M. Craik, F. I. M., & Freedman, M. (2007). Bilingualism as a protection against the onset of symptoms of dementia. *Neuropsychologia*, 45, 459-464.
Dehaene, S., Pegado, F, Braga, L. W., Ventura, P. Filho, G. N., Jobert, A., Dehaene-Lambertz, G., Kolinsky, R., Morais, J., & Cohen, L. (2010). How Learning to Read Changes the Cortical Networks for Vision and Language. *Science*, 330(6009), 1359-1364.

Garbin, G., Sanjuan, A., Forn, C., Bustamante, J. C., Rodriguez-Pujadas, A., Belloch, V., Hernandez, M., Costa, A., & Ávila. C. (2010). Bridging language and attention: Brain basis of the impact of bilingualism on cognitive control. *NeuroImage*, 53, 1272-1278.
Gopher, D., Weil, M., & Bareket, T. (1994). Transfer of skill from a computer game trainer to flight. *Human Factors*, 36, 1-19.
Green, C.S. & Bavelier, D. (2007). Action video game experience alters the spatial resolution of vision. *Psychological Science*, 18(1), 88-94.
Green, C. S., Pouget, A., & Bavelier, D. (2010). Improved Probabilistic Inference as a General Learning Mechanism with Action Video Games. *Current Biology*, 20(17), 1573-1579.
Greitemeyer, T., & Osswald, S. (2010). Effects of prosocial video games on prosocial behavior. *Journal of Personality and Social Psychology*, 98(2), 211-221.
Hanna-Pladdy, B., & MacKay, A. (2011). The Relation Between Instrumental Musical Activity and Cognitive Aging. *Neuropsychology*, 25(3), 378-86.
Hambrick, D. Z., Sathouse, T. A., & Meinz, E. J. (1999). Predictors of crossword puzzle proficiency and moderators of age-cognition relations. *Journal of Experimental Psychology: General*, 128, 131-164.
Katzman, R., Aronson, M., Fuld, P., Kawas, C., Brown, T., Morgenstern, H., Frishman, W., Gidez, L., Eder, H., & Ooi, W.L. (1989). Development of dementing illnesses in an 80-year-old volunteer cohort. *Annals of Neurology*, 25, 317-324.
Kraus, N., & Chandrasekaran, B. (2010). Music training for the development of auditory skills. *Nature Reviews Neuroscience*, 11, 599-605.
Landau, S. M., & D'Esposito, M. (2006). Sequence learning in pianists and nonpianists: An fMRI study of motor expertise. *Cognitive, Journal Affective, & Behavioral Neuroscience*, 6(3), 246-259.

Landau, S. M. et al. (2012). Association of Lifetime Cognitive Engagement and Low Beta-Amyloid Deposition. *Archives of Neurology*. Published online January 23, 2012. doi:10.1001/archneurol.2011.2748

Li, R., Polat, U., Makous, W. & Bavelier, D. (2009). Enhancing the contrast sensitivity function through action video game playing. *Nature Neuroscience,* 12(5), 527-8.

McDougall, S. & House, B. (2012). Brain training in older adults: Evidence of transfer to memory span performance and pseudo-Matthew effects. *Aging, Neuropsychology, and Cognition,* 19(1-2), 195-221.

Nouchi, R., Taki, Y., Takeuchi, H., Hashizume, H., Akitsuki, Y., Shigemune, Y., Sekiguchi, A., Kotozaki, Y., Tsukiura, T., Yomogida, Y., & Kawashima, R. (2012). Brain Training Game Improves Executive Functions and Processing Speed in the Elderly: A Randomized Controlled Trial. *PLOS ONE*, 7(1): e29676.

Rohwedder, S., & Willis, R. J. (2010). Mental Retirement. *Journal of Economic Perspectives*, 24(1), 119-38.

Scarmeas, N., Levy, G., Tang, M. X., Manly, J., & Stern, Y. (2001). Influence of leisure activity on the incidence of Alzheimer's disease. *Neurology*, 57, 2236-2242.

Schooler, C., Mulatu, M. S., & Oates, G. (1999). The continuing effects of substantially complex work on the intellectual functioning of older workers. *Psychology and Aging,* 14, 483-506.

Snowdon, D. A., Ostwald, S. K., Kane, R. L., & Keenan, N. L. (1989). Years of life with good and poor mental and physical function in the elderly. *Journal of Clinical Epidemiology*, 42, 1055-1066.

Stern, Y. (2002). What is cognitive reserve? Theory and research application of the reserve concept. Journal of the International *Neuropsychological Society (JINS)*, 8, 448-460.

Wang, J.Y., Zhou, D.H., Li, J., Zhang, M., Deng, J., Tang, M., et al. (2006). Leisure activity and risk of cognitive impairment: The Chongqing aging study. *Neurology*, 66(6), 911-913.

Williams, J. W., Plassman, B. L., Burke, J., Holsinger, T., & Benjamin, S. (2010). Preventing Alzheimer's Disease and Cognitive Decline. NIH Evidence Report: AHRQ Publication.

Wilson, R. H., Barnes, L. L., Aggarwal, N. T., Boyle, P. A., Hebert, L. E., Mendes de Leon, C. F., & Evanc, D. A. (2010). Cognitive activity and the cognitive morbidity of Alzheimer's disease. *Neurology*, 75, 990-996.

Wilson, R.S., Bennett, D.A., Bienias, J.L., Aggarwal, N.T., Mendes de Leon, C.F., Morris, M.C., Schneider, J. A., & Evans, D. A. (2002). Cognitive activity and incident AD in a population-based sample of older persons. *Neurology,* 59, 1910-1914.

Yaffe, K., Weston, A., Graff-Radford, N. R., Satterfield, S., Simonsick, E. M., Younkin, S. G., Younkin, L. H., Kuller, L., Ayonayon, H. N., Ding, J., & Harris, T. B. (2011). Association of Plasma β -Amyloid Level and Cognitive Reserve With Subsequent Cognitive Decline. *JAMA*, 305(3), 261-266.

Zelinski, E. M., & Burnight, K. P. (1997). Sixteen-year longitudinal and time lag changes in memory and cognition in older adults. *Psychology and Aging*, 12(3), 503-513.

Zelinski et al. (on-going). The IMPACT Study: A randomized controlled trial of a brain plasticity-based training program for age-related decline.

Chapter 6

Bickart, K. C., Wright, C. I., Dautoff, R. J., Dickerson, B. C., & Feldman Barrett, L. (2011). Amygdala volume and social network size in humans. *Nature Neuroscience*, 14, 163-164.

Bennett, D.A., Schneider, J.A., Tang, Y., Arnold, S.E., & Wilson, R.S. (2006). The effect of social networks on the relation between Alzheimer's disease pathology and level of cognitive function in old people: A longitudinal cohort study. *Lancet Neurology*, 5(5), 406- 412.

Bowling, A., & Grundy, E. (1998). The association between social networks and mortality in later life. *Reviews in Clinical Gerontology*, 8, 353-61.

Carlson, M. C., Erickson, K. I., Kramer, A. F., Voss, M. W., Bolea, N., Mielke, M., et al. (2009). Evidence for neurocognitive plasticity in at-risk older adults: The Experience Corps program. *Journals of Gerontology Series A: Biological Sciences and Medical Sciences*, 64(12), 1275-1282.

Conroy, R. M., Golden, J., Jeffaresa, I., O'Neill, D., & McGee, H. (2010). Boredompроneness, loneliness, social engagement and depression and their association with cognitive function in older people: A population study. *Psychology, Health & Medicine*, 15(4), 463-473.

Diamond, A., Barnett, W. S., Thomas, J., and Munro, S. (2007). Preschool program improves cognitive control. *Science*, 318, 1387-1388.

Dunbar, R. I. M. (1992). Neocortex Size As A Constraint On Group Size In Primates. *Journal of Human Evolution*, 22, 469.

Dunbar, R. I. M. et al. (in press). *Journal of Computer-Mediated Communication.*

Fratiglioni, L., Paillard-Borg, S., & Winblad, B. (2004). An active and socially integrated lifestyle in late life might protect against dementia. *Lancet Neurology*, 3(6), 343-353.

Goncalves, B., Perra, N., & Vespignani, A. (2011). Modeling Users' Activity on Twitter Networks: Validation of Dunbar's Number. *PLOS ONE*, 6(8): e22656.

Harris, A. H., & Thoresen, C. E. (2005). Volunteering is associated with delayed mortality in older people: Analysis of the longitudinal study of aging. *Journal of Health Psychology*, 10(6), 739-752.

Hsu, H. C. (2007). Does social participation by the elderly reduce mortality and cognitive impairment?. Aging & Mental Health, 11(6), 699-707.

Jackson, J. J., Hill, P. L., Payne, B. R., Roberts, B. W., & Stine-Morrow, E. A. L. (2012, Jan 16). Can an old dog learn (and want to experience) new tricks? Cognitive training increases openness to experience in older adults. *Psychology and Aging*, advance online pub.

Krueger, K. R., Wilson, R. S., Kamenetsky, J. M., Barnes, L. L., Bienias, J. L., & Bennett, D. A. (2009). Social engagement and cognitive function in old age. *Experimental Aging Research*, 35(1), 45-60.

Morrow-Howell, N., Hinterlong, J., Rozario, P. A., & Tang, F. (2003). Effects of volunteering on the well-being of older adults. Journals of *Gerontology, Series B: Psychological Sciences and Social Sciences*, 58(3), S137-145.

Pollet, T. V., Roberts, S. G. B., & Dunbar, R. I. M. (2011). Use of Social Network Sites and Instant Messaging Does Not Lead to Increased Offline Social Network Size, or to Emotionally Closer Relationships with Offline Network Members. *Cyberpsychology, Behavior, and Social Networking*, 14(4), 253-258.

Reis, H. T., Smith, S. M., Carmichael, C. L., Caprariello, P. A., Tsai, F. F., Rodrigues, A., & Maniaci, M. R. (2010). Are you happy for me? How sharing positive events with others provides personal and interpersonal benefits. *Journal of Personality and Social Psychology,* 99(2), 311-329.

Saczynski, J. S., Pfeifer, L. A., Masaki, K., Korf, E. S., Laurin, D., White, L., & Launer, L. J. (2006). The effect of social engagement on incident dementia: The Honolulu-Asia Aging Study. *American Journal of Epidemiology*, 163(5), 433-440.

Williams, J. W., Plassman, B. L., Burke, J., Holsinger, T., & Benjamin, S. (2010). Preventing

Alzheimer's Disease and Cognitive Decline. NIH Evidence Report: AHRQ Publication

Ybarra, O., Burnstein, E., Winkielman, P., Keller, M. C., Manis, M., Chan, E., & Rodriguez, J. (2008). Mental exercising through simple socializing: Social interaction promotes general cognitive functioning. *Personality and Social Psychology Bulletin*, 34, 248-259.

Ybarra, O., Winkielman, P. Yeh, I., Burnstein, E., & Kavanagh, L. (2011). Friends (and sometimes enemies) with cognitive benefits: Which types of social interactions boost executive functioning?. *Social Psychological and Personality Science*, 2, 253-261.

Chapter 7

Berk, L. S., Tan, S. A., Fry, W. F., Napier, B. J., Lee, J. W., Hubbard, R. W., Lewis, J. E., & Eby, W. C. (1989). Neuroendocrine and stress hormone changes during mirthful laughter. *The American Journal of the Medical Sciences*, 298(6), 390-396.

Berman, M. G., Jonides, J., & Kaplan, S. (2008). The Cognitive Benefits of Interacting With Nature. *Psychological Science*, 19(12), 1207-1212.

Bennett, M. P., Zeller, J.M., Rosenberg, L., & McCann J. (2002). The effect of mirthful laughter on stress and natural killer cell activity. *Alternative Therapies in Health and Medicine*, 9(2), 38-45.

Cowen, P. J. (2002). Hypercortisolism cortisol, serotonin and depression: all stressed out?. *The British Journal of Psychiatry*, 180, 99-100.

Elliott, W., Izzo, J., White, W. B., Rosing, D., Snyder, C. S., Alter, A., Gavish, B., & Black, H. R. (2004). Graded Blood Pressure Reduction in Hypertensive Outpatients Associated with Use of a Device to Assist with Slow Breathing. *The Journal of Clinical Hypertension*, 6(10), 553-559.

Emmons, R. A. (2007). *Thanks!: How the New Science of Gratitude Can Make You Happier*. Boston: Houghton Mifflin.

Emmons, R. A. & McCullough, M. E. (2003). Counting Blessings versus Burdens: An Experimental Investigation of Gratitude and Subjective Well-Being in Daily Life. *Journal of Personality and Social Psychology*, 84(2), 377-389.

Gordon, N. S. (2003). The neural basis of joy and sadness: A functional magnetic resonance imaging study of the neuro-affective effects of music, laughter and crying. *ProQuest Information & Learning*, 64, 997.

Grossman, E., Grossman, A., Schein, M. H., Zimlichman, R., & Gavish, B. (2001). Breathing-control lowers blood pressure. *Journal of Human Hypertension*, 15, 263-269.

Head, D., Singh, T., & Bugg, J. M. (2012). The moderating role of exercise on stress-related effects on the hippocampus and memory in later adulthood. *Neuropsychology*, Jan 30, ahead of print.

Hofmann, S. G., Sawyer, A. T., Witt, A. A., & Oh, D. (2010). The effect of mindfulness-based therapy on anxiety and depression: A meta-analytic review. *The Journal of Consulting and Clinical Psychology*, 78(2),169-83.

Hölzel, B. K., Carmody, J., Evans, K. C., Hoge, E. A., Dusek, J. A., Morgan, L., et al. (2010). Stress reduction correlates with structural changes in the amygdala. *Social, Cognitive, and Affective Neuroscience*, 5(1): 11-17.

Jamieson, J. P., Mendes, W. B., Blackstock, E., & Schmader, T. (2010). Turning the knots in your stomach into bows: Reappraising arousal improves performance on the GRE. *Journal of Experimental Social Psychology*, 46, 208-212.

Lemaire, J. B., Wallace, J. E., Lewin, A. M., de Grood, J., & Schaefer, J. P. (2011). The Effect of a Biofeedback-based Stress Management Tool on Physician Stress: A Randomized Controlled

Clinical Trial. *Open Medicine*, 5(4), E154.

Lupien, S. J., Fiocco, A., Wan, N., Maheu, F., Lord, C., Schramek, T., & Tu, M. T. (2005). Stress hormones and human memory function across the lifespan. *Psychoneuroendocrinology,* 30(3), 225-242.

McCraty, R., Atkinson, M., Arguelles, L., & Lipsenthal, L. (2009). New Hope for Correctional Officers: An Innovative Program for Reducing Stress and Health Risks. *Applied Psychophysiology and Biofeedback*, 34(4), 251-272.

Miller, G. (2011). Social neuroscience. Why loneliness is hazardous to your health. *Science*, 14, 331(6014), 138-40.

Newberg, A., D'Aquili, E., & Rause, V. (2001). *Why God won't go away: Brain science and the biology of belief.* Ballantine Books.

Newberg, A. & Waldman, M. R. (2006). *Why we believe what we believe: Uncovering our biological need for meaning, spirituality, and truth.* Free Press.

Newberg, A., & Waldman, M. (2009). *How God Changes the Brain: Breakthrough Findings from a Leading Neuroscientist.* Ballantine Books.

Nyklicek, I., & Kuijpers, K. F. (2008). Effects of mindfulness-based stress reduction intervention on psychological well-being and quality of life: Is increased mindfulness indeed the mechanism?. *Annals of Behavioral Medicine*, 35(3), 331-340.

Pines, E. W., Rauschhuber, M. L., Norgan, G. H., Cook, J. D., Canchola, L., Richardson, C., & Jones, M. E. (2011). Stress resiliency, psychological empowerment and conflict management styles among baccalaureate nursing students. *Journal of Advanced Nursing,* Epub ahead of print.

Prinsloo, G. E., Rauch, H. G. L., Lambert, M. I., Muench, F., Noakes, T. D. & Derman W. E. (2010). The Effect of Short Duration Heart Rate Variability (HRV) Biofeedback on Cognitive Performance During Laboratory Induced Cognitive Stress. Published online in *Wiley Online Library* (wileyonlinelibrary.com) DOI: 10.1002/acp.1750

Sapolsky, R. M. (2004). *Why zebras don't get ulcers.* Owl Books.〔邦訳：『なぜシマウマは胃潰瘍にならないか？』栗田昌裕＝監修、森平慶司＝訳、シュプリンガー・フェアラーク東京、1998〕

Schein, M., Gavish, B., Herz, M., Rosner-Kahana, D., Naveh, P., Knishkowy, B., Zlotnikov, E., Ben-Zvi, N., & Melmed, R. N. (2001). Treating hypertension with a device that slows and regularizes breathing: A randomised, double-blind controlled study. Journal of *Human Hypertension*, 15, 271-278.

Segrin, C., & Passalacqua, S. A. (2010). Functions of loneliness, social support, health behaviors, and stress in association with poor health. *Health Communication*, 25, 312-22.

Sherlin, L., Gevirtz, R., Wyckoff, S., & Muench, F. (2009). Effects of Respiratory Sinus Arrhythmia Biofeedback Versus Passive Biofeedback Control. *International Journal of Stress Managemen*t, 16(3), 233-248.

Steenbarger, B, N. (2006). *Enhancing Trader Performance: Proven Strategies From the Cutting Edge of Trading Psychology*. Wiley.〔邦訳：『トレーダーの精神分析――自分を理解し、自分だけのエッジを見つけた者だけが成功できる』関本博英＝訳、パンローリング、2007〕

Steenbarger, B. N. (2003). *The Psychology of Trading: Tools and Techniques for Minding the Markets.* Wiley.〔邦訳：『精神科医が見た投資心理学』柳沢逸司＝訳、晃洋書房、2005〕

Williams, J. W., Plassman, B. L., Burke, J., Holsinger, T., & Benjamin, S. (2010). Preventing Alzheimer's Disease and Cognitive Decline. NIH Evidence Report: AHRQ Publication

Zeidan, F., Johnson, S. K., Diamond, B. J., David, Z., Paula Goolkasian, P. (2010). Mindfulness meditation improves cognition: Evidence of brief mental training. *Consciousness and Cognition*, 19, 597-605.

Chapter 8

Ball, K., Edwards, J. D., Ross, L. A., McGwin, G. (2010). Cognitive Training Decreases Motor Vehicle Collision Involvement of Older Drivers. *Journal of the American Geriatrics Society*, 58(11), 2107-2113.

Barnes, D. E., Yaffe, K., Belfor, N., Jagust, W. J., DeCarli, C., Reed, B. R., & Kramer, J. H. (2009). Computer-Based Cognitive Training for Mild Cognitive Impairment: Results from a Pilot Randomized, Controlled Trial. *Alzheimer Disease and Associated Disorders*. 2009 Jul-Sep; 23(3): 205-210.

Beck, A. (1979). *Cognitive therapy and the emotional disorders*. Plume. 〔邦訳：『認知療法――精神療法の新しい発展』大野 裕＝訳、岩崎学術出版社、1990〕

Beck, J. S. (1995). *Cognitive Therapy: Basics and Beyond*. Guilford Press. 〔邦訳：『認知療法実践ガイド　基礎から応用まで――ジュディス・ベックの認知療法テキスト』伊藤絵美／神村栄一／藤沢大介＝訳、星和書店、2004〕

Beck, J. S. (2007). *The Beck diet solution: Train your brain to think like a thin person*. Oxmoor House. 〔邦訳：『認知療法で二度と太らない心と体をつくる――ベック式ダイエット練習帳』大野 裕＝監修／坂本玲子＝訳、創元社、2012〕

Beck, S. J., Hanson, C. A., Puffenberger, S. S., Benningerb, K. L., & Benninger, W. B. (2010). A Controlled Trial of Working Memory Training for Children and Adolescents with ADHD. *Journal of Clinical Child & Adolescent Psychology*, 39(6), 825-836.

Berry, A. S., Zanto, T. P., Clapp, W. C., Hardy, J. L., Delahunt, P. B., Mahncke, H. W., & Gazzaley, A. (2010). The Influence of Perceptual Training on Working Memory in Older Adults. *PLOS ONE*, 5(7): e11537.

Brehmer, Y., Rieckmann, A., Bellander, M., Westerberg, H., Fischer, H., & Bäckman, L. (2011). Neural correlates of training-related working-memory gains in old age. *NeuroImage*, 58(4), 1110-1120.

Davidson, R. J., Kabat-Zinn, J., Schumacher, J., Rosenkranz, M., Muller, D., Santorelli, S. F., Urbanowski, F., Harrington, A., Bonus, K., & Sheridan, J. F. (2003). Alterations in brain and immune function produced by mindfulness meditation. *Psychosomatic Medicine*, 65, 564-570.

Edwards, J. D., Delahunt P. B., & Mahncke, H. W. (2009). Cognitive speed of processing training delays driving cessation. *The Journals of Gerontology: Series A: Biological Sciences and Medical Sciences*, 64A(12), 1262-1267.

Finn, M., & McDonald, S. (2012). Computerised Cognitive Training for Older Persons With Mild Cognitive Impairment: A Pilot Study Using a Randomised Controlled Trial Design. *Brain Impairment*, 12(3), 187-199.

Hofmann, S. G., Sawyer, A. T., Witt, A. A., & Oh, D. (2010). The effect of mindfulness-based therapy on anxiety and depression: A meta-analytic review. *Journal of Consulting and Clinical Psychology* , 78(2), 169-83.

Hölzel, B. K., Carmody, J., Vangel, M., Congleton, C., Yerramsetti, S. M., Gard, T., & Lazar, S. W. (2011). Mindfulness practice leads to increases in regional brain gray matter density. *Psychiatry Research: Neuroimaging*, 191 (1), 36-43.

Jackson, J. J., Hill, P. L., Payne, B. R., Roberts, B. W., & Stine-Morrow, E. A. L. (2012). Can an old dog learn (and want to experience) new tricks? Cognitive training increases openness to experience in older adults. *Psychology and Aging*, advance online pub.

Jaeggi, S. M., Buschkuehl, M., Jonides, J., & Perrig, W. J. (2008). Improving fluid intelligence with training on working memory. *Proceedings of the National Academy of Sciences of the United States of America (PNAS)*, 105(19), 6829-6833.

Jaeggi, S. M., Buschkuehl, M., Jonides, J., & Shah, P. (2011). Short- and longterm benefits of cognitive training. *Proceedings of the National Academy of Sciences of the United States of America (PNAS)*, 108 (25), 10081-10086.

Jobe, J. B., Smith, D. M., Ball, K., Tennstedt, S. L., Marsiske, M., Willis, S. L., Rebok, G. W., Morris, J. N., Helmers, K. F., Leveck, M. D., Kleinman, K. (2001). ACTIVE: A cognitive intervention trail to promote independence in older adults. *Control Clinical Trials*, 22(4), 453-479.

Klingberg, T., Fernell, E., Olesen, P. J., Johnson, M., Gustafsson, P., Dahlström, K., Gillberg, C. G., Forssberg, H., & Westerberg, H. (2005). Computerized training of working memory in children with ADHD-A randomized, controlled trial. *Journal of the American Academy of Child and Adolescent Psychiatry*, 44(2), 177-186.

Lundqvist, A., Grundström, K., Samuelsson, K., & Rönnberg, J. (2010). Computerized training of working memory in a group of patients suffering from acquired brain injury. *Brain Injury*, 24(10), 1173-1183.

MacLean, K. A., Ferrer, E., Aichele, S. R., Bridwell, D. A., Zanesco, A. P., Jacobs ,T. L., King, B. G., Rosenberg, E. L., Sahdra, B. K., Shaver, P. R., Wallace, B. A., Mangun, G. R., & Saron, C. D. (2010). Intensive meditation training improves perceptual discrimination and sustained attention. *Psychological Science*, 21(6), 829-839.

Mahncke, H. W., Connor, B. B., Appelman, J., Ahsanuddin, O. N., Hardy, J. L., Wood, R. A., Joyce, N. M., Boniske, T., Atkins, S. M., & Merzenich, M. M. (2006). Memory enhancement in healthy older adults using a brain plasticity-based training program: A randomized, controlled study. *Proceedings of the National Academy of Sciences of the United States of America (PNAS)*, 103(33), 12523-12528.

Moore, A., & Malinowski, P. (2009). Meditation, mindfulness and cognitive flexibility. *Consciousness and Cognition*, 18(1), 176-186.

Paquette, V., Levesque, J., Mensour, B., Leroux, J. M., Beaudoin, G., Bourgouin, P., et al. (2003). Effects of cognitive-behavioral therapy on the neural correlates of spider phobia. *Neuroimage*, 18, 401-409.

Peretz, C., Korczyn, A. D., Shatil, E., Aharonson, V., Birnboim, S., & Giladi, N. (2012). Computer-based, personalized cognitive training versus classical computer games: a randomized double-blind prospective trial of cognitive stimulation. *Neuroepidemiology*, 36(2), 91-99.

Roenker, D., Cissell, G., Ball, K., Wadley, V., & Edwards, J. (2003). Speed of processing and driving simulator training result in improved driving performance. *Human Factors*, 45, 218-233.

Shatila, E., Metzerb, A., Horvitzc, O., & Millerb, A. (2010). Home-based personalized cognitive training in MS patients: A study of adherence and cognitive performance. *NeuroRehabilitation*, 26(2010), 143-153.

Small, G. (2005). *The Memory Prescription: Dr. Gary Small's 14-day plan to keep your brain and body young*. Hyperion.〔邦訳：『２週間で脳が若返る本——記憶力アップのための処方箋』朝長梨枝子＝訳、保健同人社、2007〕

Smith, G. E., Housen, P., Yaffe, K., Ruff, R., Kennison, R. F., Mahncke, H. W., & Zelinski, E. M. (2009). A cognitive training program based on principles of brain plasticity: Results from the Improvement in Memory with Plasticity-based Adaptive Cognitive Training (IMPACT) study. *Journal of the American Geriatrics Society,* 57(4), 594-603.

Stahre, L., Tärnell, B., Håkanson, C.-.E., & Hällström, T. (2007). A randomized controlled trial of two weight-reducing short-term group treatment programs for obesity with an 18-month follow-up. International Journal of Behavioral Medicine, 14(1), 48-55

Tang, Y.-Y., Lu, Q., Geng, X., Stein, E. A., Yang, Y., Posner, M. I. (2010). Short-term meditation induces white matter changes in the anterior cingulate. *Proceedings of the National Academy of Sciences of the United States of America (PNAS)*, 107(35), 5649-15652.

Tang, Y., Ma, Y., Wang, J., Fan, Y., Feng, S., Lu, Q., et al. (2007). Short-term meditation training improves attention and self-regulation. *Proceedings of the National Academy of Sciences of the United States of America (PNAS)*, 104(43), 17152-17156.

Unverzagt, F. W., Guey, L. T., Jones, R. N., Marsiske, M., King, J. W., Wadley, V. G., Crowe, M., Rebok, G. W., & Tennstedt, S. L. (2012). ACTIVE Cognitive Training and Rates of Incident Dementia. *Journal of the International Neuropsychological Society (JINS)*, Mar 9, 1-9. Epub ahead of print.

van Leeuwen, S., Muller, N. G., & Melloni, L. (2009). Age effects on attentional blink performance in meditation. *Consciousness and Cognition,* 18(3), 593-599.

Walton, K. G., Schneider, R. H., & Nidich, S. (2004). Review of Controlled Research on the Transcendental Meditation Program and Cardiovascular Disease: Risk Factors, Morbidity, and Mortality. *Cardiology in Review*, 12, 262-266.

Williams, J. W., Plassman, B. L., Burke, J., Holsinger, T., & Benjamin, S. (2010). Preventing Alzheimer's Disease and Cognitive Decline. NIH Evidence Report: AHRQ Publication.

Willis, S. L., Tennstedt, S. L., Marsiske, M., Ball, K., Elias, J., Koepke, K. M., Morris, J. N., Rebok, G. W. Unverzagt, F. W. Stoddard, A. M., & Wright, E. (2006). Longterm effects of cognitive training on everyday functional outcomes in older adults. *Journal of the American Medical Association (JAMA)*, 296(23), 2805-2814.

Wolinsky, F. D., Vander Weg, M. W., Martin, R., Unverzag, F. W., Willis, S. L., Marsiske, M., Rebok, G. W., Morris, J. N., Ball, K. K., & Tennstedt, S. L. (2010). Does Cognitive Training Improve Internal Locus of Control Among Older Adults?. *The Journals of Gerontology. Series B, Psychological Sciences and Social Sciences*, 65B(5), 591-598.

Woodruff, L., & Woodruff, B. (2007). *In an Instant: A Family's journey of love and healing*. Random House.

Zelinski, E. M., Spina, L. M., Yaffe, K., Ruff, R., Kennison, R. F., Mahncke, H. W., & Smith, G. E. (2011). Improvement in Memory with Plasticity-Based Adaptive Cognitive Training: Results of the 3-Month Follow-Up. *Journal of the American Geriatrics Society*, 59(2), 258-265.

シャープブレインズ　SharpBrains

脳の健康に関する最新情報を調査し発信するマーケットリサーチ会社。急速に発展していくブレインフィットネス分野の開発シンクタンクでもあり、科学的研究に裏づけられた情報を中立的な立場から提供することを使命とする。とくに、身体を傷つけないで行なう技術や高齢者対象のプログラムに重点を置く。隔年でマーケットレポートを刊行するほか、専門家向けのバーチャルカンファレンスを毎年開催。情報提供の核であるウェブサイトには、月10万以上のアクセスがあり、ニュースレターの購読者は5万人を超える。

www.sharpbrains.com

アルバロ・フェルナンデス　Alvaro Fernandez

シャープブレインズ最高経営責任者。スタンフォード大学で経営学修士（MBA）と教育学修士、スペインのデウスト大学では経済学の学位を取得。マッキンゼー・アンド・カンパニー社でキャリアをスタートさせ、複数の会社の設立などに携わる。ニューヨークタイムズ、ウォールストリートジャーナル、ニューサイエンティスト、CNNなどのメディアに取り上げられ、世界的に活躍する講演家でもある。2012年3月、世界経済フォーラム（ダボス会議）の「ヤング・グローバル・リーダー」に選出。

エルコノン・ゴールドバーグ　Elkhonon Goldberg, Ph.D.

シャープブレインズ最高科学顧問。ニューヨーク大学医学部神経学臨床教授、アメリカ専門心理学委員会の臨床神経心理学専門医。神経心理学と認知神経科学における臨床医、研究者、教育者、執筆家として世界的に知られる。神経心理学の創始者と呼ばれるアレクサンドル・ルシアに学び、その科学的・臨床的業績に貢献。『脳を支配する前頭葉　人間らしさをもたらす脳の中枢』（講談社）、『老いて賢くなる脳』（NHK出版）ほか著書多数。

パスカル・マイケロン　Pascale Michelon, Ph.D.

認知心理学博士。ワシントン大学非常勤教員。ワシントン大学研究員として、脳が視覚情報をどのように処理し記憶するかを読み解くための神経画像処理研究を指揮。多くの査読論文を発表し、その科学業績に対して複数の賞を受賞している。本書では調査主任を務めた。

久保田 競　くぼた・きそう

医学博士、京都大学名誉教授。東京大学医学部、同大学院、オレゴン州立医科大学などを経て京都大学霊長類研究所教授、同所長を歴任。大脳生理学の世界的権威として、現在も精力的に研究・執筆活動を続けている。著書多数。

山田雅久　やまだ・まさひさ

医療ジャーナリスト。出版社勤務を経て独立。医学・健康関連書籍の編集および執筆を手がける。著書に『科学が見つけた！ 脳を老化させない食べ物』（主婦と生活社）、訳書に『コンシャス・ドリーミング』（ヴォイス）、『フォックス先生の猫マッサージ』（洋泉社）などがある。

脳《のう》を最適化《さいてきか》する
ブレインフィットネス完全ガイド

2015年11月2日　初　版
2020年2月3日　初版第3刷

著　者　アルバロ・フェルナンデス、エルコノン・ゴールドバーグ、
パスカル・マイケロン
訳　者　山田雅久

発行者　小林圭太
発行所　株式会社CCCメディアハウス
〒141-8205　東京都品川区上大崎3丁目1番1号
電話　03-5436-5721（販売）
03-5436-5735（編集）
http://books.cccmh.co.jp

カバーデザイン　神田昇和
本文デザイン　朝日メディアインターナショナル

印刷・製本　豊国印刷株式会社

ISBN978-4-484-15121-2